《伤寒杂病论》与临证护理

董丽娟◎主编

SPM 南方传媒
广东科技出版社
全国优秀出版社
·广州·

图书在版编目（CIP）数据

《伤寒杂病论》与临证护理 / 董丽娟主编. —广州：广东科技出版社，2024.7

ISBN 978-7-5359-8303-9

Ⅰ. ①伤… Ⅱ. ①董… Ⅲ. ①《伤寒杂病论》—研究 Ⅳ. ①R222.19

中国国家版本馆CIP数据核字（2024）第053159号

《伤寒杂病论》与临证护理

Shanghan Zabinglun Yu Linzheng Huli

出 版 人：严奉强
责任编辑：李 杨 杜怡枫
装帧设计：友间文化
责任校对：邵凌霞
责任印制：彭海波
出版发行：广东科技出版社
（广州市环市东路水荫路11号 邮政编码：510075）
销售热线：020-37607413
https://www.gdstp.com.cn
E-mail：gdkjbw@nfcb.com.cn
经 销：广东新华发行集团股份有限公司
印 刷：广州市彩源印刷有限公司
（广州市黄埔区百合三路8号 邮政编码：510700）
规 格：787 mm × 1 092 mm 1/16 印张22 字数440千
版 次：2024年7月第1版
2024年7月第1次印刷
定 价：128.00元

编委会

主　编：董丽娟
副主编：潘　晗　陈惠冰　刘晓辉
编　委：
中山市中医院：董丽娟　潘　晗　陈惠冰　万　丽
王　芹　王琼波　何石燃　苏文君
王　谨　罗　薇　杜子媚　廖清华
利结芳　刘占肖　王　丽　侯　杰
河南中医药大学：秦元梅　刘晓辉

主编简介

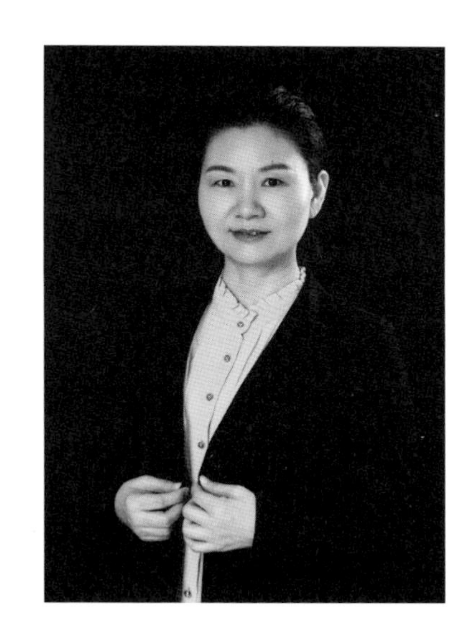

董丽娟，主任护师，硕士生导师，中山市特聘人才，现任中山市中医院护理部主任、省中医药局及中山市护理重点专科学术带头人。广州中医药大学、河南中医药大学及安徽中医药大学硕士研究生导师。

兼任广东省护理学会砭法传承与发展专业委会主任委员、广东省护士协会中医经典护理分会会长、广东省传统医学会慢病护理专业委员会主任委员、广东省护理学会中西医结合护理专业委员会副主任委员、广东省中医药学会护理专委会副主任委员、广东省护理学会临床支持与护理分会副主任委员、广东省护理学会骨科护理专业委员会副主任委员、中山市中医护理质控中心主任、广东省中医护理质量控制中心及广东肾病中医医疗质量控制中心委员；《中西医结合护理（中英文）》期刊编委。

长期从事护理专业技术、中医护理及护理管理工作，主持厅级及以上课题10余项。获市科技局科技成果三等奖两项，广东省护理学会科学技术奖三等奖两项。主持广东省地方标准1项，团体标准1项，参编广东省地方标准2项及团体标准2项。参编专著4部，以第一作者发表学术论文20多篇，其中SCI论文2篇，获得国家专利7项。对护理管理、中医护理及临床支持系统等领域有较深入的研究。

序

中医药是中华民族的瑰宝，是中华民族五千多年优秀历史文化沉淀的重要结晶。中医源远流长、博大精深，在临床疾病的治疗中起着积极的作用。中医护理是中医药的重要组成部分，它既包含中国中医学悠久的历史文化，又融合了现代医疗科学文化。中医护理的内涵想要随着时代的发展有所拓展，不仅需要整体观念与辨证施护并存，充分运用中医特色技术，同时，也需要适应当下医疗环境的时代背景，综合运用中西医理念。这对中医护理的发展而言，既是机遇，也是挑战。

在国家加大对中医扶持力度的时代背景下，中医药界在医、教、研方面掀起了“学经典，促发展”的热潮，而中医护理学是中医发展和腾飞中一个不可缺少的重要学科。《伤寒杂病论》的问世，确立了中医辨证论治体系的基本框架与临床理法方药应用的基本规范，为中医临床医学的发展奠定了坚实的基础。由于其具备卓越的理论价值及临床应用价值，历代医家将其奉为“医门之圭臬，医家之圣书”。对《伤寒杂病论》进行研究和整理，目的是在于继承和发扬。发扬始于继承，这是一个逐步深化和提高的过程。调查研究发现，如今中医护理体系发展存在不稳定因素，主要体现在中医护理体系不够完善，护理人员对中医相关知识掌握不足，不能为病人实施针对性的护理措施等方面。因此，为了提高中医护理从业人员的中医护理能力，以及充分运用中医思维解决临床问题的能力，十多位中医护理专家汇聚一堂，精心编写了本书。

本书主要从张仲景《伤寒杂病论》中选取护理学方面的相关内容，结合现代护理学的临床应用及编者多年中医护理临床实践的心得体会进行整理，以“六经辨证”为纲领，以“辨证施护”为核心，分别从六经病的病情观察、饮食调护、用药护理、生活起居护理、情志护理、中医护理技术应用等方面进行详细记述。同时，本书每章都选录了护理临床案例，体现《伤寒杂病论》的辨证论治治则与中医护理方法，呈现出医中有护、医护合一的明显特征，帮助广大中医护理工作者从中医经典中领会中医护理的要领。《伤寒杂病论》在形成中医辨证论治理论体系的同时，也为中医护理的辨证施护开了先河。

本书编者为全国中医骨干人才、中医护理门诊出诊专家或中医专科护士，均具有超过10年的一线临床护理经验，实践经验丰富，理论知识扎实，保障了本书的科学性与严谨性。本书理论性、实用性、指导性较强，适合广大中医护理工作者和中医爱好者学习使用。

希望本书出版后，能为中医护理学的进一步发展作出贡献。

宋　阳

广州中医药大学护理学院副院长

2024年6月

前言

张仲景，东汉末期著名医学家，被后人尊称为“医圣”。他所著的《伤寒杂病论》在中医学发展史上具有不可磨灭的地位，为中医学奠定了辨证论治的基础，尤其是其中蕴含的大量护理学思想和内容，处处体现辨证施护思想，至今仍指导着临床实践，在中医护理方面发挥着重要作用。

张仲景对病情观察至微至精，针对不同病情（病位、病性、病证），提出了多种治疗方法，这体现其高超的医疗技术，更体现其对护理的高标准要求，对当前临证护理有重要的指导作用，因此值得我们继承与发扬。本书就《伤寒杂病论》中有关护理学的内容进行提炼，对六经病的概述及与之相关的条文一一解读，并浅述张仲景思想中慎于起居护理、精于用药护理、重视饮食调护、善于情志护理及擅长中医护理技术应用等方面的内容，以飨同道。

例如，在精于用药护理方面，《伤寒杂病论》中就有包括药物煎煮、药物服用、药后观察的详细描述，对在临床护理工作中进行用药宣教、服药指导、药后病情观察等起到了不可或缺的指导作用。

除了用药护理，中医护理技术的使用，特别是外治法的运用，越来越受到大众的信赖。中医外治疗法是无毒副作用的绿色疗法，并且疗程短、疗效快，能够达到较为满意的远期疗效。本书应用的中医护理技术有虎符铜砭刮痧、赵氏雷火灸、刘伟承火龙罐综合灸技术、耳穴疗法、穴位贴敷、八段锦等。为使读者更详细具体地理解其中精髓，每经皆有案例举隅，除了体现张仲景护理学思想——辨证施护、整体护理以外，更是将目前最前沿的、临床常用的中医护理技术融入其中，详细讲解如何通过密切观察病情变化来及时调整中医护理技术，同时运用饮食调护，充分发挥药食同源的作用，将食物与药物进行配伍，或在服药后利用特定的饮食增强疗效，通过整体护理的思维，有效指导临床护理。

中医护理学作为我国医学的重要组成部分，其理论源于《黄帝内经》，发展于《伤寒杂病论》，并在后世医家的发展下日臻成熟。中医学具有“医中有护、医护合一”的鲜明特征，《伤寒杂病论》蕴含张仲景所倡导的丰富的护理学思想，在中医护理学发展的历史进程中发挥着不可替代的作用，因此，中医护理工作者应充分挖掘张仲景护理学思想，更好地指导中医临床护理实践活动。本书编者希望通过对经典条文的解读及典型案例的分享，将张仲景护理学思想发扬光大，为中医护理事业发展贡献力量。

限于时间及篇幅，书中难免有纰漏，恳请广大同仁和读者提出宝贵意见及建议，以便改正。

编　者

2024年6月

目录

绪论

第一章 太阳病

第二章　阳明病

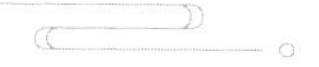

第三章　少阳病

第四章　太阴病

第五章 少阴病

第六章 厥阴病

绪论

一、《伤寒杂病论》的学术贡献

《伤寒杂病论》是中医学四大经典之一，为中医临床的奠基之作，由东汉末年医学家张仲景所著，是继《黄帝内经》《难经》等中医经典理论著作之后，系统论述外感病与内科杂病诊治规律的医学典籍，被后世誉为“方书之祖”。公元3世纪初，张仲景广采众方，凝聚毕生心血，写就《伤寒杂病论》一书。该书成书于公元200—210年。成书之后，由于战乱频繁，原书散失不全，后经魏、晋两朝太医令王叔和收集该书遗卷并整理，分编为《伤寒论》和《金匮要略》两部。《伤寒论》全书10卷，共22篇，列方113首，应用药物82种；《金匮要略》全书分上、中、下3卷，共25篇，载病60余种，收录方剂262首，所述病证以内科杂病为主，兼及外科疾病、妇科疾病及急救卒死、饮食禁忌等内容。

《伤寒杂病论》创立了“六经辨证”的理论体系，创造性地对外感疾病错综复杂的证候表现及演变规律进行分析归纳，系统地论述了伤寒的原因、症状、发展阶段和处理方法，确立了“六经分类”的辨证施治原则，融理、法、方、药于一体，理论与实践相统一，形成“望、闻、问、切”并重的诊断法则与辨证论治的纲领。六经辨证体系既有理论的阐述，更有临证的应用；既有宏观的指导，又有具体的分析，为中医辨证论治的发展开启了一个新纪元，为后世临床医学及中医护理学的发展奠定了坚实的基础。

《伤寒杂病论》开中医辨证论治的先河，书中包含不少中医护理学理论知识和方法，其中的饮食调护、用药护理、情志护理、中医护理技术的应用等内容更丰富了中医护理的内涵，是中医辨证施护的开山之作。中医护理学与中医学密不可分，同为中华文化的瑰宝，对《伤寒杂病论》辨证思想与护理内涵的充分挖掘，有助于形成中医护理体系经典，继承和发展中医护理事业。

《伤寒杂病论》制定了诸如治病求本、扶正祛邪、调理阴阳等若干基本治则，并首次全面、系统地运用汗、吐、下、和、温、清、补、消八法，为后世临床医师和护理同仁提供临证参考。

二、《伤寒杂病论》的发展源流

“医圣”张仲景生于后汉之际，在继承《黄帝内经》天人合一、不治已病治未病的防病养生思想的基础上，结合其博采众方的心得与临床经验的积累，借鉴《素问》《九卷》《八十一难》《阴阳大论》《胎胪药录》和《平脉辨证》六书，撰写《伤寒杂病论》共16卷，科学地总结了汉代以前的医学成就和劳动人民同疾病作斗争的丰富经验，系统地归纳了各种病证发展变化之规律，以天人合一、气化六元之整体观，提出“三阴三阳为治百病之纲”。《伤寒杂病论》全面分析疾病发生发展过程，结合病邪性质、正气强弱、脏腑经络、阴阳气血、虚实兼夹等多种因素，将外感病发展过程中的各个阶段所呈现的综合症状概括为6个基本类型，即太阳病、阳明病、少阳病、太阴病、少阴病、厥阴病，以此作为辨证论治的纲领。六经病证之间有一定的有机联系并能相互传变。其传变无固定的时间和顺序，或传或不传，或循经传，或越经传，或直中，或合病、并病，这取决于感邪之轻重、正气之强弱、护理之当否。六经辨证反映了外感病由表入里、由浅入深、由轻到重、由实到虚的发展变化规律。通过六经的归纳，我们可以分清主次、认清证候的性质及传变规律，进而在治疗上攻守从容。三阳病以攻邪为主，三阴病以扶正为主，表里同病、虚实错杂之时，则强调表里先后、标本缓急之法度。《伤寒杂病论》在全面继承《黄帝内经》治则思想的基础上，正式以阴阳、表里、寒热、上下、虚实作为分类准则，建立起以脏腑经络病机理论为核心的六经、脏腑病证治疗体系。

陈逊斋认为，伤寒六经者，阴、阳、寒、热、虚、实、表、里之代名词也。太阳、阳明、少阳，皆为阳病。太阴、少阴、厥阴，皆为阴病。太阳、阳明、少阳，皆为热病。太阴、少阴、厥阴，皆为寒病。太阳、阳明、少阳，皆为实病。太阴、少阴、厥阴，皆为虚病。阴阳寒热虚实之中，又有在表在里与在半表半里之不同。太阳为表，少阴亦为表。太阳之表为热为实，少阴之表为寒为虚。阳明为里，太阴亦为里。阳明之里，为热为实；太阴之里，为寒为虚。少阳为半表半里，厥阴亦为半表半里。少阳之半表半里，为

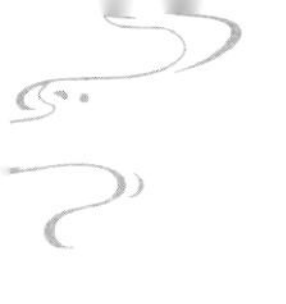

热为实；厥阴之半表半里，为寒为虚。太阳、少阴，皆为表。太阳之表，为发热恶寒；少阴之表，为无热畏寒。阳明、太阴皆为里。阳明之里为胃实，太阴之里为自利。少阳、厥阴皆为半表半里。少阳之半表半里，为寒热往来；厥阴之半表半里，为厥热进退。太阳、少阴皆为表。太阳之表可汗，少阴之表不可汗。阳明、太阴皆为里。阳明之里可下，太阴之里不可下。少阳、厥阴皆为半表半里。少阳之半表半里，可清解；厥阴之半表半里，不可清解。

张锡纯认为，六经与十二正经相关联。伤寒治法以六经分篇，然手足各有六条经络，实则有十二条经络，因手、足经之名原相同。其经有阴有阳，其阳经分太阳、阳明、少阳，其阴经分太阴、少阴、厥阴。其阴阳之经原互为表里，太阳与少阴为表里，阳明与太阴为表里，少阳与厥阴为表里。凡互为表里者，因其阴阳之经并行，其阳行于表，阴行于里也。经络与脏腑的分属关系为：足太阳经在膀胱，足少阴经在肾，足阳明经在胃，足太阴经在脾，足少阳经在胆，足厥阴经在肝。

三、《伤寒杂病论》中的临证护理

（一）重视医护结合，创新中医技术

《伤寒杂病论》首次相当详细地记载了人工呼吸法及药物灌肠法，为后世医学的发展奠定了基础。

1. 首创人工呼吸法

《金匮要略·杂疗方》第二十三卷中记载：“救自缢死，旦至暮，虽已冷，必可治；暮至旦，小难也，恐此当言阴气盛，故也。然夏时夜短于昼，又热，犹应可治。又云：心下若微温者，一日以上，犹可治之方。徐徐抱解，不得截绳，上下安被卧之，一人以脚踏其两肩，手少挽其发，常弦弦勿纵之。一人以手按据胸上，数动之；一人摩捋臂胫，屈伸之。若已僵，但渐渐强屈之，并按其腹，如此一炊顷，气从口出，呼吸眼开。而犹引按莫置，亦勿苦劳之，须臾，可少与桂枝汤及粥清，含与之，令濡喉，渐渐能咽，乃稍止，兼令两人各以管吹其两耳，好，此最善，无不活者。”

以上收录在《金匮要略·杂疗方》中的条文清晰记载了张仲景妙手回春救活“死人”的故事。病人自缢后，尽管身体肌肤已经变冷，但如果时间不长，还是有机会救治的。张仲景描述的“人工呼吸”非常形象，“一人以手按据胸上，数动之，一人摩捋臂胫，屈伸之”“并按其腹”，可见是两个人分工合作的。

2．首创外用通便法

233条 阳明病，自汗出，若发汗，小便自利者，此为津液内竭，虽硬不可攻之，当须自欲大便，宜蜜煎导而通之。若土瓜根及与大猪胆汁，皆可为导。

蜜煎方

食蜜七合

上一味，于铜器内，微火煎，当须凝如饴状，搅之勿令焦著，欲可丸，并手捻作铤，令头锐，大如指，长二寸许。当热时急作，冷则硬。以内谷道中，以手急抱，欲大便时乃去之。

猪胆汁方

大猪胆一枚，泻汁，和少许法醋，以灌谷道内，如一食顷，当大便出宿食恶物，甚效。

阳明病本来会汗出，若再发其汗，津液亡失过多，又有小便自利，将造成大便干结，“此为津液内竭”。大便“虽硬不可攻之”，即勿服承气汤这类泻药，宜采用蜜煎方，或土瓜根、大猪胆汁，灌肠而入，导出大便。

（二）重视病情变化，了解疾病转归

《伤寒论》中有较多体现病情变化、疾病传变或好转的条文：即通过观察病人的脉象变化、烦躁轻重、表里症状、津液盛衰、小便情况等，以推测病情的进展，指导临床诊治。这启发我们在病情发展中要做到从整体出发、见微知著、勤于思考、综合分析，在治疗中注意顾护正气、保护津液，防患于未然，方能预后良好。

4条 伤寒一日，太阳受之，脉若静者，为不传；颇欲吐，若躁烦，脉数急者，为传也。

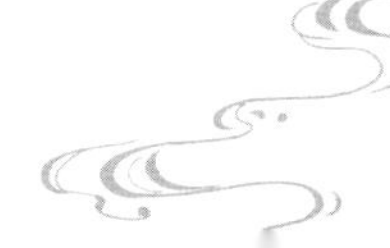

5条 伤寒二三日，阳明少阳证不见者，为不传也。

以上条文指，伤寒一日时，通过观察脉象的变化、是否呕吐、精神烦躁与否，可判断疾病是否会传变。如脉象静，为不传；如欲吐、烦躁、脉急数，为疾病发生传变。伤寒二三日时，观察病人，如不见阳明证，如大便不通、身热、自汗，或不见少阳证，如口苦、咽干、目眩，则判断疾病不传变。

54条 病人脏无他病，时发热、自汗出而不愈者，此卫气不和也。先其时发汗则愈，宜桂枝汤主之。

本条提示了中医治疗节律性病变的一个重要理论。病人内脏没有明显病变，有规律地出现发热、自汗，反复治疗而不能痊愈的，是因为营卫不和所致，在病变发作前用桂枝汤先发其汗，使营卫和谐，发热汗出，就能痊愈。

56条 伤寒不大便六七日，头痛有热者，与承气汤。其小便清（一云大便清者），知不在里，仍在表也，当须发汗；若头痛者，必衄，宜桂枝汤。

本条提示观察病情要全面，可通过观察小便颜色来辨别是否为阳明病。尽管“不大便六七日”，好像邪气已入阳明地界，但只要小便清长，说明邪仍在表，并未入里，治疗当须解表，不可攻下。

58条 凡病，若发汗、若吐、若下、若亡血、亡津液，阴阳自和者，必自愈。

59条 大下之后，复发汗，小便不利者，亡津液故也，勿治之，得小便利，必自愈。

通过发汗，或吐，或下，损失了血液和津液，如果表里自和，说明可治好，“必自愈”。吃重下剂之后，病不好而复发汗，出现无小便的情况，是津液丢失过多。这种情况下，不能再利小便，越利小便，津液越丢失。若津液恢复，则小便自利。

（三）重视服药护理，增强药效

《伤寒杂病论》相当重视药物治疗过程中的药后调护工作，其内容丰富而广泛，如药后调护得当，可以进一步增强药效。药后调护包括药物煎煮、药后观察、服药时间讲究、药效观察、病缓调养、病后调摄、适度发汗、中病即止、适调寒温。

1．药物煎煮，方法重要

《伤寒论》12条桂枝汤证云："上五味，㕮咀三味，以水七升，微火煮取三升，去滓，适寒温，服一升。"

桂枝汤是补益剂，有调和营卫、调和脾胃的作用。"㕮咀"原意是用口将药物咬碎，后演变为用其他工具切片、捣碎或锉末之意，以便煎煮。"微火煮取"，微火即文火，与武火相对而言。一般来说，解表药用武火急煎，时间宜短，使药性走表；补益药用文火慢煮，时间宜长，使药性入里。

《伤寒论》35条麻黄汤证云："上四味，以水九升，先煮麻黄，减二升，去上沫，内诸药，煮取二升半，去滓。温服八合……"

煎煮麻黄汤时，要"先煮麻黄，减二升，去上沫"，新采的麻黄上沫较多，而麻黄沫令人烦，即其会使人烦躁、兴奋，甚至失眠，故去上沫后再放入其他药物同煮。

《伤寒论》155条附子泻心汤证云："上四味，切三味，以麻沸汤二升渍之，须臾绞去滓，纳附子汁。分温再服。"

附子泻心汤的煎法非常奇特，即将大黄、黄连、黄芩三味药切片后，不用煎煮，而是"以麻沸汤二升渍之"，即用沸水浸泡三味药，然后绞渣留取药汁，意在取其轻清之气。另将附子煮成药汁，两者混匀后，分成两次温服。

2．药后观察，调整方案

214条　阳明病，谵语发潮热，脉滑而疾者，小承气汤主之。因与承气汤一升，腹中转气者，更服一升；若不转气者，勿更与之。明日又不大便，脉反微涩者，里虚也，为难治，不可更与承气汤也。

症见谵语、潮热、脉滑疾等，有可能是阳明腑实证，可试用小承气汤一探究竟。如果服药后肛门排气，可以续服；如果无排气，则不能再服小承气汤。如果无大便，合并脉微涩，属里虚证，不能用承气汤。

3．服药时间，有所讲究

106条　太阳病不解，热结膀胱，其人如狂，血自下，下者愈。其外不解者，尚未可攻，当先解其外。外解已，但少腹急结者，乃可攻之，宜桃核

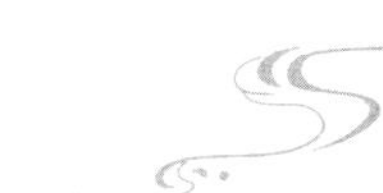

承气汤。

桃核承气汤方

桃仁五十个（去皮尖）　大黄四两　桂枝二两（去皮）　甘草二两（炙）　芒硝二两

上五味，以水七升，煮取二升半，去滓，内芒硝，更上火微沸，下火，先食温服五合，日三服，当微利。

桃核承气汤治太阳蓄血轻证。太阳病不解，热结膀胱，其人如狂，少腹急结。由于血热初结，血结不坚不深，其人虽如狂，但非狂之甚，并有瘀血自下排泄，为蓄血极轻浅，瘀热亦可随瘀血下走而去，则病有可愈的转机，尚无须用药攻下。太阳蓄血证为表里同病，治疗原则是，若太阳表证未解者，当先解其表，尚不可攻下，以免攻下后表邪内陷；待表证解后，其人如狂、少腹急结的蓄血证仍在者，再用桃核承气汤攻下瘀热。

桃核承气汤宜进食前温服，一日服三次，服后有轻微下利，是服药效验之征。

152条　太阳中风，下利，呕逆，表解者，乃可攻之。其人漐漐汗出，发作有时，头痛，心下痞，硬满，引胁下痛，干呕，短气，汗出，不恶寒者，此表解里未和也，十枣汤主之。

十枣汤方

芫花（熬）　甘遂　大戟　大枣十枚（擘）。

上三味等分，各别捣为散，以水一升半，先煮大枣肥大十枚，取八合，去滓，内药末。强人服一钱匕，羸人服半钱，温服之，平旦服。若下少，病不除者。明日更服，加半钱，得快下利后，糜粥自养。

太阳中风，当见发热汗出，恶风，脉浮缓。今见下利呕逆，此里证也。如果表证解除，方可采用攻法，直逐里饮，下利呕逆可得治愈。若其人出现阵阵发热汗出，此潮热盗汗也，头痛乃饮邪上干清阳，饮停心下则痞满硬痛，饮留胸胁则咳唾引痛，饮阻于胃则干呕，困阻于肺则气短，虽有表虚汗出，但不恶寒，为表已解也。此乃里未和的缘故，治当十枣汤攻逐饮邪。

这里指出，十枣汤宜温服、清晨服用，小量服之，缓缓加量。

4. 药效观察，知病进退

41条 伤寒，心下有水气，咳而微喘，发热不渴。服汤已渴者，此寒去欲解也，小青龙汤主之。

小青龙汤的病因病机为“伤寒，心下有水气”，主治外寒水饮证，此为内外皆寒证。如果服小青龙汤后，出现口渴欲饮，是因为“寒去欲解”，提示疾病向好的方向转变了。

75条 未持脉时，病人手叉自冒心，师因教试令咳而不咳者，此必两耳聋无闻也，所以然者，以重发汗，虚故如此。

病人本来不耳聋，发汗后出现“手叉自冒心”“两耳聋无闻”，是发汗太过，阳气虚衰所致。此处的“手叉自冒心”，与64条的“其人叉手自冒心”病因是相似的，都是由发汗太过、心阳受损所致。

5. 病缓调养，张弛有度

387条 吐利止而身痛不休者，当消息和解其外，宜桂枝汤小和之。

霍乱经治疗后，“吐利止”，说明里已和，尚遗“身痛不休”，说明表邪并未全解，可与桂枝汤“小和之”。

本条“消息”二字有灵活变通、随证治疗之意，如吐利止而身痛不休，兼有脉浮缓而汗出，为营卫不和，可用桂枝汤调和营卫。如身体疼痛不休，兼有脉沉迟，为营阴受损，筋脉失养，可用桂枝新加汤滋养阴津。如身痛不休而汗多恶寒，为卫阳不足，可用黄芪建中汤温卫阳。

6. 病后调摄，顾护胃气

391条 吐利发汗，脉平，小烦者，以新虚不胜谷气故也。

霍乱病者，用四逆汤后呕利已停，服桂枝汤发汗后，脉已平和，说明内外俱解，按法当食，食后出现轻微心烦，是吐下后脾胃虚弱，纳运不力所致，减少饮食，当可自愈。

398条 病人脉已解，而日暮微烦，以病新瘥，人强与谷，脾胃气尚弱，不能消谷，故令微烦，损谷则愈。

病变刚好，脾胃纳运功能未能很好地恢复，如果“强与谷”，食物不能很好地消化，会出现心烦症状，减少食物后可自愈。

7. 适度发汗，邪去正安

《伤寒论》12条桂枝汤证后注云："温覆令一时许，遍身漐漐微似有汗者益佳，不可令如水流漓，病必不除。"

麻黄汤、葛根汤、桂枝加葛根汤、桂枝加厚朴杏子汤、桂枝加附子汤、葛根加半夏汤、大青龙汤、防己黄芪汤、麻杏石甘汤等方后注都有"微似汗"等字样，或曰"温覆微汗愈"，或曰"覆取微似汗"，或曰"余如桂枝法将息及禁忌"，或曰"将息如前法"。说明发汗以"遍身微汗"为度，不可"如水流漓"、全身湿透，否则不但病邪不除，反有亡阳伤阴之患。

8. 中病即止，见好就收

《伤寒论》12条桂枝汤证后注云："若一服汗出病瘥，停后服，不必尽剂。若不汗，更服依前法。又不汗，后服小促其间，半日许，令三服尽。若病重者，一日一夜服，周时观之。服一剂尽，病证犹在者，更作服。若汗不出，乃服至二三剂。"

本条非常切合《素问·五常政大论》所云："大毒治病，十去其六；常毒治病，十去其七；小毒治病，十去其八；无毒治病，十去其九。谷肉果菜，食养尽之，无使过之，伤其正也。不尽，行复如法。"

过汗伤阳，大泻伤阴。药后病邪已去七八，当停服药物，以饮食调养；如服药后病证犹在，当应续服。

9. 适调寒温，以助药力

《伤寒论》35条麻黄汤证后注云："覆取微似汗，不须啜粥，余如桂枝法将息。"

服药后温覆取汗，是桂枝汤、桂枝加厚朴杏子汤、理中丸、麻黄汤、葛根汤、葛根加半夏汤、大小青龙汤等汤证的共同特点，其中桂枝汤和理中丸提及服药后，食热粥兼温覆，目的是助药力，鼓舞正气，驱邪外出。若盖上被子致微微出汗，就不必喝粥。

（四）重视药后饮食，相得益彰

《伤寒杂病论》多有提及药物治疗过程中配合饮食护理，以增强药力。

药后饮食包括饮食宜忌和饮食调养。

1．服药饮食，有宜有忌

《伤寒论》12条桂枝汤证后注云：“服已须臾，啜热稀粥一升余，以助药力……禁生冷、黏滑、肉面、五辛、酒酪、臭恶等物。”

桂枝汤的功效是调和营卫，补益脾胃，治疗太阳表虚证及太阴表证。服桂枝汤后“啜热稀粥一升余，以助药力”，益气生津，鼓舞胃气，驱邪外出。同时，禁生冷、黏滑、肉面、五辛、酒酪、臭恶等食物，以免损伤阳气或碍脾伤胃。

2．饮食调养，以食助药

《伤寒论》中提到，寒实结胸证，方选三物白散，以性热的巴豆为主药，温散寒结，化饮逐水。根据巴豆“得冷性缓，得热性速”的特性，“进热粥一杯”，以助泻下祛邪。若“利过不止”，则“进冷粥一杯”，以防泻下过度，损伤胃气。

用进食冷粥或热粥的方法，调节三物白散的泻下程度，与38条服用大青龙汤后“汗出多者，温粉粉之”，有异曲同工之处。

71条　太阳病，发汗后，大汗出，胃中干，烦躁不得眠，欲得饮水者，少少与饮之，令胃气和则愈。若脉浮，小便不利，微热消渴者，与五苓散主之。

太阳病发汗过多，导致胃津不足想饮水的，应少量饮水，使胃气和则愈。本条与398条“损谷则愈”可对看。病愈后胃气虚衰、消化力弱、进食过多导致心烦的病人，减少食量后，便可自愈。

（五）兼顾生活起居，调养疾病

3条　太阳病，或已发热，或未发热，必恶寒，体痛，呕逆，脉阴阳俱紧者，名为伤寒。

6条　太阳病，发热而渴，不恶寒者，为温病。若发汗已，身灼热者，名风温。

太阳病，恶寒、体痛、呕逆、脉阴阳俱紧者，名为伤寒，当用发汗驱寒的方法。

太阳病，见有发热而口渴，不恶寒症状的，是为温病。温病之治法，当用辛凉解表法，若误用辛温发汗后，必会导致邪热更盛。

在中医护理方法中，风寒感冒者应保暖、加盖衣被；风热感冒者则恰恰相反。

（六）重视情志护理，五脏对五志

《金匮要略·妇人杂病脉证并治第二十二》云：“妇人之病，因虚、积冷、结气，……或有忧惨，悲伤多嗔。”“妇人脏躁，喜悲伤欲哭。”情志过极，可直接伤及五脏，所以在护理时要根据五脏和五志的关系，近其所喜，远其所恶，给予适当的护理，才能使疾病痊愈，即“五脏病各有所得者愈，五脏病各有所恶，各随其所不喜者为病”。

四、《伤寒杂病论》丰富了中医护理内涵

本书以著作的条文为基础，从病情观察、饮食调护、用药护理、生活起居、情志护理、中医护理技术应用等方面，进一步阐述《伤寒杂病论》对中医护理学发展的独特贡献，让广大护理工作者从中医经典著作中领会六经辨证的要领，清晰了解其治疗护理原则，并恰到好处地运用其护理方法及中医护理技术，以丰富中医临床护理的内容与手段。

关于病情观察，《伤寒杂病论》中提及：通过观察病人的脉象变化、烦躁轻重、表里症状、津液盛衰、二便情况等，以推测病情的进展，更准确地制订或调整治疗及护理措施，对临床的诊疗和护理具有非常重要的指导作用。

关于饮食调护，《伤寒杂病论》中多处提及药物治疗过程配合饮食的护理，如口渴与饮水的反应、食欲、饮食宜忌、饮食调养等内容。口渴与饮水的反应，可反映机体津液的盛衰及相关脏腑功能的虚实；食欲及食量，可反映脾胃功能和阴阳盛衰，与疾病的预后及转归密切相关。

《伤寒杂病论》在用药护理方面，提出了许多重要的原则，如药物煎煮方法、药后观察、服药时间、病后调摄等。

《伤寒杂病论》在生活起居护理方面，提出风寒感冒者应加盖衣被，注意保暖，以微微出汗为宜，这些护理理念影响颇深，直至今日我们仍在使用。

关于情志护理，《伤寒杂病论》中对情志不调临床症状的相关论述颇丰，论及多种情志疾病，如奔豚气、脏躁、梅核气、百合病、邪哭、妇人杂病等。张仲景在中医学整体观念及辨证论治的前提下，以恢复机体阴阳、脏腑、气血津液之间的相互平衡为重点，解决情志的问题。养生安神是张仲景告诫后人之重点，他在《金匮要略》中曾说“若五脏元真通畅，人即安和”“若人能慎养”，均强调了养生对保持身心健康的重要性。

关于中医护理技术，《伤寒杂病论》中记载了非常丰富的中医护理技术内容，相关条文达40余条，以针灸法最多，同时提及其他中医技术，如人工呼吸法、灌肠法、吹药法、敷药法、坐浴法、足浴法等。这些方法被沿用至现代，具有简、便、验、廉的特点。《伤寒杂病论》丰富了人们对2000多年前中医护理技术的认识，同时从中医护理技术的角度体现了其学术价值。

为了让读者更形象地体会六经辨证后如何实施护理方法，本书在每章附上护理临证案例若干，以临床中的具体应用体现《伤寒杂病论》的辨证论治与中医护理方法，以期形成中医经典护理体系，便于临床医务人员参考与应用，提高临床疗效，促进病人健康。

本章参考文献

陈华，徐桂华.《伤寒杂病论》对中医护理学发展贡献[J]. 辽宁中医药大学学报，2013，15(11)：133-135.

华红英.略论《伤寒论》服药后的病情观察与护理[J].湖北中医杂志，2006，28(7)：18-19.

刘建.张锡纯论伤寒[M].北京：人民军医出版社，2012.

孙磊.《伤寒杂病论》治则探析[D].南京：南京中医药大学，2011：1-83.

王爱荣，刘静，秦凤华.仲景护理学[M].北京：中国中医药出版社，2017.

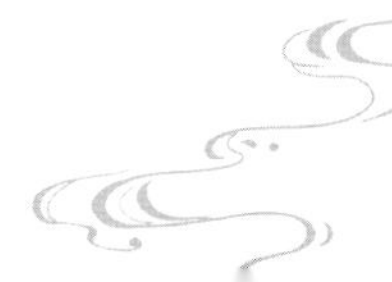

第一章 太阳病

第一节 太阳病概述

一、太阳病的概念

太阳病是外感疾病的初期阶段。风寒外袭，太阳首当其冲，人体肌表受邪，正邪交争，而致卫外失职，营卫不和，临床出现以发热恶寒、头项强痛、脉浮等为代表症状的疾病，称为太阳病。太阳病病位在表，病性属阳，故又称为太阳表证。

二、分类、症状、治则、预后

1. 分类

由于人体体质强弱之不同、感邪性质之差异，临床又有中风、伤寒、温病之不同。

中风证：腠理疏松之人，卫气不固，感受风寒邪气，以致卫外不固，营不内守，临床表现出发热、汗出、恶风、脉浮缓等症状。

伤寒证：腠理固密之人，感受风寒较重，以致卫阳被遏，营阴郁滞，临床表现出发热恶寒、无汗、头身疼痛、脉浮紧等症状。

温病证：若外感温热之邪，或素体阳盛，外邪入里化热，可致营卫失和，阴津损伤，临床表现出发热，口渴，不恶寒等症状。

表郁轻证：由于太阳表证日久，不得汗解，正气不能驱邪外散，邪气亦不能入里，正邪持续交争于肌表，临床表现为发热恶寒、热多寒少、呈阵发性发作等症状。

2. 症状

太阳病的症状可见以下条文。

2条 太阳病，发热，汗出，恶风，脉缓者，名为中风。

太阳中风证是在太阳提纲证“脉浮，头项强痛而恶寒”基础上，兼有发热汗出、恶风、脉缓。中风一开始就有发热，发热指的是人自觉身热，不一定指体温表示数超出正常体温；汗出不多且有臭味；恶风比恶寒厉害；摸脉是软的，不那么硬，像是把原本裹得很紧的烟卷倒出来一部分后再摸的感觉。

太阳病是机体要出汗而达不到出汗程度，才出现太阳病的症状。按理说，太阳中风证已经有汗出，应该使病情好转，却因为出汗达不到祛除病邪的质与量，出现太阳中风证。

太阳中风只是一个证名，并不是真的有风邪在此。出汗后表虚，导致病邪深入肌肉，即为“中风”。中风者，言其邪深也。古语云“邪之所凑，其气必虚”，当人体外表出汗时皮肤疏松，病邪由皮表到肌肉趁虚而入，则发生太阳中风证。

3条 太阳病，或已发热，或未发热，必恶寒，体痛，呕逆，脉阴阳俱紧者，名为伤寒。

太阳伤寒证是太阳病的另一条重要类型。同2条一样，本条也是以“太阳病”冠首，即在太阳病提纲证的基础上，又见或已发热，或未发热，体痛，呕逆，脉阴阳俱紧者，是为太阳伤寒证。本证因风寒袭表，寒邪偏盛，导致卫阳外闭，营阴郁滞。风寒袭表，卫阳抗邪，正邪相争，必然发热，所以发热是太阳伤寒证的主症之一。本条提出发热有“或已”与“或未”之别，这种不定之辞，提示发热有早晚之分，其原因与感邪的轻重、体质的强弱等有关。“已发热”是风寒袭表，卫阳能及时达表抗邪，故起病即见发热；“未发热”是感受风寒较重，卫阳郁遏，或体质素弱，卫阳不能及时达表抗邪，故发热较迟。然不论迟早，多有发热。“必恶寒”是强调恶寒必定先见。寒邪束表，卫阳即被郁遏而失去卫外温煦的作用，故“必恶寒”。也就是说，太阳伤寒证之发热可有迟早，但恶寒则必与起病同见。恶寒较之恶风为重，虽身居密室，覆被向火也不能减轻。“体痛”指周身疼痛，是伤寒的主症之一。寒性凝涩，寒伤肌表，不仅外闭卫阳，而且内郁营阴，营卫气

血凝滞，经气运行不畅，故周身疼痛。“呕逆”为寒邪束表，表闭营郁，影响胃气和降，胃气上逆而致。“脉阴阳俱紧”是指寸关尺三部脉俱现浮紧之象，浮乃正邪交争于表，紧乃卫阳被遏，营阴郁滞，气血运行不利所致。

太阳伤寒证的脉症除原文所述外，还当有无汗一症，然其无汗脉紧，故后人又把太阳伤寒证称为伤寒表实证，以与太阳中风证成对举之势。

太阳中风与伤寒，是两种不同类型的表证。太阳中风，是因卫外失固，营阴外泄，营卫不和，故以发热、汗出、恶风、脉浮缓为主症，属太阳病表虚证；太阳伤寒，是因卫阳外闭，营阴郁滞，经气不利，故以恶寒、发热、无汗、身痛、呕逆、脉浮紧为主症，属太阳病表实证。其中鉴别的关键在于有汗和无汗。

3. 治则

太阳中风证为解肌祛风，调和营卫；太阳伤寒证为发汗解表，宣肺平喘。

4. 预后

太阳病的自然病程一般为六七天，若不解，可传他经——常常由表传半表半里，发生少阳病；由表直接传里，发生阳明病；其他三阴经皆可传。也可能发生并病，即太阳病还没完，半表半里或者里病就发生了，也就是说，先得的病并于后面的病发病。还可能发生合病，即太阳阳明合病、太阳少阳合病、太阳少阳阳明合病。并病是指先发生这个病，后发生那个病；合病则是同时发生。

太阳病的类型及其特点

体质	病机	病名	症状	主方
表实	风寒在表	伤寒	周身疼痛，发热恶寒，无汗而喘，脉紧	麻黄汤
表虚	风寒在表	中风	发热，汗出，恶风，脉缓	桂枝汤

第二节 太阳病与护理相关条目

一、病情观察

（一）条文与释义

1．基本症状观察

1条 太阳之为病，脉浮，头项强痛而恶寒。

释义：太阳病的基本证候特征是脉浮，头痛，项部拘急不舒，恶寒。

2条 太阳病，发热，汗出，恶风，脉缓者，名为中风。

释义：太阳病，发热，汗出，恶风，脉缓者，属于太阳中风证。

3条 太阳病，或已发热，或未发热，必恶寒，体痛，呕逆，脉阴阳俱紧者，名为伤寒。

释义：太阳病，已经发热，或者还未发热，恶风，身体疼痛，呕逆，无汗，寸关尺三部脉象均浮紧，就叫作伤寒证。

12条 太阳中风，阳浮而阴弱。阳浮者，热自发；阴弱者，汗自出。啬啬恶寒，淅淅恶风，翕翕发热，鼻鸣干呕者，桂枝汤主之。

释义：太阳中风证，卫阳抗邪而浮盛于外，营阴不能内守而弱于内，卫阳浮盛于外则发热，营阴不能内守则汗自出，病人畏缩怕冷，恶风，像皮毛覆盖在身上一样发热，鼻塞、气息不利、干呕，应当用桂枝汤主治。

14条 太阳病，项背强几几，反汗出恶风者，桂枝加葛根汤主之。

释义：太阳病，项背部拘紧不柔和、俯仰不能自如，本应无汗，反而出现汗出、怕风等太阳中风证，用桂枝加葛根汤主治。

27条 太阳病，发热恶寒，热多寒少。脉微弱者，此无阳也，不可发汗，宜桂枝二越婢一汤。

释义：太阳病，发热怕冷，发热的时间长，怕冷的时间短，一天发作两

三次，并见心烦、口渴，为表郁兼内热之证，可用桂枝二越婢一汤治疗。如果病人脉象微弱，这是阳气虚弱，不能用发汗法治疗。

29条 伤寒脉浮，自汗出，小便数，心烦，微恶寒，脚挛急，反与桂枝汤，欲攻其表，此误也。得之便厥，咽中干，烦躁吐逆者，作甘草干姜汤与之，以复其阳。若厥愈足温者，更作芍药甘草汤与之，其脚即伸。若胃气不和，谵语者，少与调胃承气汤。若重发汗，复加烧针者，四逆汤主之。

释义：伤寒病，症见脉浮，自汗出，小便频数，心烦，轻微怕冷，两小腿拘急疼痛、难以屈伸，是太阳中风兼阳虚阴亏证，治当扶阳解表，反而单用桂枝汤来解表，这是错误的治法。服药后出现四肢冰冷、咽喉干燥、烦躁不安、呕吐等症状，是误治导致的阴阳两虚证。治疗应该先给予甘草干姜汤来复阳气，如果服用甘草干姜汤后，四肢厥冷转愈而见两腿温暖，说明阳气已复。而后，给予芍药甘草汤来复阴，待阴液恢复，病人两小腿肚拘急疼痛解除，两腿即可自由伸展。假如误汗伤津，致肠胃燥实而气机不调和，出现谵言、妄语等见症，可予以少量调胃承气汤治疗。如果反复发汗，加上用烧针强迫发汗，汗多亡阳，导致少阴阳衰，应当用四逆汤主治。

31条 太阳病，项背强几几，无汗，恶风，葛根汤主之。

释义：太阳病，项背部拘紧不柔和，俯仰不能自如，无汗恶风，用葛根汤主治。

35条 太阳病，头痛发热，身疼，腰痛，骨节疼痛，恶风，无汗而喘者，麻黄汤主之。

释义：太阳病，头痛，发热，身体疼痛，腰痛，关节疼痛，怕风，无汗而气喘，脉浮紧，属太阳伤寒证，用麻黄汤主治。

38条 太阳中风，脉浮紧，发热恶寒身疼痛，不汗出而烦躁者，大青龙汤主之。若脉微弱，汗出恶风者，不可服之。服之则厥逆，筋惕肉瞤，此为逆也。

释义：这一条主要论述了太阳中风兼有里热的证治，以及大青龙汤的禁忌证。太阳中风，通常表现为脉浮缓、发热、恶风、自汗等症状。然而，本条所描述的病情有所不同，患者虽然脉浮紧（提示病邪较重），发热恶寒，身体疼痛，却不出汗，这可能是由于风邪束表，卫阳闭郁，同时内有郁热，不得外泄所致。由于内热扰心，故见烦躁。此时治疗应表里双解，以大青龙汤主之。然而，需要注意的是，大青龙汤为峻猛之剂，如果脉象微弱，表示正气已虚，汗出恶风，则是风邪较甚而表虚，此时不宜使用大青龙汤。若误用此方，可能导致阳气损伤，四肢厥逆，筋肉跳动，这是治疗不当导致的逆证。

39条 伤寒脉浮缓，身不疼，但重，乍有轻时，无少阴证者，大青龙汤发之。

释义：太阳伤寒以其典型的脉浮紧、头项强痛、恶寒为主要特点，少阴伤寒则以脉沉、手足厥冷等为特征。本条所述之“伤寒脉浮缓”，并不完全吻合典型伤寒脉象，显示出伤寒在临床表现上的多样性和复杂性。对于脉浮缓、身重、乍有轻时且无少阴证的伤寒患者，张仲景亦以大青龙汤发之。身重，乍有轻时，是湿邪感人的症状之一。湿邪为阴邪，其性重浊黏滞，易阻滞气机，导致身体沉重、倦怠乏力。当湿邪有减或正气暂复时，症状可能会有所减轻，表现为乍有轻时。

40条 伤寒表不解，心下有水气，干呕，发热而咳，或渴，或利，或噎，或小便不利，少腹满，或喘者，小青龙汤主之。

释义：在《伤寒论》中，伤寒病邪侵袭人体，首先犯及肌表，表现为表证，如恶寒、发热、脉浮等。若病邪未能及时驱散，或正气不足，病邪则会由表及里，发展为里证，如心中懊侬、口苦、咽干等。本条所述之伤寒，便是表证未解，病邪已入里，形成表里同病之证。干呕与发热是本条所述伤寒病的主要症状。干呕多因心下有水气，水邪犯胃，胃失和降所致；发热则是病邪在表，正气与之抗争，阳气浮越于外的表现。干呕与发热并存，说明病邪既在表又在里，表里同病，病情较为复杂。伤寒病在发展过程中，由于病邪性质、正气强弱及治疗得当与否等因素，可出现多种变证。本条所述之伤寒，因心下有水气，故可出现多种与水邪相关的变证，如渴、利、噎、小便不利、少腹满、喘等。这些变证的出现，反映了水邪在体内的流动与变化，对病情的判断和治疗方案的制订具有重要意义。小青龙汤是张仲景为治疗伤

寒表不解、心下有水气而设的方剂。其组成药物辛温发散，既能解表散寒，又能温肺化饮，对于表里同病、水饮内停之证具有良好的治疗效果。通过小青龙汤的应用，可以发散表邪，温化水饮，从而缓解干呕、发热、咳嗽等症状，恢复人体正气。

41条 伤寒，心下有水气，咳而微喘，发热不渴。服汤已渴者，此寒去欲解也，小青龙汤主之。

释义：在伤寒病中，若心下有水气，即指体内有水湿之邪停留。水湿之邪犯肺，肺气宣降失常，则见咳嗽；若水湿之邪进一步影响肺之呼吸功能，则可出现微喘的症状。咳微喘是伤寒心下有水气的重要临床表现，反映了水湿之邪对肺脏的影响。发热是伤寒病的常见症状，由于外感病邪侵袭，人体正气与之抗争，导致阳气浮越于外而发热。不渴则是因为水湿之邪内停，影响了津液的输布，故口不渴。发热不渴的症状组合，进一步印证了伤寒心下有水气的诊断。患者在服用小青龙汤后，若出现口渴现象，此非病情加重，而是寒邪已去，病情向愈的征象。因为小青龙汤具有温化水饮、发散表邪的作用，服用后水湿之邪得化，表邪得解，正气逐渐恢复，津液输布正常，故出现口渴。判断寒邪是否已去、病情是否欲解，除了观察口渴现象外，还可结合其他症状体征进行综合判断。如患者发热减退、咳嗽微喘减轻、精神转佳、食欲恢复等，都是病情向愈的表现。同时，脉象的变化也是判断病情的重要依据，如脉象由浮紧转为和缓，也说明病情正在好转。

42条 太阳病，外证未解，脉浮弱者，当以汗解，宜桂枝汤。

释义：在《伤寒论》中，太阳病泛指外邪侵袭人体，首犯太阳经所表现的证候。太阳主一身之表，为诸经藩篱，故外邪侵袭，太阳首当其冲。太阳病多以恶寒、发热、头项强痛、脉浮等为主要临床表现。外证未解，指的是太阳病的外在症状尚未完全消除（这些症状可能包括恶寒、发热、头痛、身痛等），这表明病邪仍留于肌表，未及里分。脉浮弱是太阳病外证未解时的一种脉象表现。浮脉主表，弱脉主虚。脉浮弱并见，说明病邪虽在表，但正气已有所不足，不宜用峻猛之剂发汗，以免更伤正气。针对太阳病外证未解、脉浮弱的病情，张仲景选择了汗解的治疗方法。汗解即通过发汗来驱散在表之邪，使邪随汗解，病得痊愈。然而，由于正气已虚，故发汗应取微汗，不可过汗伤正。桂枝汤是仲景为治疗太阳病外证未解、脉浮弱而设的方剂。桂枝汤具有解肌发表、调和营卫之功，能够发汗而不伤正，适用于太阳病表虚证。通过桂枝汤的应用，可以达到微汗驱邪、病愈正安的效果。

50条 脉浮紧者，法当身疼痛，宜以汗解之。假令尺中迟者，不可发汗。何以知之然？以荣气不足，血少故也。

释义：这一条进一步论述伤寒夹虚不可发汗的原则。脉浮紧，如果阴阳俱紧者，就是太阳伤寒表实证的脉象。伤寒表实，寒邪凝滞，营卫不利，必见身疼痛之证，应该用麻黄汤发汗。这就是“脉浮紧者，法当身疼痛，宜以汗解之”的意思。但是，如果这个人脉象并非阴阳俱紧，而是尺中脉迟，尺以候里，迟是营血涩滞不足之象，故为里虚之征。虚人外感，虽有表邪，也忌用汗法。否则，强发虚人之汗，犯了夺汗者无血的禁忌，就会更伤营血而有劫阴之变。

53条 病常自汗出者，此为荣气和。荣气和者，外不谐，以卫气不共荣气谐和故尔。以荣行脉中，卫行脉外，复发其汗，荣卫和则愈，宜桂枝汤。

释义：病人经常自汗出的症状，表明营气（荣气）是正常的。因为营气在脉中运行，如果营气出现问题，那么脉管内的血液会有异常，但这里的脉象显示营气是正常的。既然营气正常，那么问题就出现在卫气上。卫气在脉外运行，负责保护身体免受外邪的侵袭。由于卫气不固，不能和谐地与营气共同工作，导致自汗出的症状。张仲景提出的治疗方法是通过桂枝汤来调和营卫。桂枝汤可以发汗，使营卫和谐，从而达到治愈的效果。

54条 病人脏无他病，时发热、自汗出而不愈者，此卫气不和也。先其时发汗则愈，宜桂枝汤主之。

释义：病人内脏没有其他疾病，时而发热，自汗出而不能痊愈的，这是卫气不和，不能卫外为固的缘故。可在病人发热汗出之前，用桂枝汤发汗，使营卫重趋调和，则病可愈。

56条 伤寒不大便六七日，头痛有热者，与承气汤。其小便清（一云大便清者），知不在里，仍在表也，当须发汗；若头痛者，必衄，宜桂枝汤。

释义：外感病，不解大便六七天，头痛发热，如果小便黄赤，是阳明里热结实证，可用承气汤泄其在里的实热；如果小便清白，是内无邪热，病不在里，仍然在表，应当用发汗法治疗，可用桂枝汤。如果头痛、发热等症状持续不解，表示表邪郁滞较甚，可能会出现衄血症状。

95条 太阳病，发热汗出者，此为荣弱卫强，故使汗出，欲救邪风者，宜桂枝汤。

释义：太阳表证，发热汗出，这是卫气浮盛于外而与邪相争，由卫外失固，营阴不能内守所致，治疗宜祛风散邪，适宜用桂枝汤。

124条 太阳病六七日，表证仍在，脉微而沉，反不结胸，其人发狂者，以热在下焦，少腹当硬满，小便自利者，下血乃愈，所以然者，以太阳随经，瘀热在里故也。抵当汤主之。

释义：太阳病，经六七天，表证仍然存在，脉象沉滞不起，没有结胸的见症，神志发狂，这是邪热与瘀血互结于下焦的缘故，当有小腹部坚硬胀满却小便通畅等症，攻下瘀血，就可痊愈。之所以出现这种情况，是因为太阳之邪随经入里，邪热与瘀血互结于下焦，用抵当汤主治。

152条 太阳中风，下利，呕逆，表解者，乃可攻之。其人漐漐汗出，发作有时，头痛，心下痞，硬满，引胁下痛，干呕，短气，汗出，不恶寒者，此表解里未和也，十枣汤主之。

释义：太阳中风，表证未解，又见下利、呕逆等水饮证，属表里同病证，治当先解表。表证解后，才能攻逐在里的水饮。如果见微微出汗，定时而发，头痛，胸脘痞结胀硬，牵引胸胁疼痛，干呕，短气，汗出不怕冷，这是表证已解，而水饮停聚胸胁，用十枣汤主治。

176条 伤寒脉浮滑，此以表有热、里有寒，白虎汤主之。

释义：外感病，脉象浮滑，这是表有热，里有寒，用白虎汤主治。

177条 伤寒脉结代，心动悸，炙甘草汤主之。

释义：外感病，脉象结代，心中悸动不宁，用炙甘草汤主治。

2. 病情进展观察

4条 伤寒一日，太阳受之，脉若静者，为不传；颇欲吐，若躁烦，脉数急者，为传也。

释义：外感第一天，邪在太阳，如果脉证静止在太阳，这是疾病未发生传变。如果病人总想呕吐、烦躁不安，脉象数而急疾，为邪气传里之象，表示病已传变。

5条 伤寒二三日，阳明少阳证不见者，为不传也。

释义：外感二三天，已到邪传阳明、少阳之期，如果不见阳明病、少阳病见症，而只见太阳病证候的，表示病未传变。

16条 太阳病三日，已发汗，若吐，若下，若温针，仍不解者，此为坏病，桂枝不中与之也。观其脉证，知犯何逆，随证治之。桂枝本为解肌，若其人脉浮紧，发热汗不出者，不可与之也。常须识此，勿令误也。

释义：太阳病第三天，已经用发汗方法，或者用了吐法，或者用了攻下法，或者用了温针方法，病情仍然不解除，这就是疾病越发严重的现象，桂枝汤已不再适用。针对这种情况，应该详细诊察其脉象、症状，了解使用了何种错误治法及演变为何种病证，因证立法，随证治疗。桂枝汤本来是解肌和营的方剂，适用于太阳中风证。如果病人脉象浮紧、发热、汗不出的，属太阳伤寒证，不可用桂枝汤治疗。

23条 太阳病，得之八九日，如疟状，发热恶寒，热多寒少，其人不呕，清便欲自可，一日二三度发，脉微缓者，为欲愈也；脉微而恶寒者，此阴阳俱虚，不可更发汗、更下、更吐也；面色反有热色者，未欲解也，以其不能得小汗出，身必痒，宜桂枝麻黄各半汤。

释义：太阳病，已经八九天，病人发热恶寒，发热的时间较长，怕冷的时间较短，一天发作两三次，好像疟疾一样，病人不呕吐，大小便正常，这是邪气郁滞在表的表现。此时，如果脉象渐趋调匀和缓，是邪气去、正气复的征象，表示疾病将要痊愈。如果脉象微弱而恶寒，这是表里阳气俱虚，可能系误用汗、吐、下法所致，因此，不能再用发汗、攻下、涌吐的方法治疗。如果面部反而出现红色的，表明邪气仍郁滞在肌表未能解除，病人皮肤有一定瘙痒症状，适宜用桂枝麻黄各半汤治疗。

26条 服桂枝汤，大汗出后，大烦渴不解，脉洪大者，白虎加人参汤主之。

释义：太阳中风证，服用桂枝汤后，汗出很多，病人心烦口渴的症状很严重，饮水仍不能缓解，脉象洪大，这是邪传阳明，热盛而津伤的表现，用白虎加人参汤主治。

37条 太阳病，十日以去，脉浮细而嗜卧者，外已解也。设胸满胁痛者，与小柴胡汤。脉但浮者，与麻黄汤。

释义：太阳表证，过了十天，如果脉象由浮紧转浮细，总想睡眠，是表证已经解除的征象；如果出现胸胁满闷疼痛，是病转少阳，可用小柴胡汤治疗；如果仅见脉浮等表证，是病仍在太阳，可用麻黄汤治疗。

46条 太阳病，脉浮紧，无汗，发热，身疼痛，八九日不解，表证仍在，此当发其汗。服药已微除，其人发烦，目瞑。剧者必衄，衄乃解，所以然者，阳气重故也。麻黄汤主之。

释义：太阳病，脉象浮紧，无汗，发热，身体疼痛，病情迁延八九天而不除，表证证候仍然存在，仍应当用发汗法治疗，可用麻黄汤主治。服用麻黄汤后，病人病情稍微减轻，出现心中烦躁、闭目懒睁的症状，严重的会出现鼻衄，衄血后，邪气得以外泄，其病才能解除。之所以出现这种情况，是因为邪气郁滞太甚。

47条 太阳病，脉浮紧，发热，身无汗，自衄者愈。

释义：太阳表证，脉象浮紧，发热，不出汗，如果出现衄血，邪气因衄血而外泄，疾病就可痊愈。

74条 中风发热，六七日不解而烦，有表里证，渴欲饮水，水入则吐者，名曰水逆。五苓散主之。

释义：太阳中风证，经过六七天而不解除，既有发热、恶寒、头痛等表证，又有心烦、小便不利等里证，如果出现口渴想喝水，一喝水即呕吐，这就叫水逆，用五苓散主治。

96条 伤寒五六日，中风，往来寒热，胸胁苦满，嘿嘿不欲饮食，心烦喜呕，或胸中烦而不呕，或渴，或腹中痛，或胁下痞硬，或心下悸，小便不利，或不渴，身有微热，或咳者，小柴胡汤主之。

释义：外感风寒之邪，经过五六天，发热与怕冷交替出现，胸胁满闷不舒，表情沉默，不思饮食，心中烦躁，总想呕吐，或者出现胸中烦闷而不作呕，或者口渴，或者腹中疼痛，或者胁下痞胀硬结，或者心慌、小便不通畅，或者口不渴，身体稍有发热，或者咳嗽的，为邪入少阳，用小柴胡汤主治。

3. 并病与合病病情观察

32条 太阳与阳明合病者，必自下利，葛根汤主之。

释义：太阳与阳明两经同时感受外邪而发病，症见发热、恶寒、头痛、无汗等表证，又见腹泻的，用葛根汤主治。

33条 太阳与阳明合病，不下利但呕者，葛根加半夏汤主之。

释义：太阳与阳明两经同时感受外邪而发病，症见发热、恶寒、头痛、无汗等表证，又见呕吐而不腹泻的，用葛根加半夏汤主治。

48条 二阳并病，太阳初得病时，发其汗，汗先出不彻，因转属阳明，续自微汗出，不恶寒。若太阳病证不罢者，不可下，下之为逆，如此可小发汗。设面色缘缘正赤者，阳气怫郁在表，当解之、熏之；若发汗不彻，不足言，阳气怫郁不得越，当汗不汗，其人躁烦，不知痛处，乍在腹中，乍在四肢，按之不可得，其人短气但坐，以汗出不彻故也，更发汗则愈。何以知汗出不彻？以脉涩故知也。

释义：太阳与阳明并病，是在太阳病初起的时候，因发汗太轻，汗出不透彻，邪未尽解，内迫于里，邪气由太阳转属阳明导致，于是出现微微汗出、不恶寒的症状。如果二阳并病而太阳表证未解的，不能同攻下法治疗，误用攻下，就会引起变证，这种情况可以用轻微发汗法治疗。如果病人出现满面通红，这是邪气郁滞在肌表，应当用发汗法及熏蒸法治疗。如果太阳病发汗太轻，汗出不透，本应汗出却不能汗出，邪热郁滞而不能外泄，病人就会出现烦躁不安，短气，全身难受不可名状，不知痛处，一时腹中疼痛，一时四肢疼痛，触按不到疼痛的确切部位。这都是由汗出不透彻、邪气郁滞所致，应当再行发汗法，汗解邪散，就可以治愈。怎么知道是汗出不透彻导致

的呢？因为病人脉象涩，为邪气郁滞在表之象，所以可知道是由汗出不透彻导致的。

99条 伤寒四五日，身热恶风，颈项强，胁下满，手足温而渴者，小柴胡汤主之。

释义：外感病，经过四五天，身体发热，怕风，颈项拘急不舒，胁下胀满，手足温暖而又口渴的，属三阳合病之证，用小柴胡汤主治。

106条 太阳病不解，热结膀胱，其人如狂，血自下，下者愈。其外不解者，尚未可攻，当先解其外。外解已，但少腹急结者，乃可攻之，宜桃核承气汤。

释义：太阳表证没有解除，邪热内入与瘀血互结于下焦膀胱部位，出现类似发狂、少腹拘急硬痛等症状，如果病人能自行下血的，即可痊愈。如果表证还没有解除，尚不能攻里，应当先解表；待表证解除后，只有小腹拘急硬痛等里证的，才能攻里，适宜用桃核承气汤。

142条 太阳与少阳并病，头项强痛，或眩冒，时如结胸，心下痞硬者，当刺大椎第一间、肺俞、肝俞，慎不可发汗，发汗则谵语。脉弦，五六日，谵语不止，当刺期门。

释义：太阳与少阳两经并病，出现头痛项强，或者眩晕昏冒，时而心下痞塞硬结，如结胸状的，应当针刺大椎、肺俞、肝俞，千万不能发汗。误用发汗法就会出现谵语、脉弦，如果经过五六天，谵语仍然不停止的，应当针刺期门，以泄其邪。

4. 服药后药效观察

24条 太阳病，初服桂枝汤，反烦不解者，先刺风池、风府，却与桂枝汤则愈。

释义：太阳病，服完一次桂枝汤，不但表证不解，反而增添了烦闷不安的感觉，这是邪气郁滞太甚所致。治疗应当先针刺风池、风府，以疏经泄邪，再给予桂枝汤，就可以痊愈。

25条 服桂枝汤，大汗出，脉洪大者，与桂枝汤如前法；若形似疟，一日再发者，汗出必解，宜桂枝二麻黄一汤。

释义：服桂枝汤发汗，汗不遵法，出现大汗出、脉象洪大，而发热、恶寒、头痛等表证仍然存在的，为病仍在表，仍应给予桂枝汤治疗，服药方法同前。如果病人发热怕冷，发热的时间长，怕冷的时间短，好像发疟疾一样，一天发作两次的，用小发汗法就能治愈，适宜用桂枝二麻黄一汤。

57条 伤寒发汗已解，半日许复烦，脉浮数者，可更发汗，宜桂枝汤主之。

释义：太阳伤寒证，使用发汗法后，病证已经解除。过了半天，病人又出现发热、脉象浮数等表证，可以再发汗，适合用桂枝汤。

62条 发汗后，身疼痛，脉沉迟者，桂枝加芍药、生姜各一两人参三两新加汤主之。

释义：发汗后，出现身体疼痛、脉象沉迟的，是发汗太过，营气损伤，用桂枝加芍药、生姜各一两，人参三两新加汤主治。

63条 发汗后，不可更行桂枝汤。汗出而喘，无大热者，可与麻黄杏仁甘草石膏汤。

释义：发汗以后，出现汗出、气喘，而恶寒、头痛等表证已无的，为热邪壅肺所致，不能再用桂枝汤，可以用麻黄杏仁甘草石膏汤治疗。

64条 发汗过多，其人叉手自冒心，心下悸欲得按者，桂枝甘草汤主之。

释义：发汗太甚，汗出太多，致心阳虚弱，病人出现双手交叉覆盖心胸部位，心慌不宁，须用手按捺方感舒适的，用桂枝甘草汤主治。

65条 发汗后，其人脐下悸者，欲作奔豚，茯苓桂枝甘草大枣汤主之。

释义：发汗后，病人出现脐下跳动不宁，好像奔豚将要发作的征象，用茯苓桂枝甘草大枣汤主治。

66条 发汗后，腹胀满者，厚朴生姜半夏甘草人参汤主之。

释义：发汗后，致脾虚气滞，出现腹部胀满的，用厚朴生姜半夏甘草人参汤主治。

68条 发汗，病不解，反恶寒者，虚故也，芍药甘草附子汤主之。

释义：使用发汗法，病还没有解除，反而出现畏寒、脉沉微细等症状，

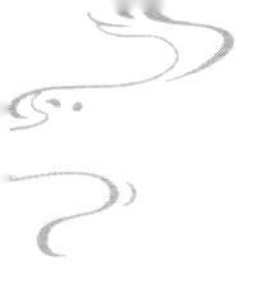

这是正气不足、阴阳两虚的缘故，用芍药甘草附子汤主治。

70条 发汗后，恶寒者，虚故也；不恶寒，但热者，实也，当和胃气，与调胃承气汤。

释义：发汗后，怕冷的，这是正气虚弱的缘故；不怕冷，只有发热等症状的，是邪气盛实的表现，应当泻实和胃，可给予调胃承气汤治疗。

76条 发汗后，水药不得入口，为逆，若更发汗，必吐下不止。发汗吐下后，虚烦不得眠，若剧者，必反复颠倒，心中懊侬，栀子豉汤主之。若少气者，栀子甘草豉汤主之。若呕者，栀子生姜豉汤主之。

释义：发汗后，出现服药即吐，水药不能下咽的，这是误治的变证。如果再进行发汗，一定会出现呕吐、腹泻不止的见症。发汗，或涌吐，或泻下后，无形邪热内扰，出现心烦、不能安眠，严重的，就会出现心中烦闷尤甚，翻来覆去，不可名状，用栀子豉汤主治。如果出现气少不足以息的，用栀子甘草豉汤主治；如果出现呕吐的，用栀子生姜豉汤主治。

77条 发汗，若下之，而烦热，胸中窒者，栀子豉汤主之。

释义：经过发汗，或泻下以后，出现心胸烦热不适，胸中痞塞不舒，似有窒息之感，是热郁胸膈、气机阻滞的表现，用栀子豉汤主治。

82条 太阳病发汗，汗出不解，其人仍发热，心下悸，头眩，身瞤动，振振欲擗地者，真武汤主之。

释义：太阳病，经用发汗，汗出而病不解除，病人仍然发热，心慌，头目昏眩，全身肌肉跳动，身体震颤摇晃，站立不稳，像要跌倒，这是肾阳虚弱，水饮泛滥所致，用真武汤主治。

5．特殊人群病情观察

17条 若酒客病，不可与桂枝汤，得之则呕，以酒客不喜甘故也。

释义：平素嗜酒的人，如果患了太阳中风证，不当用桂枝汤治疗。如果服用了桂枝汤，就会出现呕吐，这是因为嗜酒的人多湿热内蕴，而桂枝汤是辛甘温之剂，用后更助热留湿。

18条 喘家作，桂枝汤加厚朴、杏子佳。

释义：宿有喘疾的病人，如果患了太阳中风证，引动喘疾发作的，用桂枝汤加厚朴、杏仁治疗最好。

19条 凡服桂枝汤吐者，其后必吐脓血也。

释义：凡是内热炽盛的病人，如果服用桂枝汤而发生呕吐的，以后可能会出现吐脓血的变证。

83条 咽喉干燥者，不可发汗。

释义：咽喉干燥的病人，多阴液不足，不能用发汗法治疗。

84条 淋家不可发汗，发汗必便血。

释义：久患淋病的病人，多阴虚下焦有热，不能用发汗法。如果误用发汗，就会引起尿血的变证。

85条 疮家，虽身疼痛，不可发汗，汗出则痓。

释义：久患疮疡的病人，多气血两亏，虽有身疼痛等表证，也不能用发汗法。如果误用发汗法，使气血更伤，就会出现颈项强急、角弓反张的痓病。

86条 衄家不可发汗，汗出必额上陷，脉急紧，直视不能眴，不得眠。

释义：久患衄血的病人，多阴虚火旺，不能用发汗法。如果误发其汗，就会出现额部两旁凹陷处的动脉拘急、两眼直视、眼球不能转动、不能睡眠的变证。

87条 亡血家，不可发汗，发汗则寒栗而振。

释义：患出血疾病而经常出血的病人，多气血亏虚，不能用发汗法治疗。如果误用发汗法，就会出现畏寒、战栗的变证。

88条 汗家重发汗，必恍惚心乱，小便已，阴疼，与禹余粮丸。

释义：平素易出汗的病人，多属阳虚不固，不能用发汗法。汗本出而又再发其汗，就会形成心神恍惚、心中烦乱不安、小便后尿道疼痛的变证，用禹余粮丸治疗。

89条 病人有寒，复发汗，胃中冷，必吐蛔。

释义：病人素有内寒，不能用发汗法。如果反发其汗，就会使胃中虚寒更甚，出现吐蛔的症状。

143条 妇人中风，发热恶寒，经水适来，得之七八日，热除而脉迟身

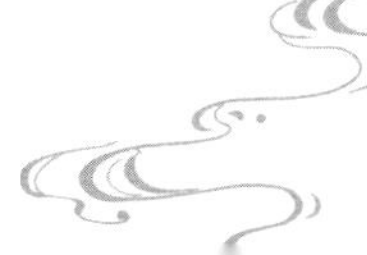

凉，胸胁下满，如结胸状，谵语者，此为热入血室也，当刺期门，随其实而取之。

释义：妇女外感风邪，症见发热恶寒，适逢月经来潮，经过七八天，发热退而身体凉，脉象变迟，胸胁下满闷疼痛，好像结胸一样，谵语，这是热入血室，应当针刺期门，以泄其实邪。

144条 妇人中风，七八日，续得寒热，发作有时，经水适断者，此为热入血室，其血必结，故使如疟状，发作有时，小柴胡汤主之。

释义：妇人外感风邪，经过七八天，出现发热怕冷定时发作的症状，月经恰在这时中止，这是热入血室的表现。因为邪热内入血室与血相结，所以发热怕冷定时发作，好像疟疾一样，用小柴胡汤主治。

145条 妇人伤寒，发热，经水适来，昼日明了，暮则谵语，如见鬼状者，此为热入血室。无犯胃气及上二焦，必自愈。

释义：妇人外感寒邪，症见发热、恶寒等表证，正逢月经到来，白天神志清楚，夜晚谵语如见鬼神，这是热入血室的表现，不可用汗、吐、下法损伤胃气及上中焦，每可热退身和而自愈。

6．误治病人病情观察

34条 太阳病，桂枝证，医反下之，利遂不止，脉促者，表未解也，喘而汗出者，葛根黄芩黄连汤主之。

释义：太阳病，证属桂枝汤证，本当用汗法，医师反而用下法，导致腹泻不止，脉象急促、短促的，是表证尚未解除的表现；如果出现气喘、汗出等内热证的，用葛根黄芩黄连汤主治。

45条 太阳病，先发汗不解，而复下之，脉浮者不愈。浮为在外，而反下之，故令不愈。今脉浮，故在外，当须解外则愈，宜桂枝汤主之。

释义：太阳病，先使用发汗法而表证不解，反而用泻下法，如果下后脉象仍浮的，是疾病还没有痊愈。这是因为，脉浮主病在表，应用汗法以解表散邪，反而用泻下法治疗，所以不能治愈。现在虽经误下，但脉象仍浮，所以可以推断邪未内陷，其病仍在表，应当解表才能治愈，适宜用桂枝汤治疗。

78条 伤寒五六日，大下之后，身热不去，心中结痛者，未欲解也，栀子豉汤主之。

释义：外感病，得了五六天，用峻泻药攻下后，身热不去，胃脘部支结疼痛的，是热郁胸膈，气机郁结不畅的表现，表示其病尚未解除，用栀子豉汤主治。

79条 伤寒下后，心烦，腹满，卧起不安者，栀子厚朴汤主之。

释义：外感病，使用泻下药后，出现心烦不宁、腹部胀闷、坐卧不安，是热郁胸膈、气滞于腹的表现，用栀子厚朴汤主治。

80条 伤寒，医以丸药大下之，身热不去，微烦者，栀子干姜汤主之。

释义：太阳伤寒证，医师误用泻下丸药峻猛攻下，使病人出现身热不退，轻度心烦不安，并见腹满痛、便溏等中寒证的，用栀子干姜汤主治。

103条 太阳病，过经十余日，反二三下之，后四五日，柴胡证仍在者，先与小柴胡。呕不止，心下急，郁郁微烦者，为未解也，与大柴胡汤，下之则愈。

释义：太阳病，邪传少阳十多天，医师反而多次攻下，又经过四五天，如果柴胡证仍然存在的，可先给予小柴胡汤治疗。如果出现呕吐不止，上腹部拘急疼痛，心中郁闷烦躁的，是少阳兼阳明里实的表现，表示病情未能解除，用大柴胡汤攻下里实，即可痊愈。

110条 太阳病二日，反躁，反熨其背，而大汗出，火热入胃，胃中水竭，躁烦，必发谵语，十余日，振栗，自下利者，此为欲解也。故其汗，从腰以下不得汗，欲小便不得，反呕，欲失溲，足下恶风，大便硬，小便当数而反不数，及不多，大便已，头卓然而痛，其人足心必热，谷气下流故也。

释义：太阳病第二天，病人出现烦躁不安，医师反而用热熨疗法来熨病人的背部，导致汗出很多，火热之邪乘虚内入于胃，使病人胃中津液枯竭，于是出现躁扰不宁、谵语。病经十多天，如果病人出现全身颤抖、腹泻的，这是正能胜邪，疾病将要解除的表现。如果火攻后病人腰以下部位不出汗，反见呕吐，足底下感觉冰凉，大便干硬，小便本应频数，反而不频数而量少，想解又解不出；解大便后，头猛然疼痛，并感觉脚心发热，这是水谷之气向下流动的缘故。

111条 太阳病中风，以火劫发汗，邪风被火热，血气流溢，失其常度，两阳相熏灼，其身发黄。阳盛则欲衄，阴虚小便难，阴阳俱虚竭，身体则枯燥。但头汗出，剂颈而还，腹满微喘，口干咽烂，或不大便，久则谵语，甚则至哕，手足躁扰，捻衣摸床，小便利者，其人可治。

释义：太阳中风证，用火法强迫发汗，风邪被火热所迫，血气运行失去正常规律，风与火相互熏灼，使肝胆疏泄失常，病人身体就会发黄；阳热亢盛，迫血上出，就会出现衄血；热邪灼津，阴液亏虚，就会出现小便短少；气血亏乏，不能滋润周身，就会出现身体枯燥，仅头部出汗，到颈部为止；阳盛而阴亏，则腹部胀满，微微气喘，口干咽喉溃烂，或者大便不通，时间久了，就会出现谵语，严重的会出现呃逆、手足躁扰不宁、捻衣摸床等征象；如果小便尚通畅，提示津液犹存，病人还可救治。

112条 伤寒脉浮，医以火迫劫之，亡阳，必惊狂，卧起不安者，桂枝去芍药加蜀漆牡蛎龙骨救逆汤主之。

释义：太阳伤寒证，脉象浮，本应发汗解表，医师却用火治法强迫发汗，导致病人心阳外亡、神气浮越，出现惊恐狂乱、坐卧不安的，用桂枝去芍药加蜀漆牡蛎龙骨救逆汤主治。

115条 脉浮热甚，而反灸之，此为实。实以虚治，因火而动，必咽燥吐血。

释义：脉象浮，发热甚，这是太阳表实证，当用发汗解表法治疗，反用温灸法治疗，这是把实证当作虚证来治疗。火邪内陷，耗血伤阴，一定会出现咽喉干燥、吐血的变证。

120条 太阳病，当恶寒发热，今自汗出，反不恶寒发热，关上脉细数者，以医吐之过也。一二日吐之者，腹中饥，口不能食；三四日吐之者，不喜糜粥，欲食冷食，朝食暮吐，以医吐之所致也，此为小逆。

释义：太阳表证，应当有恶寒发热的症状，现病人出现自汗，反而不见恶寒发热，而出现关脉细数，这是医师误用吐法所引起的变证。在得病一二天误用吐法的，就会出现腹中饥饿，却不能食；得病三四天误用吐法的，就会出现不喜欢吃稀弱，想吃冷的食物，早晨吃进的东西，晚上就吐出来。这是医师误用吐法所致的变证。其病变尚轻，所以叫作“小逆”。

121条 太阳病吐之，但太阳病当恶寒，今反不恶寒，不欲近衣，此为吐之内烦也。

释义：太阳表证，应当有恶寒的见症，治疗当用汗法以解表。现却使用吐法，病人吐后反而出现不怕冷、不想穿衣服的表现，这是误用吐法所致内热的变证。

134条 太阳病，脉浮而动数，浮则为风，数则为热，动则为痛，数则为虚，头痛发热，微盗汗出，而反恶寒者，表未解也。医反下之，动数变迟，膈内拒痛，胃中空虚，客气动膈，短气躁烦，心中懊憹，阳气内陷，心下因硬，则为结胸，大陷胸汤主之。若不结胸，但头汗出，余处无汗，剂颈而还，小便不利，身必发黄也。宜大陷胸汤。

释义：太阳病，脉象浮而动数，脉浮主风邪在表，数脉主有热，动脉主痛，数脉又主虚，症见头痛发热，轻微盗汗，反而怕冷，这是太阳表证未解的原因。本应从表论治，医师反而用攻下法治疗，由于病人胃中空虚而无实邪，误下后邪气内陷，邪热与水饮相结于胸膈，所以出现脉动数变迟，胸胁心下疼痛拒按，短气，烦躁不安。这样就形成结胸证，应用大陷胸汤主治。如果不形成结胸证，只见头部汗出，到颈部为止，其他部位不出汗，小便不通畅，身体发黄的，则是湿热郁蒸发黄证。

150条 太阳少阳并病，而反下之，成结胸，心下硬，下利不止，水浆不下，其人心烦。

释义：太阳与少阳并病，反而用攻下法治疗，形成结胸证，就会出现心下硬结，腹泻不止，汤水不能下咽，烦躁不安。

153条 太阳病，医发汗，遂发热恶寒，因复下之，心下痞，表里俱虚，阴阳气并竭，无阳则阴独，复加烧针，因胸烦，面色青黄，肤瞤瞤者，难治；今色微黄，手足温者，易愈。

释义：太阳病，医师使用发汗法治疗，汗后仍然发热恶寒，又用攻下法治疗，误汗伤表，误下伤里，致表里正气俱虚，阴阳之气同时虚竭，表证已无而独有里证，故见心下痞满。医者再用烧针法治疗，致病人脏气大伤，出

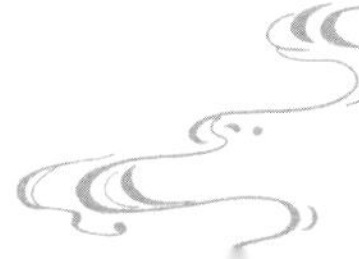

现心胸烦躁不安，面色青黄，筋肉跳动的，为难治之候；如果面色微黄、手足温暖的，提示胃气尚存，较容易治愈。

160条 伤寒吐下后，发汗，虚烦，脉甚微，八九日，心下痞硬，胁下痛，气上冲咽喉，眩冒，经脉动惕者，久而成痿。

释义：太阳伤寒证，误用吐下发汗，导致病人心烦不安，脉象十分微弱，病情迁延八九天，更见胃脘部痞结胀硬，胁下疼痛，气上冲咽喉，眩晕昏冒，全身经脉跳动，时间久了，就会形成痿证。

168条 伤寒病，若吐、若下后，七八日不解，热结在里，表里俱热，时时恶风，大渴，舌上干燥而烦，欲饮水数升者，白虎加人参汤主之。

释义：伤寒表证，误用涌吐法或泻下法后，病经七八天仍不解除，邪热内入，结聚在里，热邪充斥内外，表现为时有恶风，口渴甚，想喝水数升，舌干燥，心烦不安的，用白虎加人参汤主治。

（二）中医护则

发汗得法、因人制宜、动态观察、识别误治。

（三）护理方法

（1）重视疾病发病初期的病情观察，早期诊断，只要病人出现脉浮、头项强痛而恶寒这些症状，就可辨为太阳证。一般热性病初期阶段，大多发生太阳病。

（2）鉴别太阳中风证与太阳伤寒证。太阳病见发热，汗出，恶风，脉缓者，辨为太阳中风证；太阳病，已经发热，或者还未发热，怕冷，头痛，项部拘急不舒，身体疼痛，呕逆，无汗，寸关尺三部脉象均浮紧的，辨为太阳伤寒证。太阳中风证病位较太阳伤寒证深。

（3）太阳中风证，注意观察病人脉象，脉有浮于外而弱于内的情况，轻按脉浮，用力则不禁按，软弱无力。

（4）太阳中风证，注意观察病人发热、恶寒、恶风、自汗情况，部分病人鼻鸣干呕，也属于外感表证，由气不得旁达所导致。

（5）观察太阳病病人有无颈部、背部肌肉痉挛情况。

（6）观察病人发热恶寒的程度，发热与恶寒二者相比较而言，若发热比较多，恶寒比较少，且脉象弱，提示病人津液耗伤，所以需要控制病人不能大发汗。

（7）太阳伤寒证病人，除观察病人太阳提纲证“脉浮，头项强痛而恶寒”的症状外，另外还需观察病人其他伴随症状，辨证施护。

（8）病人脉浮、自汗、小便频数、心烦、轻微怕冷，小腿肌肉拘急疼痛不适、屈伸不利，提示病人是太阳中风证兼有阳虚阴亏证。此时单用桂枝汤解表发汗会误治，导致阴阳两虚。

（9）观察病人，若有头痛、发热、周身疼痛明显、怕风、无汗出，伴有气喘、脉象浮紧，提示病人属于太阳伤寒证。

（10）太阳中风证与太阳伤寒证的主要区别是汗出与否。

（11）太阳病者依法服用麻黄汤后，密切关注症状改善情况，如果发热、恶寒、头痛等症状仍然存在，脉象外浮不禁按，提示津液有所丢失，不可继续使用麻黄汤大发汗。

（12）观察病人，如脉象浮紧、周身疼痛，提示病人为表实证，理论上应予发汗解表，但是要注意观察病人若尺部脉迟，提示病人体虚、营气不足、血少，这种情况不可发汗。

（13）病人常有自汗症状时，提示营卫不和。卫自出于脉外，营自行于脉内。卫失去营就不固，就要出汗。

（14）病人无其他疾病，却定时发热自汗，经久不愈，提示卫气不和，应调和营卫。

（15）头痛发热是表证里证皆有可能出现的症状，太阳病有头痛发热，阳明病也有头痛发热，应重点观察病人大便、小便情况。如果太阳伤寒证，六七日没有大便，应考虑有里实，但仍要结合病人小便情况，小便颜色清，提示仍为表证，应该予以发汗；而如果大便不通且小便红赤，提示阳明热结，则不可用发汗法。

（16）如果太阳病头痛发热症状持续，往往提示表邪郁滞严重，后续要

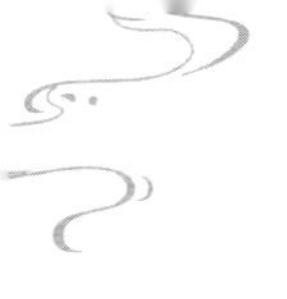

注意观察病人有出鼻血的可能。

（17）太阳病迁延不愈，如果六七日后仍有表证，且脉象沉微，无结胸症状，病人出现精神症状，提示病人里有瘀热。

（18）太阳中风证，如果表证未解，又观察到下利、呕逆等伴随症状，提示病人表里同病，护治原则当先解表，再攻逐水饮。

（19）注意观察疾病进展情况。疾病初起阶段，如果病人脉象平静，不特别大，不特别快，提示病情较轻，不会向里传变。如果病人烦躁不安，心里闹得慌，想呕吐，一时起来，一时躺下，脉象又急又快，提示病情凶险，传变迅速。

（20）太阳伤寒证两三天，重点观察有无胸胁胀满、呕逆、腹泻、便秘等少阳证、阳明证证候，如果没有此类证候，说明疾病未向里传变，病情轻，无须担忧。

（21）太阳病两三天，用发汗法后，如果表不解，医师又误用下法、吐法、温针治疗，此时就会产生因逆治而成的坏病。应该加强病情观察，依据当下所出现的病证来治疗护理。

（22）太阳病在八九天的时候是重要分水岭，往往病好是这个时候，恶化也是这个时候，应该重点关注。如果病人发热恶寒定时发作，而且发热多、恶寒少，无呕吐症状，大小便都正常，脉象微缓，则提示病情稳定，即将向愈。如果病人出现脉象微弱，一味恶寒，提示表里俱虚，此时切记不可予汗法、下法、吐法，以免进一步耗伤津液。

（23）太阳中风证者服用桂枝汤后，注意观察汗出情况。若病人出现心烦口渴、大量饮水后仍不解渴，脉象洪大等症状，提示发汗过度，耗伤津液，警惕发生阳明内结之变证。

（24）太阳病十余天后，如观察病人仅有脉浮，无其他兼证，应继续解表发汗；如观察病人脉象浮且细，提示津液血液不足，病情有向内传变之势；如果病人不仅脉象浮细，还有困倦喜卧、胸胁胀满，则确定疾病已发生传变。

（25）太阳病八九天后，表证仍然存在时，应当继续用发汗法解表。服用麻黄汤后，病人病情减轻，出现睁不开眼睛，烦躁不安，表面上像是药不对症，其实很可能预示着病情向愈，情况严重的还会出现鼻血症状，往往在这个时候，病就好了。

（26）太阳伤寒证，发热，脉浮紧，如果病人流出鼻血后，邪有出路，病就好了，就不用吃药。

（27）太阳中风证者服用桂枝汤后，六七天没有好，出现烦热，口渴欲饮，喝水又想吐，提示有水逆证。

（28）太阳病五六日后，注意观察病人有无其他兼证，如出现寒热交替，胸胁胀满不适，头昏昏沉沉，不愿意吃东西，心中烦躁，总想呕吐，或者心慌、小便不畅、伴咳嗽症状，提示病人邪入少阳。

（29）观察病人有发热、恶寒、头痛无汗等表证，兼腹泻症状的，为太阳阳明合病。

（30）太阳病依法当发汗，发汗后病没有好转，病由表进里转属阳明，太阳阳明并病时，先要解表，再下里。

（31）太阳病发展为身热恶风，颈项强，胁下满，手足温且口渴，属三阳并病，取少阳治之。

（32）病人出现头痛项强，胸胁胀满，时有眩晕昏冒，为太阳少阳并病，不宜发汗。可以选择针刺期门，祛除胸腹邪热。

（33）太阳病的总治则为发汗，服药后要注意观察药效。服用桂枝汤后，应饮热粥以助发汗，发汗以全身微微出汗为宜，切勿让病人大汗淋漓，否则伤阳耗阴，不能治愈疾病。如果第一次服药后，病人汗出，疾病痊愈，就停止服用第二次、第三次药。若一次不出汗，加服第二次，第二次不出汗，加服第三次。如果病情重，可以白天、夜晚均服药。服用三次后症状仍然存在的，需继续服用。服药期间需要忌口。

（34）太阳病桂枝汤证者服桂枝汤后本应汗出身和，却出现烦热，表证未解，提示病人邪盛气滞。可辅助针刺风池、风府，再喝桂枝汤，病就好了。

（35）太阳病者服用桂枝汤发汗后表不解，仍需用桂枝汤；太阳病服用麻黄汤发汗后表不解，也用桂枝汤善后。

（36）太阳伤寒证者经服药发汗后病证消失，过了半天再次出现发热、烦躁的症状，脉象浮数，提示仍有表热证，应再服用桂枝汤发汗。

（37）发汗得法，病人理应无身体疼痛，如观察病人仍有疼痛，提示表未解；如果脉浮，可继续发汗；如果脉沉迟，则不能一味发汗，应想办法健胃生津。

（38）无发汗、头痛、发热、怕冷等表证，但出现汗出、气喘时，提示热邪壅肺。

（39）发汗不得法，发汗太多，会出现心悸、气往上冲等心阳虚弱的症状。

（40）发汗不得法，还可能导致脾虚气滞，出现腹部胀满症状。

（41）对于正气不足，阴阳两虚的病人，使用发汗法后，会出现怕冷、脉沉微细等症状。

（42）太阳病发汗后，汗出而表不解，病人出现发热，心慌，头目昏眩，全身肌肉跳动，身体震颤摇晃，站立不稳，提示肾阳虚弱，水饮泛滥。

（43）特殊人群出现太阳病时需重点关注。平素嗜酒的人不宜服用桂枝汤，此类人群多湿热内蕴，服药后易出现呕吐，易助热留湿；平素有喘证旧病的病人，应警惕引动喘疾发作；内热炽盛，服药后可能会出现吐脓血的变证；平素咽喉干燥的病人不宜发汗；久患淋病病人多下焦湿热，不宜发汗，误发汗易引起血尿；疮疡日久病人多气血双亏，不宜发汗，若误发汗，易出现颈项强直、角弓反张等痉病；长期流鼻血病人多阴虚火旺，不能发汗，否则容易出现额部凹陷、两眼直视、烦躁不得眠等变证；经常出血的病人，气血亏虚，不能发汗，误用会出现畏寒战栗的变证；平素易出汗，病人多阳虚不固，不能发汗，误用会出现心神恍惚、心烦不安、尿后疼痛的变证；病人素体内寒，不能发汗，误用会加重脾胃虚寒，出现吐蛔症状。

（44）妇女经期注意观察热入血室证候。

（45）太阳病误治后，发生各种变证，应严密观察，观其脉症，知犯何逆，随证治之。

二、饮食调护

（一）条文与释义

17条 若酒客病，不可与桂枝汤，得之则呕，以酒客不喜甘故也。

释义："酒客"，就是经常饮酒的人。酒为水谷之熟液，最能生湿助热，是内生湿热的常见病因。饮酒多的人，体内必多湿热。桂枝汤辛甘而温，辛温助阳，甘能生湿。酒客再用桂枝汤，就会进一步加重湿热。热性上冲，胃气因之上逆，所以"得之则呕"。其实，本条重点并不只是说酒客不能用桂枝汤，而是所有湿热内盛者，都不能用桂枝汤，以免加重体内湿热，引起各种变证。所以《伤寒例》中说："桂枝下咽，阳盛则毙；承气入胃，阴盛以亡。"

假如酒客真得了太阳病，需要用汗法来治疗，应当用什么方子呢？既然内有湿热，就不能用辛温解表的麻黄桂枝之类，而要选用辛凉解表药，如银翘、桑菊之类。

61条 下之后，复发汗，昼日烦躁不得眠，夜而安静，不呕不渴，无表证，脉沉微，身无大热者，干姜附子汤主之。

释义：下后复汗，内外之阳气皆被戕伤。至昼日，人体已虚之阳得天之阳气相助而兴与邪相争之势，故烦躁不得眠；至夜间，天之阳气回退，人体既虚之阳无以相助而邪气独盛，故反安静。不呕者，病未及少阳之气；不渴者，病未及阳明之气；无表证者，病已离太阳之气；脉沉微者，真阳虚也；身无大热者，阳虚之见也，此病已及少阴之气，故治以干姜附子汤以急救回阳也。附子辛甘大热，纯阳之品，生用则力猛而效迅，其性浮而不沉，其用走而不守，通行十二经而无所不至，能直达下焦，峻补元阳，于阳微欲绝者有起死回生之效；干姜乃母姜也，辛苦大热，守而不走，专温脾胃，能回后天欲绝之阳。姜附相得，行中有收，守中有行，先后二天，相济互助，如虎之添翼，回阳之效，瞬间可待也。

71条 太阳病，发汗后，大汗出，胃中干，烦躁不得眠，欲得饮水者，少少与饮之，令胃气和则愈。若脉浮，小便不利，微热消渴者，与五苓散

主之。

释义：太阳病，发汗后，大汗出，而伤津液。津液伤则胃中干，津少则燥生，故烦躁。胃不和则卧不安，故不得眠。这时不要用药，就是少少地给病人喝点水，小口小口地喝，令胃气和则愈。中医很注重人的自愈能力，并且用一个“和”字来讲。另，发汗后，大汗出，出现另一种情况：脉浮，小便不利，微热消渴，就用五苓散主治。消渴，就是口渴；大量饮水而不解渴，又叫烦渴。为什么发汗后，大汗出，会出现五苓散证呢？因为发汗，使阳气往外走，而里面的阳气虚了，使得水湿不运，停留在里，就成了五苓散的蓄水证了。

这时用五苓散，通过膀胱气化把里面的水气气化，使水液代谢正常，一可气化而小便利，二可气化外出，与外之张阳相接而微热除，三可气化而津生以止消渴。

76条 发汗吐下后，虚烦不得眠，若剧者，必反复颠倒，心中懊憹，栀子豉汤主之。若少气者，栀子甘草豉汤主之。若呕者，栀子生姜豉汤主之。

释义：当病人发汗后，若水和药物均不能入口，称为“逆”，这是误治的一种表现。这通常是因为病人内部有水饮内停，发汗后水仍然停留在胃中，导致水和汤药都无法入口。如果在这种情况下再次发汗，很可能会进一步激动内部的水饮内停，导致上吐下泻不止。这是因为发汗进一步耗伤了体内的津液，导致胃气不和，从而引发呕吐和腹泻。病人经过发汗、呕吐和腹泻后，体内津液更加不足，胃中干燥而烦热，这种虚热扰乱了心神，导致病人虚烦而不能入眠。如果虚热的症状加剧，病人可能会出现反复颠倒、心中烦躁不安的情况，这是虚热扰动心神的表现。对于这种胸中虚热扰动的情况，可以用栀子豉汤来治疗。栀子苦寒以清胸中之热，淡豆豉清透发越，以散胸中之邪。如果病人出现少气的情况，说明中气已经不足，可以在栀子豉汤的基础上加入炙甘草以和中焦之气，这就是栀子甘草豉汤。如果病人出现呕吐的情况，说明胃气不和，可以在栀子豉汤的基础上加入生姜以止呕，这就是栀子生姜豉汤。

97条 血弱气尽，腠理开，邪气因入，与正气相搏，结于胁下，正邪分争，往来寒热，休作有时，嘿嘿不欲饮食。脏腑相连，其痛必下，邪高痛下，故使呕也，小柴胡汤主之。服柴胡汤已，渴者，属阳明也，以法治之。

释义："血弱气尽"，是太阳病发病的开始。太阳病，"阳气重故也"，脉浮紧，此时人体将大量精气往体表输送，就是津液，它来自胃。这个时候，如未能发汗，则身体很难往好的地方转归。

98条 得病六七日，脉迟浮弱，恶风寒，手足温，医二三下之，不能食，而胁下满痛，面目及身黄，颈项强，小便难者，与柴胡汤，后必下重，本渴饮水而呕者，柴胡汤不中与也，食谷者哕。

释义：得病六七日，谓耽病已久矣。脉迟浮弱，恶风寒，乃表里俱虚之脉证。脉迟者，里气虚寒也；浮弱者，表气不足也；恶风寒者，卫阳之气虚也。此亦上文血弱气尽腠理开者也。手足温，为系在太阴，太阴本虚，又二三下之，脾胃之气愈虚，故不能食也。胁下满痛，非邪结少阳，乃数下虚其脾胃而然，观上文之医二三下之，不能食，及下文之面目及身黄则可知也。颈项强，太阳之气虚，小便难，脾虚不能为胃转输津液。凡此皆一派虚象，故不可与柴胡汤。柴胡汤者，专启下焦生阳之气，若用于中焦阳虚者，恐有阳气散越之虞。生阳既虚，则不能升发，故服后必见下重。渴欲饮水，而饮之即呕者，为中焦脾胃虚寒之象，若与柴胡以发越生阳，则脾胃必将败绝，故食谷则哕也。

120条 太阳病，当恶寒发热，今自汗出，反不恶寒发热，关上脉细数者，以医吐之过也。一二日吐之者，腹中饥，口不能食；三四日吐之者，不喜糜粥，欲食冷食，朝食暮吐，以医吐之所致也，此为小逆。

释义：太阳表病，邪在太阳之气也。太阳之气本寒而标热，故当恶寒发热，病在表分，则脉当浮。刻下却不见恶寒发热，而唯自汗出，其脉不浮而关上细数，此误吐后变证之大概也。误吐之过，伤在脾胃，其具体变证当视误吐之轻重不一，故仲师有一二日吐之；三四日吐之之论。注家皆谓一二日吐之者，是病发一二日后医误吐之；三四日吐之者，是病发三四日后医误吐之。此说非也。仲师之谓一二日吐之、三四日吐之，乃指一二日中连用吐法，或三四日中连用吐法也。一二日中连用吐法，其伤于脾胃也轻，三四日

中连用吐法，则其伤于脾胃也重。故一二日吐之者，只腹中饥而口不欲食，而三四日吐之者则不喜糜粥，欲食冷食，朝食暮吐也。此为小逆者，吐法所伤，仅伤中焦之气耳，未如汗下之亡阳亡阴，理中汤加半夏或干姜黄芩黄连人参汤治之可也。

121条 太阳病吐之，但太阳病当恶寒，今反不恶寒，不欲近衣，此为吐之内烦也。

释义：太阳病当以麻黄桂枝发其汗，而反吐之，吐后恶寒虽去，却见病人不欲近衣。不欲近衣者，谓发热之甚也，此乃误吐而致烦热之变证也。吐之则易伤脾胃津气，津气伤则生内热，故身但热而心中烦，以竹叶石膏汤救之可也。

122条 病人脉数，数为热，当消谷引食，而反吐者，此以发汗，令阳气微，膈气虚，脉乃数也。数为客热，不能消谷，以胃中虚冷，故吐也。

释义：数脉主热，热能杀谷，故脉数者常善饥多食。今病者脉数，却呕吐不能食何也？此乃发汗不当，损伤胃阳，致胃中虚冷之故也。胃阳虚则不化食，冷气上逆，故使吐也。胃既虚冷而见脉数者，是真阳内虚而客热外扰也。客热者，邪热也。此数脉，必数而无力者也。

123条 太阳病，过经十余日，心下温温欲吐，而胸中痛，大便反溏，腹微满，郁郁微烦。先此时，自极吐下者，与调胃承气汤。若不尔者，不可与。但欲呕，胸中痛，微溏者，此非柴胡汤证，以呕，故知极吐下也。调胃承气汤。

释义：病过太阳之界已十余日，必已有变，病变于何处，宜当详审。刻下所见，乃心下温温欲吐，胸中痛，大便溏，腹微满，郁郁微烦诸证。温温欲吐，胸中痛，证似少阳柴胡证，然少阳不得大便溏，则非少阳病也；大便溏，腹微满，又似太阴虚寒证，然太阴不得郁郁微烦，故又非太阴病也。细究其证，心下者胃也，胃属阳明，温温欲吐者，胃脘中如有物荡漾波动，故致人恶心欲吐，此乃邪结于胃，腑气上逆之故；胸中痛者，阳明之气出于胸中，邪结于胃，欲吐而吐不出，阳明之气不通之故；大便溏者，邪结于胃，则脾失转输，水湿偏渗大肠之故；腹微满者，邪结于胃，气机滞塞，腑气不通之故；郁郁微烦者，邪结于胃，扰于心胸之故。此皆先此证之前，过度吐下，致邪热乘机内陷，结于阳明胃中之变证也。故治以调胃承气汤，以开胃中之结，泄胃中之热，和其胃气也。倘以上诸证非邪结阳明而为，则调胃承气汤慎不可与之也。

《金匮要略》16条云："师曰：五藏病各有得者愈；五藏病各有所恶，各随其所不喜者为病。病者素不应食，而反暴食之，必发热也。"五脏的病，各有其所适宜的饮食，能得到所适合的饮食，就很容易痊愈。同理，五脏的病，各有其所不适宜的饮食，如果遇到病人所厌恶的饮食，病情就会加重。假如病人忽然想吃他平时不喜欢吃的东西，食后反助病气，很可能引起发热病。病中病后的饮食护理，对于帮助治疗和促进病后康复十分必要。此条文强调了应根据五脏喜恶进行饮食调理。

张仲景说："所食之味，有与病相宜，有与身为害，若得宜则益体，害则成疾。"《伤寒论》391条云："吐利发汗，脉平，小烦者，以新虚不胜谷气故也。"即是因病后未注意饮食调理而致烦。如桂枝汤方后云："服已须臾，啜热稀粥一升余，以助药力，温覆令一时许，遍身漐漐微似有汗者益佳，不可令如水流漓"。

（二）中医护则

太阳中风证：解肌祛风，调和营卫。

太阳伤寒证：发汗解表，宣肺平喘。

（三）护理方法

（1）病中饮食护理。张仲景善于运用饮食调护，充分发挥药食同源的作用，将食物与药物进行配伍，或在服药后运用特定的饮食调护，使药物发挥最大效力，更好地治疗疾病。食物与药物配伍调护治疗疾病，如血虚内寒的寒疝证，采用当归生姜羊肉汤，遵《素问·阴阳应象大论》"形不足者，温之以气；精不足者，补之以味"之意，选用血肉有情之品——羊肉补虚生血。百合病误用吐法后的救治，采用百合鸡子汤，取百合养阴清热、鸡子黄

养阴润燥以滋胃阴。

（2）病后饮食护理。病后的饮食护理亦不可忽视，因疾病初愈，正气未复，复而未全，全而未旺，脾胃功能尚弱，如过食、饱食，则易导致脾胃受损或疾病再生，尤其是消化道疾病更应注意。病后饮食宜清淡、节量。王宇泰语以及《金匮要略》首篇强调的“服食节其冷热苦酸辛甘”，亦适用于病后。

（3）用药后饮食护理。用药后配以适当饮食，对提高疗效、扶养正气、和脾益胃是有益的。仲景方药后运用了饮食护理；桂枝汤药后食热稀粥，是为使谷气得充，培养汗源，使病邪从微汗而解；理中丸、大建中汤等是借热粥以温养中焦之气；十枣汤服后必下利，借“糜粥自养”，以补养正气。

（4）饮食禁忌。张仲景是很重视饮食禁忌的，指出“凡饮食滋味，以养于生，食之有妨，反能为害”。在某些方剂后，还注明了具体禁忌内容，如桂枝汤和以桂枝汤加减变化而成的十余方，均须药后“禁生冷、黏滑、肉面、五辛、酒酪、臭恶等物”。

（5）酌情食粥。服发汗药后食粥与不食粥，食热粥与食冷粥，其目的是资助药力，顾护正气。如服桂枝汤须喝热稀粥以鼓动胃气，益津酿汗。而服麻黄汤，无须借助水谷津液，以免汗出不止。

三、用药护理

（一）条文与释义

12条 太阳中风，阳浮而阴弱。阳浮者，热自发；阴弱者，汗自出。啬啬恶寒，淅淅恶风，翕翕发热，鼻鸣干呕者，桂枝汤主之。

桂枝汤方

桂枝三两（去皮）　芍药三两　甘草二两（炙）　生姜三两（切）　大枣十二枚（擘）

上五味，㕮咀三味，以水七升，微火煮取三升，去滓，适寒温，服一升。服已须臾，啜热稀粥一升余，以助药力，温覆令一时许，遍身漐漐微似有汗者益佳，不可令如水流漓，病必不除。若一服汗出病瘥，停后服，不必尽剂。若不汗，更服依前法。又不汗，后服小促其间，半日许，令三服尽。若病重者，一日一夜服，周时观之。服一剂尽，病证犹在者，更作服。若汗不出，乃服至二三剂。禁生冷、黏滑、肉面、五辛、酒酪、臭恶等物。

释义：桂枝三两（去皮），芍药三两，甘草二两（炙），生姜三两（切），大枣十二枚，剖开以上五味药，捣碎前三味药，与后两味药混合，加水七升，用微火煎煮成三升，去掉药渣，待药汁冷热适当时，服药一升，一日服三次。服药后一会儿，喝热稀粥一大碗，以助药力，并覆盖棉被约2h，取暖保温来帮助发汗。发汗程度最好是遍身微微出汗，不要让汗出如流水样淋漓不断，否则会伤阳耗阴，且不一定能解除疾病。如果服用第一次药后，汗出疾病痊愈，就停止服第二次、第三次药，不需要把一剂药都服尽。如果服第一次药后汗不出，可以依照以上服药方法服第二次药。如果服第二次药后还无汗出，那么，可适当提前服第三次药，可在半天左右将一剂药服完。如果病情重的，可以早晚各服药一次，一天之内进行严密观察。如果服完一剂药，病证仍然存在的，可以继续服药；倘若服药后仍不出汗，就可一直服药二三剂。服药期间，禁食生冷、黏滞、滑腻、油腻、大蒜、小蒜、油菜、芫荽、动物乳类及其制品，腐败变质及有不良气味的食品。

桂枝汤是《伤寒论》中出现的第一个方子，同时是《伤寒论》中使用频率最高的一个方子，也是整部《伤寒杂病论》中加减变化最多的一个方子，占了经方很大一部分。如果伤寒经方被称作“众方之主”，那么桂枝汤就是“群方之冠”。

“太阳中风”是太阳病的中风证型。太阳中风的基础是邪风加正虚，存在邪实与正虚两个方面，邪实则见阳浮；正虚则见阴弱，也可称作“卫强营弱”。比如95条：“太阳病，发热汗出者，此为荣弱卫强，故使汗出，欲救邪风者，宜桂枝汤。”卫强因邪实而激发卫气，营弱因正虚而营阴不足。曾有人问，卫气强应该固表而不汗出，为什么太阳中风证的卫强有汗出？一者因为受风邪，风性开泄，故汗出；一者此卫强是因邪气激发，是驱邪表现，本就是向外宣散的，两者相合，见汗出。与太阳伤寒证不同，太阳伤寒证虽然也是卫强，但寒性收引，腠理不开，故无汗。条文中的“阳”有几种解释，一是关以上脉比较明显，关前为阳；一是指脉浮，浮为阳。相对应的“阴”解释，一是尺脉不显，关后为阴；一是脉缓，缓为阴；一是沉取不足，不足为阴。这几种解释都不为错，临床中遇到这类脉象，都可以作营弱卫强考虑。但结合《伤寒论》其他条文，关前为阳，关后为阴的证据比较充足。比如50条：“脉浮紧者，法当身疼痛，宜以汗解之。假令尺中迟者，不可发汗。何以知之然？以荣气不足，血少故也。”可见尺脉的不足为荣气不足。

“阳浮者，热自发，阴弱者，汗自出”这句话看成倒装句，即热自发者，阳浮；汗自出者，阴弱，热气升发，脉见浮，汗出而虚，致营弱。中风本就营弱，汗出使营更弱。但是邪气仍在表位，还得发汗，所以这个时候不能选用麻黄汤来发汗，而是需要兼顾营弱的桂枝汤来发汗，使汗出而不伤营。

“啬啬恶寒，淅淅恶风，翕翕发热”，恶寒、恶风、发热三个症状各加一个形容词，更形象地表现病人的状态。“啬”古通“穑”，稼穑就是收获粮食，啬即收，团缩起来，形象地表现太阳中风恶寒时的表现。《广雅》：“淅，洒也。”淅淅恶风，就是如同毛毛雨淋在身上的感觉。《尔雅·释诂》：“翕，合也。”翕的本义是小鸟收合羽毛。“翕翕发热”就是想发热又发不出来的感觉。发热、恶寒是太阳病的常见症状，加上恶风，就是太阳中风证。

“鼻鸣干呕”，是人体正气津液从内向外、向上发散驱邪，导致上焦和表位出现的津液丢失、气机上逆的表现。鼻鸣为鼻子的声响，临床中可见鼻塞而鸣，或者呼噜声。本条的干呕，与少阳病的呕，病机不同。少阳病的呕是中焦胃虚，不能受纳所致。

太阳中风的主方为桂枝汤。桂枝汤组成：桂枝三两，芍药三两，生姜三两，炙甘草二两，大枣十二枚。服药后配合热粥，温覆。可见桂枝汤的发汗力量并不是很强大，需要借助其他方式一起发汗。如果不发汗，等一会可以接着服，半日之间可以服三次。病重者，一日一夜不停服用，可服至二三剂药量。所以对桂枝汤的使用，只要辨认证准确，就大胆使用。临床中，大家可能也有这种感觉，就是服用桂枝汤后并没有出汗，这时就要遵仲景之法。出汗效果是微似有汗出，不可汗出淋漓，汗多则伤正，且致邪气羁留。另外，汗、下、吐之法，都是会伤正的方法，中病即止，所以病瘥后就停药，不要觉得扔了可惜而继续服用。另外，要注意伤寒经方的煎药方式和服药次数。经方都是煎一次，服用的时候大多是一天三次，与现在煎两次、服两次不同。服三次，药力能更加好地衔接，所以临床中，经方一般都是让病人一天喝三次。

服用方法中提到“须臾”，刹那者为一念，二十念为一瞬，二十瞬为一弹指，二十弹指为一罗预，二十罗预为一须臾，一日一夜为三十须臾。可以推断，一须臾相当于现在的48min。

桂枝汤为什么使用频率那么高、加减变化那么多？这与桂枝汤所包含的理法是一致的，桂枝汤代表了阳旦法，还代表发汗与补虚的结合，既可以照顾表位，也可以照顾里位。阴旦和阳旦是两个大法度，还有阴旦与阳旦的合法。桂枝汤中桂枝与甘草的配合，是桂枝甘草汤的底子。桂枝辛甘温，炙甘草甘平，两者配伍，形成辛甘发散为阳的组合。麻黄汤中也有桂枝与甘草的组合，但是一个加芍药、生姜、大枣等健中焦的补益药，一个加了麻黄、杏仁等发散解表药，这样就形成同属发汗，而虚实各异的两个方子。麻黄苦温，杏仁与麻黄功效相类，苦温，可燥湿泄津液，太阳伤寒证津液有余，充斥表位，所以需要麻黄去苦泄；芍药、生姜、大枣健中焦、补益津液，太阳中风证存在津液不足，所以需要补益津液；桂枝实卫，芍药实营，桂枝与芍药配伍，养营而发表，针对营弱卫强，调和营卫；生姜辛温，既可以健胃止干呕，也可以发散邪气，与桂枝相配伍，加强发散力度，同时兼顾胃虚；大枣健胃养营生血，配伍生姜，又是一对调营卫组合。桂枝汤中的生姜甘草大枣组合，含有大半个生姜甘草汤（人参，生姜，甘草，大枣），就是健益中焦的方。桂枝新加汤中，含有整个生姜甘草汤，且加大生姜、芍药用量，养益作用更大，所以用于“脉沉迟者”。

六病中风（与脑中风不是同一个概念），都存在不足，存在正气虚，邪

气会趁虚而入，所以有了表里病传的可能。桂枝汤为太阳中风证而设，既照顾正虚，又具有解表发汗的作用，具有使正气、津液从里位发散到表位的作用。那么其加减变化既可灵活地照顾正虚，又可以发散，使邪气由里出表。邪气的来路也是其去路。所以，少阳中风证除了小柴胡汤的和解法，还有小柴胡汤与桂枝汤合方的柴胡桂枝汤法。阳明中风证比较典型，属于热证，不用温药，故不用桂枝汤加减，而用的是阴旦法则。而少阴病，因为卫阳虚明显，恶寒重，所以可以用桂枝加附子汤主治。太阴病可以用桂枝汤，比如276条："太阴病，脉浮者，可发汗，宜桂枝汤。"太阴病因虚而结实，可以用桂枝加芍药汤，或者桂枝加大黄汤。太阴病因里虚寒而出现虚热的时候，可以在桂枝加芍药汤的基础上再加饴糖，而成小建中汤。小建中汤与桂枝加大黄汤，都是桂枝加芍药汤基础上的变化，一个用大黄以泄实，一个加芍药以补益。太阴中风法度，在《金匮要略》中体现得更多，太阴中风证的传变，病传黄汗，可以用桂枝加黄芪汤或者芪芍桂酒汤；病传血痹，可以用黄芪桂枝五物汤；再往下传变，病传虚劳，可以用小建中汤。这些都是在桂枝汤基础上的加减。

35条 太阳病，头痛发热，身疼，腰痛，骨节疼痛，恶风，无汗而喘者，麻黄汤主之。

麻黄汤方

麻黄三两（去节） 桂枝二两（去皮） 炙甘草一两（炙） 杏仁七十个（去皮尖）

上四味，以水九升，先煮麻黄，减二升，去上沫，内诸药，煮取二升半，去渣。温服八合，覆取微似汗，不须啜粥，余如桂枝法将息。

释义："太阳病，头痛发热"，是说体表受寒邪侵袭，太阳阳气生成的量增多，在本位上积蓄太过，向外得不到有效的发散，其结果必然是向上发越过多，阳气在头项部聚集太过，向外伸张，引起剧烈的持续性的胀痛。机体受外在寒邪刺激，骨骼肌发生不随意、节律性的收缩。这个收缩会产生热量，热量要通过体表皮肤向外发散。体表由于寒邪侵袭、聚集，引起皮肤血管收缩，散热减少，身体肌肤间累积的热量不断增加，就会表现为发热。

"身疼，腰痛，骨节疼痛"，是说：骨骼肌收缩颤动产生过多的酸性代谢物质，若得不到及时的排出，可出现持久性酸痛。主要表现在对称不明显的肌肉上，特别是项肩背、腰部、臀部、小腿等膀胱经走向部位。若过盛的太阳阳气向四肢循行发越，关节受寒邪影响，运行不畅，就会引起关节部位疼痛不适。"恶风，无汗而喘者"，是说：体表寒邪聚集过多，使体内生成的太阳阳气推动到体表不及，若风的温度低于体表温度，则畏惧有风流动的地方，此时受风轻微的侵袭，体表聚集的寒邪就会更多。体表受厚实的阴寒之气束缚，肌肤腠理受寒邪刺激，舒张不及而闭合，体内生成的阳气转化为热量向外发散，若不能通过汗液蒸发的方式散热，则无汗。这里的"无汗而喘"，说明了相互间的因果关系，就是肺与皮毛的相互关系，太阳阳气生成过多，不能通过腠理发越，便会在肺脏内积聚过多，导致肺泡处于过度膨胀状态，肺泡舒张与收缩均不及，肺气的宣发肃降功能受阻，引起呼吸障碍而出现喘促。"麻黄汤主之"，即用麻黄之苦温引阳明外达，并转输太阴阴液向太阳区域运化，开腠理毛孔，助桂枝辛温以祛风发表出汗，炙甘草之甘平补充体表发散不足的阴液以和中护正，杏仁之甘温助麻黄泄阳明太阳之气而止肺气之喘逆。

临床用药时，为了充分发挥药效，达到治疗目的，保证用药安全，《伤寒论》十分重视对药物进行必要的处理。如"㕮咀""捣"等。桂枝汤方后以"上五味，㕮咀三味"。"㕮咀"是以牙齿碎药，后引申为将药物切碎。五苓散中，以"上五味，捣为散"，意即把以上五味药捣碎为散剂，可使药力迅速发散。

（二）中医护则

太阳中风证：解肌祛风，调和营卫。

太阳伤寒证：发汗解表，宣肺平喘。

（三）护理方法

用药护理是护理学的重要内容之一，与临床疗效密切相关，仲景学说中

虽未明言用药护理，其实有关这一方面的内容颇多，主要有以下几个方面。

（1）服药次数。服药次数的多少是根据病情来决定的，仲景方大多采用每日一剂分三次服，如小柴胡汤、炙甘草汤、半夏泻心汤等方均是采用日三服法，适用于病情一般者。此外，还有如下服法：顿服即每日一剂，浓煎即一次服下。顿服具有专、猛、速及药物起效快的优点，适用于邪实正不虚的急重病证。如调胃承气汤、干姜附子汤、大陷胸丸、葶苈大枣泻肺汤等方均宜顿服。日二服，即每日一剂，浓煎即分两次服下。其作用较顿服缓，较日三服强，适用于一般病情较重者。茯苓四逆汤、甘草汤等方均采用此服法。日四服，即每日一剂，分昼三夜一，共四次服。此服法具有补而不滞，泻而不伤，方剂作用较轻缓、持续的优点，适用于虚实夹杂、病情较缓慢的病证。如半夏厚朴汤、皂荚汤、奔豚汤、麦门冬汤等方均宜此服法。日五服即每日一剂，分昼三夜二，共五次服。服法优点同日四服，有竹皮大丸、理中丸两方用此服法。日数服即每日一剂，分数次服。此服法具有药力平和，作用缓慢、持续的优点。如黎攘煮汁频服。现在孕妇及年老体弱、病后恢复者多用此服法。

（2）服药浓度、服药温度。主要针对汤剂而言。仲景的方剂大都采用温服，但根据病情之寒热不同，有热证寒药温服和寒证热药凉服两种反佐服法，如大承气汤、小承气汤性寒，但宜“分温再服”，以防拒寒药而不纳；生姜半夏汤性温，治寒饮搏结中焦，服宜“小冷，分四服”，以防拒热药而不纳；还有用于解毒的汤剂，亦不宜热饮，因“诸毒病得热更甚，宜冷饮之”。这些反佐服法，能避免“阴阳格拒”，而不能纳药之弊。后世所说的“姜附寒饮，承气热服”都是源于张仲景。某些疾病只有正确地掌握服药时间，才能保证或提高疗效。如治牝疟之“蜀漆散”，只能在“未发前以浆水服半钱”和“临发时服一钱上”，过迟或过早就会影响疗效。现代医学治疟也强调要在疟疾发作前一时服药，与张仲景的建议不谋而合。

（3）服药状态。十枣汤需“平旦温服”，因平旦时腹内空虚无食，药后可因势利导，使水饮排出。还有治疟母之鳖甲煎丸、治虚证之薯蓣丸等需空腹时服，以利于吸收药物的有效成分。现在的补益剂主张空腹时服，也是仲景之法。

（4）服药剂量之大小。除应按每个方剂的具体用量使用外，还应根据病人体质之强弱、病情之轻重，适当加量服或减量服。加量服适用于服药后病情未变化，无不适者，以知、差、利为度。如麻仁丸服后，“以知为度”，桂枝茯苓丸“每日食前服一丸，不知，加至三丸”，十枣汤服后“不下者，明日更加半钱”，茯苓杏仁甘草汤服后“不差”，可加量“更服”。减量服适用于邪实正虚者，如小青龙汤“强人服一升，羸者减之”，三物白散“强人半钱，羸者减之”，大乌头煎“强人服七合，弱人服五合”，等等。

（5）药后病情观察。药后病情观察对疾病预后之判断、疗效之检查和及时纠偏是十分重要的。仲景学说中有许多药后病情观察的宝贵经验，如以桂枝汤为代表的具有解表作用的方剂，服后宜有微汗。诸如桂枝加厚朴杏子汤、桂枝去芍药汤、桂枝加附子汤、葛根加半夏汤、大青龙汤、五苓散、甘草附子汤、柴胡桂枝干姜汤等方，服后均宜覆被，以“遍身漐漐微似有汗”为达到治疗要求，其出汗不可“如水淋漓”。如汗出过多，以“温粉粉之”以调理，汗后当避风寒，保持室内温暖。再如大承气汤、桃核承气汤、抵当丸、大柴胡汤等具有通下作用的方剂，服后大便“得下”或“泻导利”为有效，“以利为度”，若药后仍大便不通，可再服。还有具有利小便作用的桂枝去桂加苓术汤、五苓散等方，服后当“小便利则愈”，如不利为无效。

四、生活起居护理

（一）条文与释义

3条　太阳病，或已发热，或未发热，必恶寒，体痛，呕逆，脉阴阳俱紧者，名为伤寒。

释义：太阳伤寒证的症状表现是：有的已经发热，有的还未出现发热，但一定有怕冷、身体僵硬疼痛、呕吐呃逆等症状，寸关尺三部脉浮而紧。

6条　太阳病，发热而渴，不恶寒者，为温病。若发汗已，身灼热者，名风温。

释义：太阳温病证的表现是：发热，口渴，怕冷不明显。太阳温病证类似于外感风寒性质的太阳病，因是阳明热盛证没有审明病变证机，通过辛温发汗的药表证解除，里证加重了，如果伴有汗出，身热比较明显，身体有如火烧的感觉，寸关尺三部脉皆浮，身体沉重，嗜睡，鼻息声粗，说话困难，这是阳明热盛证。错误使用下法或泻下方法，会导致小便不利、眼睛直视、大小便失禁。为什么会出现这种错误的治疗方法呢？其主要原因是阳明热盛证类似于阳明热结证，医者没有仔细审明病变证机，过度治疗或过度使用寒凉、温热的药，会导致疾病演变为厥阴热证，轻者身体轻微发黄，严重者会出现惊悸、惊痫、手足抽搐。因是热证再误用火针或火法熏蒸治疗，这样的错误治疗方法若使用一次，病情尚能延续数日，多次错误治疗必定会加重病情，导致亡阴亡阳。

（二）中医护则

顺应四时，平衡阴阳，未病先防，既病防变。

（三）护理方法

1．调养身体，提高人体抗病能力

（1）调摄精神：精神情志活动是脏腑功能活动的体现。突然强烈的精神刺激，或反复的、持续的刺激，可以使人体气机紊乱，气血阴阳失调而发病；而在疾病发展过程中，情志变化又可使病情恶化。保持心情舒畅、精神愉快，则人体气机调畅，气血和平，正气旺盛，就可以减少疾病的发生。

（2）锻炼身体：生命在于运动，人体通过运动，可使气机调畅，气血流通，关节疏利，从而增强体质、提高抗病力。

（3）生活起居应有规律，要做到以下方面。

①饮食有节：中医摄生学要求人们饮食要有节制，不可过饱或过饥，否则“饮食自倍，肠胃乃伤”（《素问·痹论》）。此外，饮食五味不可偏嗜，并应控制肥甘厚味的摄入，以免伤人。

②起居有常：是指起居要有一定的规律。适应四时时令变化，安排适宜

的作息时间，可达到预防疾病、增进健康和长寿的目的。此外，还要注意劳逸结合，适当的体力劳动，可以使气血流通，身体健康；否则，过劳可耗伤气血，过逸又可使气血阻滞，而发生各种疾病。

③适应自然规律：自然界的四时气候变化必然影响人体，使之发生相应的生理和病理反应。掌握其规律，适应其变化，才能避免邪气侵害，减少疾病的发生。中医学提出了“法于阴阳”“和于术数”等摄生原则，以适应自然规律，保障人体健康。“法于阴阳”的“法”，即效法之意。“阴阳”，指自然界变化的规律。“和于术数”的“和”，为调和、协调之意。“术数，修身养性之法”（《类经·摄生类》），即遵循自然界阴阳消长规律而采取适宜的摄生方法。如果不能适应自然界的变化，就会引发疾病，甚至危及生命。

春季起居调护

阳春三月，春回大地，气候转暖，万物复苏，自然界各种生物萌生发育。此时，人体内的阳气也随着春天阳气的生发而向上、向外升发。因此，人们应顺应自然界春生之势，夜卧早起，宽衣松带，舒展形体，在庭院中散步，使心胸开阔，精神愉快，保持蓬勃生机。此外，春季阳气刚升而未盛，乍暖还寒，不宜过早脱去棉衣，以防寒气乘虚而入，应尽可能迟地减去冬装，以保证利于阳气生发的体内环境。

夏季起居调护

夏季气候炎热，雨水充沛，万物竞长，群芳斗艳，是一年中阳气最盛的季节。此时，人体新陈代谢旺盛，阳气最易外泄，易导致各种虚证，所以夏季应注意养护阳气。人们宜晚卧早起，不厌晨光，保持心情愉快，勿发怒，使气机宣畅，通泄自如；同时，夏季不宜贪凉，以免损伤阳气。此外，夏季还要预防湿邪侵袭，湿邪与热邪相搏结，极易损伤人体脾胃之阳气，易使水液停滞体内，引发各种病变。夏季还应注意预防一些常见病证，如夏季感冒、中暑、细菌性痢疾、急性胃肠炎等。

秋季起居调护

秋季是热与凉交替的季节，自然界阳气渐收，阴气渐长，燥为秋令主

气，其气清肃，其性干燥。此时应注意保养内守人体之阴气，以“养收”为调摄原则。人们应早睡早起，控制情绪，保持神志安宁，舒张、收敛有序，不仅有利于减缓秋季肃杀之气对人体的影响，而且有助于保持肺气的清肃功能，使身体更加强健。此外，秋气虽凉还不至寒，应避免穿衣过多引起的身热汗出，而致阴津耗伤，阳气外泄。人们应有意识地进行防寒锻炼，逐渐增强体质，做到适当“秋冻”，以顺应秋天阴精内蓄、阳气内守的需求。

冬季起居调护

冬季是一年中气候最为寒冷的季节，寒风凛冽，草木凋零，蛰虫伏藏，阴气盛极，阳气潜藏。此时，人体新陈代谢相对缓慢，应养精蓄锐，安度隆冬，为新春生机勃勃做好准备。冬季养生应注意避寒就温，敛阳护阴，注意收藏，使人体阴阳保持相对平衡。人们应早睡晚起，以待日光，不轻易扰动阳气，不妄事操劳，使神志深藏于内，安静自如。注意防寒保暖，使阴精闭藏而不外泄。此外，严寒季节，寒气最易伤人，可诱发多种疾病。过度的寒冷刺激，可诱发高血压、心脏病、脑血管病等，应注意防范。

2．调摄环境，慎避外邪

六淫致病多与季节气候、居室环境密切相关。护理人员应主动掌握四时气候的变化规律，做到春防风、夏防暑、长夏防湿、秋防燥、冬防寒，为病人创造良好的休养环境。

（1）病室宜空气流通。病室经常通风换气，可使病人神清气爽，肺气宣通，气血通畅，食欲增进，有利于疾病康复。通风应根据四季气候及一日四时阴阳消长的变化规律，适时开窗，通风换气，忌强风对流而袭击病人。对身体虚弱或已感受寒邪的病人，要在通风时注意保暖，避免寒邪侵犯。若病人刚服用完发汗解表药，暂时不宜通风换气，待其汗出热退以后，先给病人穿衣盖被或遮挡床帘后，再通风，避免重感风寒之邪而加重病情。

（2）病室应保持安静整洁。安静的环境不仅能使病人心情愉快和身体舒适，还能使病人睡眠充足、饮食增加，有利于恢复健康。反之，嘈杂的环境不利于病人休息，会使病人出现心悸、坐卧不安，甚至四肢发抖、全身冷汗等症状。护理人员应约束自身言行，设法消除一切给病人造成恶性刺激的因素。在工作中应做到“四轻”，即说话轻、走路轻、关门轻、操作轻。对于胸痹心痛、癫痫的病人，如果条件允许应将其安置在单人房间。病室的陈设要简单、实用、易清洁、易搬动。病室内定期消毒，保持地面、床、桌椅等用品的整洁。便器应放在指定位置，定期消毒。厕所、便池、水池要每日刷洗，以免污浊气味溢进病室。

（3）病室温湿度要适宜。病室内的温度一般以18～22℃为宜，在适宜的室温中，病人可以感到轻松、舒适、安宁。室温过高，会使病人感到燥热难耐；室温过低，会使病人感到寒冷，易感寒邪。如已感受风寒者或年老、体弱、阳虚的病人，常怕冷怕风，室温宜高，调节至20～26℃为宜；感受暑热者、青壮年，以及阴虚证或实热证病人，常怕热喜凉，室温宜低，调节至16～20℃为宜。

病室内的相对湿度以50%～60%为宜，室内湿度适中，可使病人感到舒适。湿度过高，使汗液蒸发受阻，则病人感到胸中满闷，困倦、乏力，特别是对于风寒湿痹、脾虚湿盛的病人，易加重其病情，故室内湿度宜低。如果湿度过低，病人感到口干唇燥、咽喉干痛，特别是阴虚肺热的病人，会因此出现呛咳不止的症状，故室内湿度宜高。此外，阳虚证多寒而湿，湿度宜低；阴虚证多热而燥，湿度宜高。

（4）病室光线要适宜。自然光照会在视觉上给病人带来舒适、欢快和明朗的感觉，有利于其疾病康复。对于感受风寒、风湿，阳虚证及里寒证的病人，室内光线宜充足；对于热证、肝阳上亢、肝风内动、有眼病的病人，室内光线宜暗。

3. 起居有常，劳逸适度

（1）起居有常。起居有常是指起卧作息和日常生活中的各个方面都有一定的规律，并合乎自然界和人体的生理常度。它要求人们生活要有规律，这也是强身健体、延年益寿的重要原则。《素问·上古天真论》指出：“上古之人，其知道者，法于阴阳，和于术数，食饮有节，起居有常，不妄作劳，故能形与神俱，而尽终其天年，度百岁乃去。今时之人不然也，以酒为浆，以妄为常，醉以入房，以欲竭其精，以耗散其真，不知持满，不时御

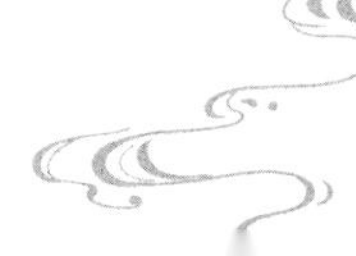

神，务快其心，逆于生乐，起居无节，故半百而衰也。”由此可见，如果人们生活作息很不规律，夜卧晨起不定时，贪图一时舒适，放纵淫欲，必然加速衰老；反之，如果人们建立合理的作息制度，并持之以恒，就会尽终其天年。

对于住院病人的作息起居，应根据季节变化和个人具体情况制订符合生理需要的作息制度，并养成按时作息的习惯，使人体的生理功能保持在良好的状态中。首先，要适应四时气候变化，注意防寒防暑。夏季昼长夜短，应适当延长午休时间；冬季昼短夜长，应早些熄灯休息。其次，护理人员要督促病人按时起居，养成规律的睡眠习惯，每日睡眠时间不宜过长，否则会使病人精神倦怠，气血郁滞。睡眠不足，则耗伤正气。

（2）劳逸适度。劳逸适度是指在病情允许的情况下，病人要保持适度的活动与休息，做到动静结合，形劳而不倦。孙思邈在《备急千金要方·养性·道林养性》中指出：“养性之道，常欲小劳，但莫大疲及强所不能堪耳。且流水不腐，户枢不蠹，以其运动故也。”适度活动有利于通畅气血，活动筋骨，增强体质，健脑强神；必要的休息，可以消除疲劳，恢复体力和脑力，是调节身心必不可少的方法。

对于病情危重或处于疾病急性期的病人，要让其静卧休息，或随病情好转在床上做适当的活动，如翻身、抬腿；对于慢性病或疾病恢复期的病人，可做户外活动，如打太极拳、练太极剑、散步、慢跑等，以达到舒筋活络、调和气血、提神爽志、增强抗病力的目的。

按护理级别对病人进行护理，对于重症及卧床不起的病人，必须按要求做好晨、晚间护理，定期进行床上擦浴、洗头、剪指甲，擦浴的水温应保持在43～44℃，既能清洁皮肤，又能促进血循环。对于心脏病人，不宜擦浴，落实皮肤护理措施，防压疮。病人呕吐时可轻拍其背部，呕吐后，用温开水给其漱口；卧床不起的病人，呕吐时可将头转向一侧，以免呕吐物吸入呼吸道；呕吐物污染或汗湿的衣服、床单，也应及时更换。锻炼可以通经活络，调和气血，动摇则谷气得消，应当视病人的病情轻重，嘱其适当锻炼，如太极拳、八段锦等，对年老体弱者，待身体恢复到一定程度时，亦鼓励他们做适当锻炼。病室要有调温设施，寒冷季节，室温不宜过低，因室温过低，不利于发汗祛邪，要求室内空气新鲜，清洁卫生。天气炎热时，因患有发热之症，室温宜在20～25℃。根据病情和气候的不同，病人的衣被枕席等也要适时更换，以舒适、整洁、适合病情为宜。避免直接吹风，以防再度感受外邪。壮热病人应卧床休息，病室要有良好的通风和降温设备，枕席要求凉爽，适合性能好。壮热不退者，可使用物理降温方法（表证发热慎用，以防冰伏留邪）。壮热大汗者，要随时将汗液擦干（用干毛巾为宜），并鼓励病人多饮水或清凉饮料。对于昏迷、惊厥病人，要做好保护工作，加用床档，防止跌床，并经常用温水擦洗，床铺要平整，勤给病人翻身，以防褥疮。惊厥病人的病室一定要安静，光线偏暗，勿有任何吵闹或喧哗等不良刺激，以防惊厥加重。昏迷病人须用鼻饲管进食进药，但鼻饲管不宜长期留置，每隔48h应将其取出，洗干净消毒后，再由另鼻孔插入。病人恢复期，虽可下床及室外适当活动，但务必避免虚邪贼风，以免复感，令病情反复；不宜过于劳累，以防劳复。饮食以少吃多餐为佳，防止暴饮、暴食而变生他病。

4．因人制宜，审因施养

（1）注意性别差异。男性和女性的精神因素存在较大差异。男性属阳，以气为主，性多刚悍，对外界刺激有两种倾向：一是不易引起强烈变化；二是表现为亢奋形式，多为狂喜、大怒，因气郁致病者相对较少。女性属阴，以血为先，性多柔弱，一般比男性更易因情志伤身。因此，精神调摄各有侧重。因为男女在生理上有所差异，所以有着不同的保健内容，如女性的经期保健、孕期保健、产褥期保健、哺乳期保健都是男性没有的。

（2）针对不同体质、不同禀赋不同而形成的各自不同的身体素质和精神性格，《灵枢·阴阳二十五人》详细地论述了这种差异。因此，养生应根据自己体质强弱和性格特点，选择适宜的养生方法，有针对性地进行调养。例如，性格抑郁之人，由于感情脆弱、情绪波动大，易诱发疾病而影响健康，养生则应注重乐观愉悦、移情逸神。

（3）根据不同年龄，养生贯穿于人的生命形成至生命终结的全过程。生命历程可划分为胚胎、婴儿、儿童、少年、青年、壮年、老年等不同时

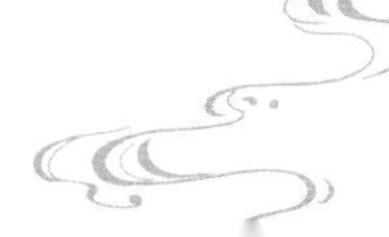

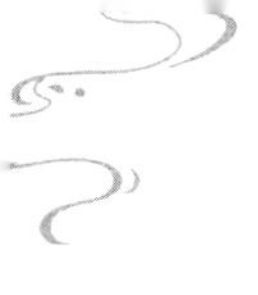

期，不同时期，人体的精神、生理、心理有着不同的特点，其养生内容有所不同。即使是同一时期，人可处于健康、病中、病后等不同状态，其养生目的和方法也不相同。

5．既病防变

（1）早期诊治：疾病初期，病情轻浅，正气未衰，所以比较容易治疗。倘若不及时治疗，邪就会由表入里，使病情加重，正气受到严重耗损，以致病情危重。因此，既病之后，要争取时间及早诊治，防止疾病由小到大，由轻到重，由局部到整体。防微杜渐，这是防治疾病的重要原则。

（2）防止传变：传变亦称传化，是指脏腑组织病变的转移变化。"善医者，知病势之盛而必传也，预为之防，无使结聚，无使泛滥，无使并合，此上工治未病之说也。"（《医学源流论·表里上下论》）中医学关于疾病传变的理论是研究疾病发展的机转、趋向和转归的一种理论，不仅关系到临床治疗，而且对于早期治疗、控制疾病进展、推测疾病预后，均有着重要的指导意义。在疾病防治工作中，只有掌握疾病的发生发展规律及其传变途径，做到早期诊断，有效治疗，才能防止疾病的传变。具体的传变规律，如外感热病的六经传变、卫气营血传变、三焦传变、内伤杂病的五行生克制化规律传变，以及经络传变、表里传变等。我们能够认识和掌握疾病的传变途径及其规律，就能及时而适当地采取防治措施，从而阻止疾病的发展或恶化。太阳伤寒证，是一类以感受风寒之邪为主的外感热病。其邪始自皮毛肌腠而人，其"循经传"的一般规律是由太阳而至阳明，少阳，太阴，少阴，厥阴。此外，尚有"越经传""表里传""随经入腑"等传变形式。虽形式不一，但多始于太阳，因误治而造成传变者亦以太阳病阶段最多。因而，伤寒的早治，必须把握太阳病这一关键。"脉浮，头项强痛而恶寒"是太阳病的临床基本特征。对于太阳表证，每以发散外邪为主要治法。太阳病阶段采用正确而有效的治疗方法，是截断伤寒病势发展的最好措施。

五、情志护理

（一）条文与释义

38条　太阳中风，脉浮紧，发热恶寒身疼痛，不汗出而烦躁者，大青龙汤主之。若脉微弱，汗出恶风者，不可服之。服之则厥逆，筋惕肉瞤，此为逆也。

释义：太阳中风者，言太阳之气为风邪所伤也，非“太阳病，发热汗出，恶风脉缓者，名曰中风”之“中风”。风伤太阳之气，而见脉浮紧，发热恶寒，身疼痛，不汗出，乃太阳表实之证。前文已有治法，此处再述，重在“而烦躁”三字。再者，仲师之特别提示也，仲师笔锋一转，转出“烦躁”二字，实乃本条之关键所在。烦躁之因在于热，热邪内郁，扰乱心神，故致烦躁。究其热之来路，不出二端，一或其人素体阳盛，感邪之后，表气郁闭，阳郁化热；一则所感之邪从太阳之标而化热内郁。此病治法，重在开表闭以泄郁热，故以大青龙汤主之也。大青龙汤，乃麻黄汤加石膏、生姜、大枣；或曰系桂枝汤去芍药，加麻黄、杏仁、石膏；或曰系越婢汤加桂枝、杏仁。其旨皆在开腠发表，清泄郁热。故用麻黄、桂枝开发腠理，用杏仁、生姜宣泄皮毛，用甘草、大枣生津液、资汗源，用石膏清热散郁、宁心安神。大青龙者，六神之首，专司兴云致雨也，故以名之。

46条　太阳病，脉浮紧，无汗，发热，身疼痛，八九日不解，表证仍在，此当发其汗。服药已微除，其人发烦，目瞑。剧者必衄，衄乃解，所以然者，阳气重故也。麻黄汤主之。

释义：麻黄汤证，也有多日不解的。如“太阳病，十余日，脉浮细而嗜卧者，外已解也”。一般来说，这个病由表传里，或者传半表半里，这个病八九天，多见于传里，可也有例外，这条讲的是，本来就是脉浮紧，无汗，发热，身疼痛，这是太阳伤寒表实证。如果经过八九天，这一系列的证候不解，经过审察，表证仍在，虽然脉浮紧，发热，无汗，身疼痛，是表实证，但没有恶寒。其中的恶寒才是表证，但完全没解，“表证仍在”是言外有因。经过详细审察，确认太阳表证、麻黄汤证仍然存在的话，不必顾虑日数

多少，仍然可以发汗。

“服药已微除”，一时感觉轻快、有效，同时，病人发生“发烦，目瞑”。发烦就是烦热，烦躁不安而闭着眼睛，这个病比较重，时间久，或者经过误治，人体虚，如果吃药中病，常常导致意想不到的瞑眩状态。《尚书》云“若药不能瞑眩，厥疾不瘳”，意思是说假如服药后病人没有瞑眩的反应，那这药是治不好他的病的。临床上经常见到病人服药后出现睁不开眼、闭着眼睛烦躁不安的症状，看上去像药没有用对一样。其实这个症状是药后必经的阶段，疾病会随着药性的作用得到转归。“剧者必衄”，说的是如果病情更重，鼻子也会出血，但不必害怕，“衄乃解”——鼻子出血，病就好了。言外之意就是，如果出现鼻子出血、烦躁目瞑、瞑眩状态发作，在临床上必然能治愈，此类情况为临床常见现象。瞑眩状态，就是服药后出现的一种有效反应，说明药有效验。

88条 汗家重发汗，必恍惚心乱，小便已，阴疼，与禹余粮丸。

释义：汗家者，常汗出之人也，如“病常自汗出”“时发热自汗出”者。汗者心之液，为阳气阴津合济而生者也。汗家则阴阳两虚之人，阴阳两虚，复发其汗，则阴阳之气虚而更虚。心失阳气之温煦、阴液之济养，则神无所依，故恍惚而心乱；心与小肠相表里，小肠者主尿道，阳虚不利，阴虚不润，则尿道涩滞，而小便已必痛也。

107条 伤寒八九日，下之，胸满烦惊，小便不利，谵语，一身尽重，不可转侧者，柴胡加龙骨牡蛎汤主之。

释义：伤寒八九日，仍谓患病已久也，患病既久，正气必虚，医因病久不解，而用下法以图其功，殊不知反速其死矣。误下之后，正愈虚耗而邪愈猖獗。胸满者，邪气内陷而结滞于胸也；烦惊谵语者，邪热肆虐胸中，作乱于神明也；小便不利者，因下而精液虚亏也；一身尽重，不可转侧者，正气之虚甚，少阳之机枢不运也。故以小柴胡汤以启生阳之气、运少阳之枢，而加大黄以伐作乱之邪热，加茯苓以益心气而利小便，加龙骨、牡蛎、铅丹，以交心肾而镇惊安神也。

112条 伤寒脉浮，医以火迫劫之，亡阳，必惊狂，卧起不安者，桂枝去芍药加蜀漆牡蛎龙骨救逆汤主之。

释义：伤寒脉浮，是太阳之气病，当治以桂枝或麻黄汤，而医以火迫劫之者，治法之误也。误用火法而曰迫曰劫，申其火法为害之甚也。以火迫劫，所劫者津液，曰亡阳者，亡元真之气也。津耗则气消，阴竭则阳尽，真阴真阳，均称元真之气，仲师以一阳字以蔽之，非谓阳亡而阴尚存也。元真亡于外，邪火僭于内，则神为之乱，魂为之荡，故发为惊狂、卧起不安之变证。主之以桂枝去芍药加蜀漆牡蛎龙骨救逆汤者，以桂枝汤和解营卫，而撤太阳之余邪；且桂枝甘草辛甘化阳，可振复亡失之心阳；甘草、姜、枣甘温醇和，可补益后天之元气；去芍药者，恐其酸寒走阴血，敛火邪于心宫不得外出也；加辛寒之蜀漆者，火郁发之，俾内僭之邪火发越也；加龙骨、牡蛎者，以之收敛真元之气，安魂魄而镇惊狂；曰救逆汤者，证因误治而逆变，病因逆变而重危，救之欲其转危为安也。

160条 伤寒吐下后，发汗，虚烦，脉甚微，八九日，心下痞硬，胁下痛，气上冲咽喉，眩冒，经脉动惕者，久而成痿。

释义：汗吐下三法，皆非王道之治，其药多为虎狼之剂，故治伤寒者若不审慎，则祸不旋踵，此乃仲师警示之论也！虚烦者，汗吐下后，正气不支，神魂不安也；脉甚微者，汗吐下后，气血之将败也；八九日心下痞硬者，邪气乘虚而内拒也；胁下痛者，邪结于中，气机升降之滞塞也；气上冲咽喉、冒眩者，邪气内逆而正气之将奔脱也；经脉动惕者，气不煦，血不濡，筋肉之将枯也，故曰“久而成痿”也。此申言汗吐下三法之用必慎之再慎，切不可猛药妄投也。

169条 伤寒无大热，口燥渴，心烦，背微恶寒者，白虎加人参汤主之。

释义：伤寒无大热，表热不甚也，口燥渴心烦，津伤液燥之甚也，背微恶寒者，太阳之气虚而不足以卫外也，故以白虎加人参汤清热生津而益气固表。

中医认为“百病生于气”，情志过激也会导致疾病的产生或加重，因此，临床护理中应注意情志护理，帮助病人疏导过激的心理情绪，使之平复正常，促进疾病康复。如“妇人咽中如有炙脔”之梅核气；“喜悲伤欲哭，象如神灵所作，数欠伸”之妇人脏躁。对此，张仲景提出“五脏病各有所得者愈，五脏病各有所恶，各随其所不喜者为病”。

（二）中医护则

开腠发表，清泄郁热、镇惊安神。

（三）护理方法

情志护理是指以中医学理论为指导，以良好的护患关系为桥梁，应用科学的护理方法，改善和消除病人的不良情绪，以预防和治疗疾病的一种方法。情志护理应根据病人个体情况，以促进病人的身心康复为目的，采取积极的护理措施，避免因情志而诱发或加重病情。

《难经·五十八难》云：“中风之脉，阳浮而滑，阴濡而弱。”太阳主表，统摄营卫，营行脉中，卫行脉外。营主调和于五脏，洒陈于六腑；卫则温分肉，肥腠理，司开阖，营卫调和，故无病。若其人腠理疏松，感受风寒，则卫气浮盛于外与邪抗争，亦称阳浮，阳浮则脉应之而浮。《素问·阴阳应象大论》中归纳为“五志”，此后又衍化为“七情”，即喜、怒、忧、思、悲、恐、惊。正常情况下，七情仅是精神活动的外在表现，并不成为致病因素，但是长期过度的精神刺激，则可引起人体阴阳失调，气血紊乱，经络脏腑功能失常，继而发生疾病；同时，人的精神状态对疾病发展和治疗又有很大的影响。因此，护理人员应设法消除病人紧张、恐惧、忧虑、愤怒等情志因素刺激，帮助病人树立战胜疾病的信心，以提高治疗效果。

《灵枢·寿夭刚柔》指出：“人之生也，有刚有柔，有弱有强，有短有长，有阴有阳。”每个病人先天禀赋、后天培养、所处自然社会环境、生活方式等不同，因而各自需求不同，从而对疾病的反应也不同，即使在同一环境中患同一疾病，也会产生不同的情绪变化。病人的年龄、性别、体质、生活习惯、经济条件、文化程度、阅历、信仰，以及情感、意志、需要、兴趣、能力、性格、气质不同，加之疾病性质和病程长短各异，他们的心理状态必各不相同。

太阳病病人由于为汗家，是阴阳两虚之人，阴阳两虚，复发其汗，则阴阳之气虚而更虚。心失阳气之温煦、阴液之济养，则神无所依，故恍惚而心乱；甚或误下之后，正愈虚耗而邪愈猖獗。胸满者，邪气内陷而结滞于胸也；烦惊谵语者，邪热肆虐胸中，作乱于神明也。因此在遵循辨证施护原则下，应给予移情疗法，将病人烦躁、心神不安等不良情绪转移他处。主要包括以下方法。

（1）言语诱导移情：运用言语对病人进行劝说开导。对病人进行起居、生活作息等方面的关心照料基础上，也要运用启发诱导方法，引导病人说出心中所想，并通过多种形式的健康宣教方式，对病人进行相关疾病的宣教，解除病人心中的疑虑。

（2）五音疗法：滋阴降火，交通心肾，选择平衡阳气太过的徵音，如《解放军进行曲》《卡门序曲》《梁祝》《二泉映月》等，每日上午聆听30min。

（3）避免七情过极：在正常情况下，七情是人体精神活动的外在表现。如果外界社会、家庭、环境的各种精神刺激过大或持续时间过长，造成情志过度兴奋或抑制时，则为七情过极。

七情过极，会造成人体阴阳失调，气血不和，经脉阻塞，脏腑功能紊乱而发生不同的情志疾病；对内脏又有不同影响，如喜伤心，忧伤肺，怒伤肝，思伤脾，恐伤肾。反之，内脏变化也可引起情志变化。《素问·举痛论》云："百病生于气也。怒则气上，喜则气缓，悲则气消，恐则气下，寒则气收，炅则气泄，惊则气乱，劳则气耗，思则气结。"说明不同情志变化，对人体气机活动的影响是不相同的，所以引起的症状亦不同。

喜、怒为七情之首，喜贵于调和，然而，过度的喜又会伤神耗气，使心神涣散，神不守舍。怒是致病的魁首，对人体健康危害极大。人借气以充身，发怒则伤气而伤身，所以前人在养身防病中，总结了戒怒与制怒的基本方法：一是以理制怒，即以理性克服情志上的冲动，使怒气不至过极。正如《老老恒言·燕居》所说："虽事值可怒，当思事与身孰重，一转念间，可

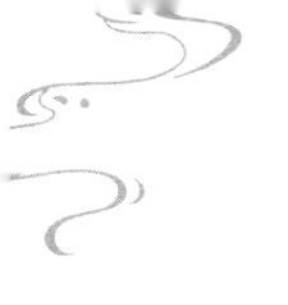

以涣然冰释。”二是以耐养性，既要有豁达的胸怀、高尚的情操、良好的涵养，又要遇事能忍耐而不急躁化怒。但在怒已生而又不可遏之时，应当及时发泄和泄露，以免郁遏而生疾[2]。

六、中医护理技术应用

（一）条文与释义

8条 太阳病，头痛至七日以上自愈者，以行其经尽故也。若欲作再经者，针足阳明，使经不传则愈。

释义：头痛是太阳病的主要表现，这里用于代指各种太阳病的症状。太阳病日行一经，至第七日则六经尽行，所以说“行其经尽”。此时邪气渐衰，故能自愈。如果邪气尚盛而不能自去，则有复行六经之势，称为“再经”。邪气由太阳而入阳明，再至少阳、太阴、少阴、厥阴，是为遍传六经。现在有“再经”之势，则刺足阳明经穴，使邪气不能传于阳明，使“经不传”，则愈。

16条 太阳病三日，已发汗，若吐，若下，若温针，仍不解者，此为坏病，桂枝不中与之也。观其脉证，知犯何逆，随证治之。桂枝本为解肌，若其人脉浮紧，发热汗不出者，不可与之也。常须识此，勿令误也。

释义：此论太阳病误治坏证及用桂枝之禁忌也。太阳病，当审其中风、伤寒，或温病而谨慎治之，不可用汗、吐、下，或温针诸法，否则易变坏病。坏病者，变证也，一旦生变，则须详审脉证，寻其症结所在而因机治之。桂枝汤乃微汗解肌之药，中风汗出者用之可也。若其人脉浮紧，发热汗不出者，则为伤寒表实证也。伤寒表实，皮毛闭塞，腠理紧缩，非峻开猛逐不能为功。倘用桂枝，则实足以助邪生热，不能泻之使出，故常须识此，不可用也。

24条 太阳病，初服桂枝汤，反烦不解者，先刺风池、风府，却与桂枝汤则愈。

释义：太阳病，为手足三阳经经证，初服桂枝汤，指的是太阳病桂枝汤证，口服桂枝汤调和营卫，应当汗出而解。出现烦不解者，是为阳郁于内，郁结不得出。张仲景提供的治疗方案是先刺风池、风府，然后给予桂枝汤，则可以痊愈。风池是人体的穴位，在头额后面大筋两旁与耳垂平行处，所属经络为足少阳胆经。风府是人体督脉上的重要穴位。风，指的是风邪；府，是指居住地府舍。风穴为风之府，同时是治疗风证之主穴要穴，尤其善治"内风"，有通关开窍、散风熄风的作用。风府为督脉、阳维之会；风池为足少阳经、阳维之会。督脉别走太阳，阳维脉维于阳，其脉起于诸阳之会。《素问·热论》说："巨阳者，诸阳之属也，其脉连于风府，故为诸阳主气也。"《素问·骨空论》说："风从外入，令人振寒，汗出头痛，身重恶寒，治在风府，调其阴阳，不足则补，有余则泻，大风颈项痛，刺风府，风府在上椎。"因此，当表邪不解，太阳经气不得宣通之时，可刺风池、风府以疏风泄热、和卫通阳。说明风池、风府可以祛风，除了可以用针刺以外，还可以使用中药，如荆芥、防风、羌活、独活等祛风药。

108条 伤寒，腹满谵语，寸口脉浮而紧，此肝乘脾也，名曰纵，刺期门。

释义：外感病，腹部胀满，谵语，寸口脉浮而紧，即肝木克伐脾土的征象，名"纵"，治疗时可用针刺期门的方法。腹满谵语，近似阳明腑实证，但脉搏并不沉迟实大，也没有见到燥结潮热等症状，所以非阳明腑实证。寸口脉象浮而紧，近似太阳伤寒表实证，但又没有头痛发热恶寒的表现，所以也不是太阳表证。《辨脉法》中谓"脉浮而紧者，名日弦也"。弦为肝脉，脉搏浮紧，是肝木气旺的表现。"纵"是肝胆之气放纵无制，顺势而往，克犯脾土，即"木克土"之甚者，木土俱病，腹满谵语，可以用刺期门的方法来疏泄肝胆邪盛之气。

109条 伤寒发热，啬啬恶寒，大渴欲饮水，其腹必满，自汗出，小便利，其病欲解，此肝乘肺也，名曰横，刺期门。

释义：《素问·五运行大论》曰："气有余，则制己所胜而侮所不胜。"上条言肝气横逆乘克于所胜者之证治，此则言反侮于所不胜者之证治。肺金之气本当克肝木之气，今肝木气盛，非唯不受金克，而反刑克于金，此所谓横也。肺金之气受克，一则卫气与肝邪相争而发热，一则皮毛疏豁而啬啬恶寒，木火内盛而消津灼液，则大渴欲饮水，木横而乘脾，其腹必满，故亦当刺期门以泄横逆之肝气也。如自汗出，小便利者，乃邪有去路，横逆之肝气将随汗尿而泄，故其病欲解也。

119条 太阳伤寒者，加温针，必惊也。

释义：太阳者，三阳也，为阳气之总督，其性温热，且热量较高，邪伤太阳，则多从其标阳而化热。温针者，其性亦温热，所以去寒也。以温针治太阳病，乃以热济热，不啻抱薪救火。火盛则必迫心神，神明难安，故加温针必惊。此戒太阳病不可轻易用火法也。

143条 妇人中风，发热恶寒，经水适来，得之七八日，热除而脉迟身凉，胸胁下满，如结胸状，谵语者，此为热入血室也，当刺期门，随其实而取之。

释义：妇人中风与男子有所不同，以妇人有经水之事也。风邪初中妇人，亦如男子而发热恶寒，头痛项强。若于其时，恰值经水来潮，则恐其证有变，盖经水之来潮，则外邪有入侵血室之虞也。夫血室者，肝也，肝为藏血之藏，故为血室，热入血室即入于肝。经水来潮，乃血从肝藏下入子宫而外泄，血既外泄，则其室空虚，故表邪极易乘虚内侵。时经七八日，热除而脉迟身凉者，在表之邪已去，表入里也；胸胁下满者，邪既入于肝，而胸胁之下为肝气之所循行，肝之气机为邪滞塞而然也；谵语者，肝藏魂，血养之，血泄而邪入，魂无所居又失所养之故也。故治当从肝之期门而刺之，以泄其邪也。

（二）中医护则

疏风泄热，和卫通阳。

（三）护理方法

1. 风池

风池是人体的穴位，在头额后面大筋两旁与耳垂平行处，所属经络为足少阳胆经。

风池最早见于《灵枢·热病》，在《谈谈穴位的命名》中是这样说的："风为阳邪，其性轻扬，头顶之上，惟风可到。风池穴在颞颥后发际线者中，足少阳、阳维之会，主中风偏枯，少阳头痛，乃风邪蓄积之所，故名风池。"

（1）风池。风，指穴内物质为天部的风气。池，屯居水液之器也，指穴内物质富含水湿。风池名意指有经气血在此化为阳热风气。本穴物质为脑空穴传来的水湿之气，至本穴后，因受外部之热，水湿之气胀散并化为阳热风气，输散于头颈各部，故名风池。

（2）足少阳、阳维之会。本穴吸热胀散的阳热风气不仅传输胆经，同时输向阳维脉所在的天部层次，故为足少阳、阳维之会。

2. 风府

风府，后背正中一条线往上，在开始长头发（后发际）的地方，用大拇指指间关节在这个边缘向上比画一横指（大拇指指间关节宽为1寸），此处便为风府所在之地。别名舌本、上椎、惺惺、鬼枕。

风，指风邪；府，集聚处。穴当风邪易侵之处，《素问·风论》："风气循府而上，则为脑风。"位居脊椎第一节之上，所以又称"上椎"。张舜民《画墁录》载："宋仁宗病，药未验，召草泽医，始用针自脑后刺入，针方出，开眼，曰：'好惺惺！'次日病大减。"后有以"惺惺"称所刺之穴——风府。

（1）风，指穴内气血为风气也。府，府宅也。风府名意指督脉之气在此吸湿化风。本穴物质为哑门传来的天部阳气，至本穴后，此气散热吸湿并化为天部横行的风气。本穴为天部风气的重要生发之源，故名风府。

（2）舌本。舌，口中之舌也。本，根本也。舌本名意指本穴的水湿风气为舌活动自如的根本。本穴物质为天部的水湿风气，与至柔之性的舌部气血同性，故名舌本。

（3）鬼穴。鬼，与神相对，此指穴内气血为湿冷水气也。穴，空窍也。鬼穴名意指穴内为湿冷水气的聚散之地。

3. 期门

期，期望、约会之意。门，出入的门户。期门名意指天之中部的水湿之气由此输入肝经。本穴为肝经的最上一穴，由于下部的章门无物外传而使本穴处于气血物质空虚的状态。但是，本穴又因其位处于人体前正中线及侧正中线的中间位置，既不阴，又不阳；既不高，亦不低，因而既无热气在此冷降，也无经水在此停住。所以，本穴作为肝经募穴，尽管其穴内气血空虚，却募集不到气血物质，唯有期望等待，故名期门。

（1）取穴方法：位于胸部，当乳头直下，第6肋间隙，前正中线旁开4寸。

（2）解剖：有腹直肌，肋间肌；有肋间动、静脉；有第6、7肋间神经。

（3）主治疾病：胸胁胀满疼痛，呕吐，呃逆，吞酸，腹胀，泄泻，饥不欲食，胸中热，喘咳，奔豚，疟疾，伤寒热入血室。

（4）穴位配伍：配大敦治疝气；配肝俞、公孙、中脘、太冲、内关治肝胆疾病、胆囊炎、胆结石，及肝气郁结之胁痛、食少、乳少、胃痛、呕吐、呃逆、食不化、泄泻等。

第三节 护理临证案例选录

案例一

梁××，女，26岁。

主诉：睡眠质量差一周。

现病史：病人近一周睡眠质量差，难以入睡，每天睡眠时间2～3h，脸烘热，易出汗，伴有咽干，咽异物感，不渴，小便调，大便稍硬；舌质淡，苔薄黄。

既往体健。

中医诊断：不寐。

证型：营卫不和。

西医诊断：失眠。

治法：调和营卫。

● 2022年3月29日首诊

方剂：

桂枝10g，白芍10g，黑枣3枚，炙甘草5g，牡蛎20g，桔梗10g，细辛10g，苦杏仁10g，生姜10g，龙骨10g。

煎服法：7剂，每日1剂，温服。

【护理评估】

注意了解与本病证相关的因素，详细询问睡眠情况、饮食习惯、生活习惯、发病经过、家庭支持情况、工作情况、经带情况、二便情况等。察舌

象、脉象，以辨明证候虚实及病位。

【主要护理问题】

（1）夜寐不安：与环境影响、卧具不适、舒适改变（咽干）、阴阳失调等有关。

（2）焦虑、烦躁：与不寐日久有关。

【护理目标】

（1）病人症状改善，睡眠时间延长。

（2）病人了解相关知识。

【护理措施】

1．中医护理技术，联合刮痧治疗

（1）病人取坐位；首开四穴，刮治部位涂上刮痧油，刮拭大椎、大杼、膏肓、神堂，每穴刮拭20下。（2）刮头颈部，太阳到耳后，以头顶正中百会为起点，向前发际刮，按揉头部风池、四神聪、双侧安眠穴区域。（3）刮拭督脉、脊柱两侧的足太阳膀胱经。（4）刮双上肢心经、心包经。（5）四井排毒，刮出中等量黑痧，治疗时间45min。

治疗过程中，严密观察病人反应，注意保暖，保护病人隐私。施治后嘱病人24h内不能喝酒，多喝温水以促进排毒。清淡饮食，尽量避免进食肥甘厚腻之品。刮痧后，被刮的部位4h内不宜碰水，避免吹风。

2．慎起居

（1）室内环境宜保持空气清新、安静，光线应柔和、稍暗，避免强光刺激和噪声。

（2）床铺软硬适度、平整、清洁，枕头高度适宜，放置以舒适为佳，避免颈部悬空而感到不适。

（3）生活有规律，晚上11点前必须安静卧床，睡前不宜看情节刺激的电视剧、网络视频等。

（4）注意休息，戒怒除忧，适当进行体育锻炼，如晚饭后散步，避免思虑过度。

3．调饮食

（1）饮食宜清淡、易消化，多食调和阴阳气血之品，如百合、莲子、银耳、酸枣仁等，忌烟酒、辛辣和肥甘厚味之品。

（2）晚餐不宜过饥或过饱，睡前忌饮浓茶、咖啡等兴奋性饮料。

（3）可多食新鲜蔬菜、水果，宜多吃滋阴之品如银耳、百合、甲鱼、海参、莲子、山药、酸枣等。

4．用药护理

（1）做好用药护理，指导病人按时服用中药汤剂，一天一剂，饭前1h温服。

（2）服药后多喝热水或者热稀饭，密切观察汗出情况，药后汗出则及时擦干，更换衣裤时切忌汗出当风，同时避免汗出过多而耗伤正气。

5．畅情志

（1）重视精神调摄对改善睡眠的重要性，尽量让病人怡情悦志，保持心情舒畅，以放松的、顺其自然的心态对待睡眠，避免过度紧张、兴奋、焦虑、抑郁、惊恐、恼怒等不良刺激。

（2）运用中医五音疗法调理情志，消除过度紧张、兴奋焦虑等不良情绪，可选择《秋湖月夜》《紫竹调》乐曲以通调血脉，促进睡眠。

• 2022年4月6日二诊

病人睡眠有明显改善，每日睡眠时间4h左右，脸部烘热明显减轻，汗出减少。咽干、异物感较前减轻，二便调；舌淡红，苔薄黄，脉细。

方剂：同前。

煎服法：3剂，每日1剂，温服。

【护理措施】

（1）继续予以刮痧治疗。刮痧方案稍予调整：开四穴，刮拭头部、督

脉、双上肢，刮双上肢心经、心包经、肺经，以及双下肢肝经、脾经。四井排毒，刮出少量黑痧。

（2）指导病人按摩方法。用手掌在心窝下环形按摩腹部20次；用双手拇指和食指相对，在耳郭前后由上至下徐徐按摩，至耳垂处再向下拉一下，做20～50次；按摩头部印堂、推眉棱骨至太阳，按摩太阳20次。

● 2022年4月13日三诊

病人睡眠时间为每日5～6h，脸部烘热已消失，偶有汗出，咽干、异物感基本消失；舌淡红，苔薄白，脉细。

【护理措施】

无须服药。

（1）继续予以刮痧治疗。刮痧方案：首开四穴，刮督脉、膀胱经，心经、心包经、胸腺；四井排毒，刮出少量黑痧。

（2）指导睡前用艾叶煲水，泡脚，水温38～41℃，浸泡深度以没过三阴交以上为宜，全身微微汗出，局部微红即可。浸泡时勿当风受寒，注意保暖。沐足后按揉涌泉及三阴交，以局部酸胀、发热为佳。

◉ 临证体会

（1）根据《伤寒论》95条所载：“太阳病，发热汗出者，此为荣弱卫强，故使汗出，欲救邪风者，宜桂枝汤。”53条云：“病常自汗出者，此为荣气和。荣气和者，外不谐，以卫气不共荣气谐和故尔。以荣行脉中，卫行脉外，复发其汗，荣卫和则愈，宜桂枝汤。”本案例脸烘热、易出汗为太阳病之中风证。属营卫不和，以调和营卫为治法。宜选用桂枝汤加减。

（2）本方剂以桂枝汤加减，方中以桂枝为主药而得名，后人誉为“群方之首”。方中桂枝辛温，温通卫阳而解肌祛风；芍药苦酸微寒，益阴和营。桂枝、芍药等量配伍，具有调和营卫之功。生姜辛温，佐桂枝辛甘化阳。因脾胃为营卫生化之本，故用黑枣味甘以益脾和胃，助芍药益阴以和营；炙甘草味甘性温，补益中气，调和诸药。诸药配伍，共成解肌祛风、调和营卫之剂。牡蛎滋阴养血助眠，桔梗宣肺利咽，细辛有散寒祛风之功，苦杏仁润肠通便，龙骨可以镇惊安神。本例病人睡眠差，难以入睡，脸烘热，易出汗，伴有咽干、异物感，大便稍硬，属太阳病中风证，营卫不和。中药汤剂以祛风散寒、调和营卫为主，使用桂枝汤加减。

（3）联合刮痧治疗，同时大杼宣肺、膏肓养阴、神堂安神，四穴同用，为刮痧治疗各病的主要部位。选择刮拭督脉、膀胱经，因为督脉总管全身之阳经，为“阳脉之海”。膀胱经则是人体最大的排毒通道，也是身体抵御风寒的重要屏障。背部是督脉经和膀胱经所处的区域，五脏六腑的精气集中于背俞穴，阳气较盛。因此，刮拭督脉、膀胱经，能使身体经络气滞血瘀的状态得以缓解，让气血运行顺畅。心经起于心中，属心系；心包经起于胸中，属心包络。刮拭心经、心包经，有助于缓解神经紧张及减轻心脏压力，有镇静安神、助睡眠之功。刮拭肝经、脾经，疏肝理气，通三焦，调和营卫。刮拭胸腺以宽胸理气，增强免疫力。四井排毒，四井在肘、膝关节之下，为排毒主要区域。井，取抽水排毒之意。通过四井引邪出表，以通为治，驱邪为先。

案例二

陈××，女，30岁。

主诉：月经量少3年余。

现病史：3年前生育后月经量开始明显减少，月经仅来2天，经常头痛，膝盖酸痛，双足冷，恶风，经常头皮痒，月经期易感冒，记忆力下降。皮肤偏黄，睡眠差，纳可，大便不顺畅、成形，小便调，舌红淡，苔白，脉沉弱。

中医诊断：月经不调。

证型：营卫不和，脾肾气虚。

西医诊断：月经不调。

治法：调和营卫，补气健脾益肾。

● 2022年2月21日首诊

方剂：

桂枝10g，白芍10g，炙甘草5g，生姜10g，大枣3枚，当归15g，茯苓15g，白术20g，川芎20g，党参15g，菟丝子15g。

煎服法：5剂，每日1剂，温服。

【护理评估】

注意了解月经周期，经量、色、质及伴随症状，了解带下量、色、质、味的异常变化，以及胎产情况，与本病证相关的因素，详细询问饮食习惯、生活习惯、工作情况、家庭情况、心理情况、二便情况等。察舌象、脉象，以辨明证候虚实。

【主要护理问题】

（1）头痛、膝盖酸痛：与脾肾气虚，运化失利，清阳受阻等有关，疼痛脸谱评分4分。

（2）情志失和：与病情日久有关，焦虑自评表78分。

（3）不寐：与环境影响、卧具不适、舒适改变（头痛、膝盖酸痛、头皮痒）、气血不足有关，匹兹堡睡眠评分16分。

【护理目标】

（1）病人疼痛症状缓解，疼痛脸谱评分2分以下。

（2）病人情志调和，焦虑自评表52分以下。

（3）病人睡眠改善，匹兹堡睡眠评分8分以下。

【护理措施】

1. 中医护理技术，联合无烟灸、耳穴压豆、穴位按摩

无烟灸：（1）病人先俯卧位，用八孔无烟灸具灸头部、督脉、背部大椎、八髎，灸疗时间为15min。（2）仰卧位，灸疗中腕至曲骨10min。（3）灸双膝、足三里、上巨虚、下巨虚各5min。隔日一次，每次治疗30min。

耳穴压豆：贴压王不留行籽。探查卵巢、子宫、内分泌、神门等耳穴，寻找正确反应点，按压有沉、重、胀、痛感。用75%乙醇棉球或碘伏搽洗并消毒耳郭。左手固定耳郭，右手持已粘好粘压物的胶布，对准耳穴贴压好，也可用探压棒持备好的贴压胶布置于耳穴贴牢，按压片刻。教会病人按压手法：用拇指、食指置于耳郭的正面、背面，相对压迫贴于耳穴上的贴压物，拇指、食指、可边压边左右移动，或做圆形移动，寻找痛胀明显的位置。每日按压4～5次，每次每穴以揉按法按压10～15次，3日更换1次。治疗过程中，严密观察病人反应，注意保暖，保护病人隐私。施治后嘱病人喝淡盐水200mL，注意4h内勿淋浴。耳穴贴压部位尽量少沾水，注意按压方法。

穴位按摩：教会病人每日按顺时针按揉血海、曲池、足三里、三阴交、太溪2～3min，每日3次。

2. 慎起居

（1）睡觉时，头部避免风直吹，注意足部、膝部保暖，必要时穿袜子睡觉。

（2）注意腹部保暖，洗头时水温勿过高。

（3）病室环境宜保持空气清新、安静，光线应柔和，稍暗，避免强光刺激和噪声。

（4）床铺软硬适度、平整、清洁，枕头高度适宜，放置以舒适为佳，避免颈部悬空而感到不适。

（5）生活有规律，晚上11点前必须安静卧床，睡前不宜看情节刺激的电视剧、网络视频等。

（6）注意休息，戒怒除忧，适当进行体育锻炼，如晚饭后散步，避免思虑过度。

3．调饮食

（1）饮食宜清淡、易消化，多食可调和阴阳气血之品，如百合、莲子、银耳、酸枣仁、桂圆、红枣、鸡肉等。多吃药膳如党参黄芪粥、枣泥山药糕或茯苓饼等。忌烟酒、辛辣和肥甘厚味之品。

（2）晚餐不宜过饥或过饱，睡前忌饮浓茶、咖啡等兴奋性饮料。

4．用药护理

（1）做好用药护理，指导病人按时服用中药汤剂，一日1剂，饭前1h温服。

（2）服药后多喝热水或者热稀饭，密切观察汗出情况，药后汗出则及时擦干，更换衣裤时切忌汗出当风，同时避免汗出过多而耗伤正气。

5．畅情志

（1）重视精神调摄对改善睡眠的重要性，尽量让病人怡情悦志，保持心情舒畅，以放松的、顺其自然的心态对待睡眠，避免过度紧张、兴奋、焦虑、抑郁、惊恐、恼怒等不良刺激。

（2）保持心情愉快，避免七情过极。多听角调音乐，如《牧笛》《四合如意》《春风得意》等。

● 2022年2月25日二诊

头痛、膝盖酸痛，恶风明显减轻，头皮发痒时间减少。睡眠有改善，大便可。

【护理措施】

中药汤剂继续守上方服5剂，无烟灸3次，予耳穴压豆，自行按摩穴位。

● 2022年3月8日三诊（电话随访）

病人诉3月3日月经来潮，时间4天，量明显较前多。各症状改善，达到预期护理目标。

◉ 临证体会

（1）太阳中风证治法为发表解肌，调和营卫。方用桂枝汤，桂枝汤由桂枝、白芍、炙甘草、生姜、大枣组成。主治太阳中风证，症状有头痛、发热、汗出、恶风。桂枝有发表解肌的作用，白芍具有敛阴和营的作用，桂枝和白芍等量同时使用，前者治疗卫气相对过强，后者治疗营阴虚弱。二者同用，使解表而不伤阴，敛阴而不留邪，共奏调和营卫之功。桂枝和炙甘草同用，辛甘化阳以充实卫气，芍药和炙甘草同用，酸甘化阴以滋补营阴。生姜、大枣调和脾胃。当归芍药散源于张仲景所著《伤寒杂病论》，其中《妇人妊娠病脉证并治·第二十二篇》谓："妇人腹中诸疾痛，当归芍药散主之。"结合舌脉象和临床症状来看，辨为脾肾气虚，气机不畅，脾气虚弱，气血乏源，故脉道不充，月经量少；膝盖酸痛，双足冷，由肾气亏虚所致。方中当归、川芎、白芍养肝体，益肝用；党参、白术、茯苓健脾益气；菟丝子温肾壮阳。

（2）治疗上用无烟灸灸头部、膝盖，以缓解疼痛，灸头部、背部大椎、督脉、双侧涌泉以振奋阳气，温阳散寒，行气血，逐寒湿。灸足三里以鼓舞胃气，佐汗外出，加强解表之力。《伤寒论》有曰："虚人外感三里尤宜。"此外，使用无烟灸治疗，高密度的无烟艾灸柱相比于传统艾灸，产生的热辐射更强，局部温热刺激效应也更强。在体表穴位进行艾灸时，艾火产生的温热刺激效应，可以温通经络，行气活血，驱寒除湿，使局部毛细血管扩张、血液循环加速，有利于代谢产物的排出以及病理产物的吸收。艾灸的热力不仅仅停留在体表，还可以通过穴位、经络的传导作用，深入体内脏腑，发挥整体的调节作用。

（3）耳穴压豆是指采用药籽或菜籽等物品贴压及刺激耳郭上的穴位或反应点，通过经络传导，达到通经活络、调节气血、防治疾病的目的。子宫穴：为相应部位取穴，以调理气血、滋养胞宫，使经脉气血运行正常。卵巢、内分泌、脑垂体穴：调节垂体、卵巢、内分泌功能，月经规律有赖于丘

脑、垂体、卵巢和子宫内膜整个生理轴的正常功能。当垂体、卵巢、内分泌功能失调，月经不调，取卵巢、内分泌、脑垂体三穴，可调节内分泌功能，使月经正常。肾、肝穴：以补肾气，舒肝解郁，通经活络，调节冲任二脉。交感：刺激性激素水平，促使内分泌功能正常及月经正常来潮。皮质下：避免精神过度紧张、忧虑。

案例三

江×，男，27岁。

主诉：睡眠质量差2周余。

现病史：自诉3周前感冒，鼻塞流涕，曾发热，体温最高39.2℃，到当地医院就诊，2次新冠核酸检测阴性，予布洛芬、日夜百服宁等对症治疗，1周后感冒症状改善，但夜间睡眠变差，入睡难，入睡1～2h后即醒，醒后难再入睡，易累，恶风，易出汗，纳尚可，二便可；舌淡红，苔薄白，脉浮缓。

中医诊断：不寐。

证型：营卫不和。

西医诊断：失眠。

治法：调和营卫。

● 2022年5月13日首诊

方剂：

桂枝15 g，白芍15 g，炙草10 g，生姜10g，大枣10g。

煎服法：7剂，每日1剂，水煎服，早晚各1次，温服。

【护理评估】

注意了解与本病证相关的因素，睡眠情况，详细询问饮食习惯、生活习惯、发病经过、工作情况、二便情况等。察舌象、脉象，以辨明证候虚实及病位。

【主要护理问题】

（1）不寐：与营卫不和，阳不入阴有关，匹兹堡睡眠评分14分。

（2）舒适度改变：与正气耗伤、神疲乏力有关。

【护理目标】

（1）病人症状改善，睡眠时间延长，匹兹堡睡眠评分18分。

（2）病人无精神疲倦、乏力等症状，日常生活能力正常。

【护理措施】

1．中医护理技术，联合刮痧、穴位按摩

（1）刮痧方案。上肢：肺经、心经、心包经、三焦经和大肠经；头部：督脉、膀胱经、百会、四神聪；颈部：风池、风府、天柱、安眠、肩井；背部：督脉、膀胱经、大杼、膏肓、神堂、肺俞等穴；胸部：天突至膻中、胸腺至云门、中府、两肋下；四井排毒。

（2）虎符铜砭刮痧以通论为核心，以整体论为灵魂，以肝胆论和脊柱中心错位理论为指导，点、线、面结合，通过徐而和的手法，调动身体气血，鼓动阳气，祛风泻阳，散汗敛阴，达到治疗的目的。治疗过程中严密观察病人反应，注意保暖，保护病人隐私。施治后嘱病人24h内不能喝酒。多喝温水以促进排毒。清淡饮食，尽量避免进食肥甘厚腻之品。刮痧后，被刮的部位4h内不宜沾水，避免吹风。

（3）穴位按摩法。睡前用双手交替按摩涌泉；用手掌在心窝下环形按摩腹部20次；用双手拇指和食指相对在耳郭前后由上至下徐徐按摩，至耳垂处再向下拉一下，做20～50次；按摩头部印堂，推眉棱骨至太阳，按摩太阳，做20次。

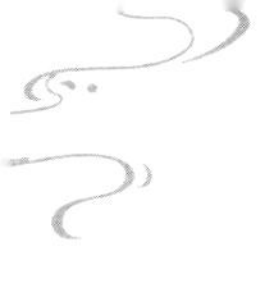

2. 慎起居

（1）室内环境宜保持空气清新、安静，光线应柔和、稍暗，避免强光刺激和噪声。

（2）床铺软硬适度、平整、清洁，枕头高度适宜，放置以舒适为佳，避免颈部悬空而感到不适。

（3）生活有规律，勿过度运动，劳逸结合。晚上11点前必须安静卧床，睡前不宜看情节刺激的电视剧、网络视频等。

3. 调饮食

（1）多食能调和阴阳气血之品，如百合、莲子、银耳、酸枣仁等，忌烟酒、辛辣和肥甘厚味之品。可多食莲子、山药、桂圆肉、黄芪粥、党参粥或酸枣茶饮等以健脾养心。

（2）晚餐不宜过饥或过饱，睡前忌饮浓茶、咖啡等兴奋性饮料。

4. 用药护理

（1）做好用药护理，指导病人按时服用中药汤剂，一日1剂，饭前1h温服。

（2）服药后多喝热水或者热粥，密切观察汗出情况，药后汗出则及时擦干，更换衣裤时切忌汗出当风，同时避免汗出过多而耗伤正气。

5. 畅情志

鼓励病人适当参加愉悦身心的活动，睡前多听柔和音乐，促进睡眠。

● 2022年5月20日二诊

出汗、恶风减少，鼻塞、流涕消失，入睡时间延长至4～5h，纳可，二便调。病人不愿意服药，要求继续刮痧治疗。

● 2022年6月1日三诊（电话随访）

睡眠基本正常，每日睡眠时间7h以上，匹兹堡睡眠评分5分，无神倦、乏力症状。

◉ 临证体会

（1）不寐，以经常性不能获得正常睡眠为主要特征。“不寐”病名出自《难经·第四十六难》，古籍亦有“不得卧”“不得眠”“目不瞑”“不眠”“少寐”等称。临证轻者入寐困难，时寐时醒，醒后不能再寐，或寐而不酣；重者可彻夜不寐。本案因外感予西药发汗不当，令汗出过多，且病人为健身教练，生病期间仍有运动汗出，以致卫气大伤，营卫循行失其常度。营卫失调，夜间卫不入阴，故不寐；卫失卫外，营失内守，故见汗出、恶风、脉浮缓等营卫不相协调之证，故以桂枝汤治之。桂枝汤是张仲景为太阳经表虚证而设的经典方，方中桂枝、白芍等量配比，一散一收，阴阳相济，气血相合，合之调和营卫；且桂枝配甘草辛甘化阳，白芍配甘草酸甘化阴，阴阳共调；生姜、大枣益脾和胃，亦有调和营卫之功；甘草补中益气，亦可调和诸药。阴阳调和，阳入于阴，故诸症皆除。

（2）采用铜砭刮痧技术。本技术是上海问痧堂李道政老师30多年临床经验总结的一套独特的技术，是运用虎符铜砭通过徐而和的手法在人体皮部进行刮痧，通过守气、候气、调气等气机变化，调动人体阳气，疏通经络，调和气血，以达到扶正祛邪的治病目的。通过良性刺激，充分发挥营卫之气的作用，使经络穴位处充血，改善局部微循环，起到祛除邪气，增强机体自身抗病能力和免疫机能的作用。本案例中使用的刮痧工具虎符铜砭中的铜是导体，在皮肤上摩擦可以加温，排毒的同时还有治疗疾病的作用。选择开四穴，大椎为督脉经穴，又为诸阳之会，可通一身之阳气，为全身强壮要穴之一，取之扶正以驱邪。大杼、膏肓、神堂均为膀胱经穴，膀胱主一身之表，五脏六腑之背俞穴均位于膀胱经上，故刮拭膀胱经以上之腧穴，可通调膀胱经气而调节五脏六腑的功能。

案例四

李×，男，40岁。

主诉：反复咳嗽4个月

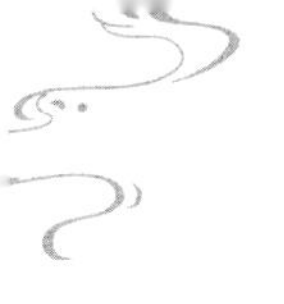

现病史：反复咳嗽、白痰较多，咽痒，时觉心胸闷塞感，偶有恶心感，易疲劳气短，四肢怕冷，睡眠一般。二便调。咽淡红；舌淡胖，苔白，苔面湿滑，脉弱。既往对海鲜过敏，有变应性鼻炎、贫血病史。

中医诊断：咳嗽。

证型：阳虚水气上犯。

西医诊断：咳嗽。

治法：健脾渗湿、温阳化饮。

● 2022年3月21日首诊

方剂：

茯苓10g，桂枝10g，白术15g，甘草5g，紫菀10g，款冬花10g，僵蚕10g，荆芥10g。

煎服法：7剂，每日1剂，水煎服，早晚各1次，温服。

【护理评估】

注意了解与本病证相关的因素，详细了解咳嗽声音、节律、时间及痰液特点，咽痒发生时间、咽痒诱因、饮食习惯、生活习惯、发病经过、工作情况、睡眠情况、二便情况等。专科评估咽喉部鼻部情况，察舌象、脉象，以辨明证候虚实及病位。

【主要护理问题】

（1）咳嗽：与肺失宣降，肺气上逆有关，莱斯特咳嗽问卷评分10分。

（2）晕厥：与气血不足有关。

【护理目标】

（1）病人无咳嗽、咳痰症状。

（2）无晕厥症状出现。

【护理措施】

1. 中医护理技术，联合雷火灸治疗

病人取坐位，背对操作者，运用横向平补平泻手法灸第7颈椎至第4胸椎两侧，至督脉旁开3寸宽，灸至皮肤微微发红，每部位灸8壮。用雀啄灸手法灸大椎、风门、肺俞、列缺、尺泽、脾俞、肾俞、丰隆，每穴灸5壮。运用纵向平补平泻手法灸天突至膻中。运用雀啄灸手法灸脾经上阴陵泉以治疗脾运化失常所致水湿证。每次治疗时间30min，每日1次，7次为1个疗程。

治疗过程中严密观察病人反应，治疗时头火应与皮肤保持用灸距离，随时注意病人表情，以病人能忍受为度，以免烫伤；点穴时，配合按摩手法；治疗后4h勿沾冷水及吹风，灸疗后多饮淡盐水。

2. 慎起居

（1）保持室内洁净、空气新鲜，定时开窗通风，避免烟尘、花粉、异味刺激，禁止吸烟。

（2）根据气候变化适当增减衣服，忌直接当风，防复感。汗出则及时擦干汗液，更换湿衣物。及时清理痰液。

（3）注意休息，避免劳累。适当进行散步、呼吸操、太极拳等锻炼。

（4）鼓励病人有效咳痰，先漱口或饮少量水以湿润咽部，深吸一口气，屏气1～2s，再用力咳嗽，将深部的痰咳出；教会病人适当进行胸部叩击，以促排痰。

3. 调饮食

（1）以清淡、易消化、富营养为原则。忌肥甘厚味、辛辣刺激、粗糙之品，戒烟酒。多食新鲜蔬果。鼓励病人多饮水。

（2）饮食宜温热，以健脾化湿之品为宜，如赤小豆、薏苡仁、白扁豆、山药等；忌助湿生痰之品，可常以陈皮水代茶饮，以理气化痰。

4. 用药护理

（1）做好用药护理，指导病人按时服用中药汤剂，每日1剂，早晚饭后1h各温服1次。

（2）祛痰止咳口服药宜空腹服，服药后不要立即饮水，并观察咳嗽、咳痰情况。中药汤剂宜温服，服药后略加衣被，使微微汗出，热退后及时更衣，忌汗出当风。

5. 畅情志

对于病程较长者，应予以安慰和鼓励，消除其思想顾虑，增强康复信心，可采用五行音乐疗法，选择加强脾、肺功能的商音和宫音，如《慨古吟》《长清》《鹤鸣九皋》《春江花月夜》《月儿高》《月光奏鸣曲》等，每日上午聆听30min。

- **2022年3月28日二诊**

病人咳嗽减轻，白痰较多，较前易出，余症同前；舌淡胖，苔白，苔面湿滑，脉弱。

【护理措施】

前方继续予7剂。雷火灸改为3日1次。

- **2022年4月4日三诊**

病人咳嗽明显减轻，痰减少，咽痒较前改善，心胸闷塞感减轻，无恶心感；舌淡胖，苔白，苔面湿滑减少，脉弱。

【护理措施】

予苓桂术甘汤加味，前方去紫菀、款冬花、僵蚕。雷火灸改1周1次。

- **2022年4月11日四诊**

病人偶咳嗽，痰少，无心胸闷塞感等。

【护理措施】

因前期服药较多，病人不愿再服药，嘱茯苓、陈皮泡水当茶饮。再次行雷火灸治疗。

◉ 临证体会

本案因脏腑内伤，水饮累及肺所致有声有痰之证。水饮阻碍气机，故觉心胸有闷塞感；胃气不降，故偶有恶心感；阳气虚，故易疲劳气短；阳气不达四末，故四肢怕冷。辨证属于内伤咳嗽之阳虚水气上犯，故以苓桂术甘汤加味，治以健脾渗湿、温阳化饮为法，加紫菀、款冬花顺降肺气，加法夏燥湿化痰、顺降胃气，加风药荆芥、僵蚕，寓风吹水干之意，且病人咽痒，痒为风证。久咳耗伤肺气，后期予山药益肺。

雷火灸是用中药粉末加上艾绒制成艾条，施灸于穴位上的一种灸法。雷火灸以经络学说为原理，以现代医学为依据，采用纯中药配方，在古代“雷火神针”实按灸的基础上，改变其用法与配方，创新发展而成的治疗法。灸疗利用药物燃烧时的热量，通过悬灸的方法刺激相关穴位，利用其热效应激发经气，使局部皮肤腠理开放，药物透达相应穴位，起到通经活络、活血利窍、改善周围组织血液循环的作用。本疗法始于《本草纲目》，《针灸大成》认为此法“治闪挫骨间痹痛及寒湿气痛而畏刺者”。雷火灸以芳香走窜的药物作引经药，具有祛风、散寒、利湿、通络的药力，渗入穴位，产生温通络、调畅气血、扶正祛邪、祛风止咳化痰、散寒湿、健脾益肺、养阴补肾的效果。适用于外感风寒咳嗽、内伤咳嗽久咳。虚证皆可灸治。

选穴参照《伤寒论》循经取穴，取穴“勿失其经”，故取尺泽、列缺，按病变部位或邻近病变部位取，取脾俞、大椎、风门、肺俞；辨证取，丰隆。重视局部与整体的关系，取大椎、肾俞。

案例五

王××，女，28岁。

主诉： 发热2天。

现病史： 恶寒，发热。发热前开始恶寒，后出现发热恶寒并见，持续恶寒不解，盖3床被子仍觉冷，咽痛，全身肌肉酸痛，乏力，手指发麻；舌淡，苔白，脉浮紧。

实验室检查：急复离子4项（钾3.61mmol/L，血常规，白细胞12.37×10^9/L，超敏C反应蛋白26.62mg/L）。体温39℃，血压119/78mmHg，心率108次/min，呼吸20次/min。

中医诊断：感冒。

证型：风寒束表。

西医诊断：发热查因，急性上呼吸道感染

治法：发汗解表。

- **2022年1月24日首诊**

方剂：

生麻黄10g，桂枝10g，炙甘草10g，苦杏仁10g，（捣碎）羌活10g，防风10g。

煎服法：3剂，每日1剂，水煎服，连续水煎2次，混匀分成3份。服用时间根据出汗情况而定。

【护理评估】

注意了解与本病证相关的因素，详细了解恶寒发热情况，定时测量体温，做好记录，评估心率、脉象变化，以防发生邪热逆传心包变证。了解咽痛程度、本次发病诱因、饮食习惯、生活习惯、发病经过。询问二便、口渴情况等，评估咽喉部、手指活动等情况，察舌象、脉象，以辨明证候虚实及病位。

【主要护理问题】

（1）外邪入侵肺腑：恶寒发热，与邪犯肺卫、卫表不和有关。

（2）舒适度改变：咽痛、肌肉酸痛、手指发麻，与邪扰清空、闭阻脉络有关。

【护理目标】

（1）病人恶寒发热症状消失。

（2）咽痛、肌肉酸痛、手指发麻症状有明显改善。

【护理措施】

1．中医护理技术，联合火龙罐治疗

（1）病人取俯卧位，选取大号火龙罐，在其背部督脉、膀胱经区域涂精油后，双手握空拳，为其松筋推拿约3min。艾炷熏罐口，待温度适宜，用手掌小鱼际先接触皮肤，然后落罐。结合点、刮、推、揉、熨等不同手法，正旋、反旋、摇、拨、摇振罐体，作用于督脉、膀胱经区域皮肤肌肉组织，重点在大椎、肺俞穴位运罐，操作约15min。（2）病人取坐位，用小号火龙罐，在肩颈部运罐，由上至下，分3条线运罐，中间从督脉风府至大椎，两侧从风池沿斜方肌至肩峰。每条线运罐2min，共6min。（3）病人取坐位：用小号火龙罐，从上肢外侧肩峰至指尖，内侧腋下至指尖，重点在双侧曲池、尺泽运罐6min。此疗法隔日1次，每次共治疗30min。

治疗过程中严密观察病人反应，注意保暖，保护病人隐私。施治后嘱病人喝淡盐水200mL。

2．慎起居

（1）保持室内空气新鲜流通，环境安静，光线柔和；炎热天气，室温宜保持在22～24℃。

（2）注意休息，减少外出，避免劳累，根据气候变化及时增减衣被，以免复感外邪。体虚者尤应注意。

（3）保持床单元清洁干燥，汗出较多或汗出热退时，宜用温水毛巾或干毛巾擦身后更换衣被，避免直接当风，防止受凉复感。

（4）保持口腔清洁，可用淡盐水或金银花煎水漱口，每日2次。

（5）室内温度宜偏温，保持27℃以上，注意防寒保暖。

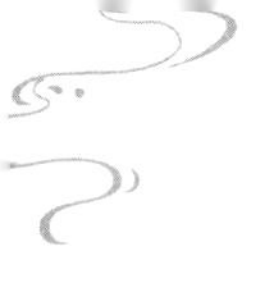

3. 调饮食

（1）以清淡、富营养、易消化为原则。宜食高热量流质、半流质或软食，如鱼汤、肉末菜粥、蒸鸡蛋等；忌滋腻、生冷、刺激之品，如肥肉、糕点、冷饮、烟酒、浓茶等。

（2）鼓励病人多饮水。

（3）饮食宜温热，以辛温散寒之品为宜，可适当食用葱、姜、蒜等，进食后，盖被取汗。

4. 用药护理

（1）汤药宜武火快煎，以防有效成分散失。

（2）服药后应注意观察病人汗出情况及体温的变化，以遍身微汗、热退、脉静、身凉为佳，中病即止，不必尽剂，以防过汗伤阴；忌服收涩生冷之品，以免有碍解表发汗。

（3）嘱咐连续水煎2次，混匀分成3份，趁热先服1份，服药后卧床盖被，大约20min后，若不出汗，喝一杯热水；若出汗，后面2份切记不能继续服用。如果第一份不出汗，大约2h后服用第二份；如果仍不出汗，再间隔1h服用第三份。通过增减被子厚薄以调节出汗的程度，保持全身潮潮小汗，不能大汗淋漓。注意避免服药过度或发汗过多而引发变证。

5. 畅情志

（1）向病人讲解本病诱因、大概治疗过程，以安慰和鼓励，消除其思想顾虑，增强康复信心，保持情绪稳定。

（2）可以多听柔和且轻快的音乐，分散注意力。

● 2022年1月26日二诊

病人回院进行第二次治疗，诉第一次行火龙罐治疗及当天回家后服用中药汤剂后喝热水一杯，汗出津津，持续通宵，次日热退身轻，浑身爽朗。仍有咽痛，全身肌肉酸痛，乏力，手指发麻症状已基本全部消失。

◉ 临证体会

（1）麻黄汤是治疗外感风寒表实证的基础方剂，方中麻黄可以解表散寒、开腠（汗孔）发汗、宣肺平喘；桂枝可以解肌发表（用发汗等方法，使困在肌表的邪气外出）、调和营卫（使人体的内外气机顺畅，各司其职）；杏仁可以降利肺气、止咳平喘；炙甘草可以调和药性，防止汗出过猛而损伤正气。配羌活解表散寒、祛风除湿、止痛，加防风取其祛风解表、胜湿、止痛之效。诸药合用，对于恶寒发热、头身疼痛等外感风寒表实证的症状，可以起到较好的治疗效果。此为典型的风寒证发热案例，《伤寒论》3条云："太阳病，或已发热，或未发热，必恶寒，体痛，呕逆，脉阴阳俱紧者，名为伤寒。"这是一条非常有用的条文。当发热属于寒证（太阳病）时，在没有发热前，首先就是出现恶寒的自觉症状，而后出现发热，此时恶寒仍然持续，恶寒发热并见。恶寒并不随着发热的出现而解除，而是在自然病程中伴随疾病始终，一旦恶寒解除，证型即发生改变。而热证的恶寒则是在发热前短暂出现，随后热但不恶寒，且自觉恶寒轻，不似寒证的恶寒重；或者在高热上升时伴随短时的恶寒，此即"热深厥亦深"，以上均为热证的恶寒。热证的恶寒只出现在病程某个时期或某个阶段，而不似寒证的恶寒，持续于整个病程始终。麻黄汤证适时是可以啜热稀粥或喝热水的，以助发汗，增强疗效。

（2）联合火龙罐治疗。火龙罐综合灸技术是集推拿、艾灸、揉痧、点穴、熨烫于一体的综合技术，对机体起到气化和序化的作用。火龙罐综合灸技术结合点、震、叩、碾、推、按、拨、揉、熨、烫10种手法，兼以艾灸的近红外线辐射电磁波和光电的化学作用，有机结合艾灸、推拿、刮痧等，充分利用艾灸的温补作用：得热则通，得灸则通，使寒邪有出路，有助于麻黄汤发汗解表之功。在督脉运罐，有温通督脉、散寒、通络止痛的效果。督脉在人体后背正中线，总督一身之阳，能够振奋全身阳气，迫使寒邪外泄。膀胱经是人体经络穴位数最多的一条经脉，本经俞穴众多，可治疗人体各系统疾病，如精神中枢神经系统、呼吸系统、消化系统等。膀胱经连接五脏六腑，可以把五脏六腑内的毒素从膀胱经背部的腧穴排出来。选择足少阳胆经的风池治疗，风池最早见于《灵枢·热病》，在《谈谈穴位的命名》中述："风为阳邪，其性轻扬，头顶之上，惟风可到，风池在颞颥后发际线者中，足少阳、阳维之会，主中风偏枯，少阳头痛，乃风邪蓄积之所，故名风池。"通过用小火龙罐运罐风池，可以缓解外感风寒所致头痛、发热、无汗、周身酸软等症状。督脉上的风府，经穴名，出自《素问·气府论》，别名本穴、鬼穴。其位于颈后区，枕外隆凸直下，两侧斜方肌之间凹陷中，可治疗肌肉酸痛、咽喉肿痛。曲池是手阳明大肠经的穴位，主要作用是疏风解表、清热利湿、通腹泄热、调和气血、通利关节等，是退热要穴。选取手太阴肺经上的合穴——尺泽，取其治咽喉肿痛之功。

案例六

何×，男，42岁。

主诉：外感后右耳听力下降1周。

现病史：病人1周前感冒后出现右耳听力下降，伴耳内闷胀感，闷胀感明显时有耳鸣，如轰轰声，鼻塞，周身紧，无发热、恶寒，胃纳可，眠一般，小便可，大便偏硬。右耳鼓膜标志清，活动稍差；舌淡，苔薄白，脉浮紧。

中医诊断：耳聋、耳鸣。

证型：风寒外袭。

西医诊断：右耳突发性耳聋。

治法：疏风散寒。

- **2022年3月4日首诊**

方剂：

麻黄10g，桂枝5g，炙草5g，苦杏仁10g。

煎服法：3剂，每日1剂，水煎服，早晚饭后1h各温服1次。

【护理评估】

评估病人睡眠、生活、工作情况，听力下降程度及耳鸣情况，心理社会状况，询问二便情况等，察舌象、脉象，以辨明证候虚实。

【主要护理问题】

（1）听力下降、耳鸣：与风寒外袭，清阳受阻有关。

（2）鼻塞：与鼻窍受外邪侵袭有关。

（3）焦虑：与担心疾病预后有关，焦虑自评量表68分。

【护理目标】

（1）听力基本恢复，耳鸣减轻。

（2）鼻塞消除。

（3）病人了解疾病调护相关知识，情志舒畅。

【护理措施】

1. 中医护理技术

循经刮痧治疗：（1）病人取坐位，首开四穴，刮治部位涂上刮痧油，刮拭大椎、大杼、膏肓、神堂，每部位刮拭20下。（2）刮头部，从太阳至耳后，上星至百会，百会至风府，双侧至风池，刮至头部微微发热。（3）刮右侧耳部，整个耳郭前后、耳甲腔、耳轮要刮透。（4）刮手少阳三焦经、手太阳小肠经、足阳明胃经、足少阳胆经。（5）四井排毒，耳部刮出黑痧。重点穴位：翳风、听宫、听会、天容、百会、液门、中渚。治疗时间45min。治疗过程中严密观察病人反应，注意保暖，施治后嘱病人24h内不能喝酒。多喝温水以促进排毒，清淡饮食，尽量避免进食肥甘厚腻之品。刮痧后，被刮的部位4h内不宜洗澡，避免吹风。

耳部保健操：教会病人，每日坚持行鸣天鼓、营治城廓、鼓膜按摩、自行咽鼓管吹张术等耳部保健操。（1）鸣天鼓：左右手各叩击24次，两手再同时叩击48次。（2）营治城廓：以两手按耳轮，一上一下摩擦，每次做15min。（3）鼓膜按摩：以手食指（或中指）按摩耳屏，随按随放，每次按20～30下。（4）自行咽鼓管吹张术，可反复多次，使咽鼓管通畅。

2. 慎起居

（1）保持室内空气新鲜流通，环境安静，光线柔和，室温保持在26℃以上，注意防寒保暖。

（2）注意休息，减少外出，避免劳累，根据气候变化及时增减衣被，以免复感外邪。体虚者尤应注意。

（3）勿在嘈杂环境下久待，勿使用耳机。

3. 调饮食

（1）以清淡、富营养、易消化为原则。忌滋腻、生冷、刺激之品，如肥肉、糕点、冷饮、烟酒、茶等。

（2）鼓励病人多饮水。

（3）饮食指导：多吃鱼、苹果、核桃、桂圆类食物，适当喝三七瘦肉汤以化瘀，勿吃寒凉食物，勿饮冷饮。

4. 用药护理

（1）汤药宜武火快煎，以防有效成分散失。

（2）服药后应注意汗出情况，以遍身微汗为佳。

（3）水煎服，早晚饭后1h温服。

5. 畅情志

（1）向病人讲解本病诱因、大概治疗过程，以安慰和鼓励，消除其思想顾虑，增强康复信心，保持情绪稳定。

（2）教会病人调节情绪的方法，如注意力转移，当感觉耳鸣、心烦时，可以听自己喜欢的音乐，以掩盖耳鸣声音，分散注意力。

● 2022年3月8日二诊

病人右耳听力稍改善，耳内闷胀感改善，稍耳鸣，鼻塞改善，周身紧，无发热、恶寒，胃纳可，眠一般，二便可。

方剂：

麻黄15g，桂枝5g，炙甘草10g，苦杏仁5g。

煎服法：3剂，每日1剂，水煎服。

【护理措施】

中医治疗技术干预，予耳部刮痧10min，刮出少量黑痧。

● 2022年3月11日三诊

病人右耳听力基本正常，耳内闷胀感明显改善，偶稍耳鸣，稍鼻塞，周身和爽，无发热、恶寒，纳眠可，二便可，无焦虑，停药。

【护理措施】

中医特色治疗，予耳穴压豆，选穴，内耳、肝、肾、三焦、神门、交感。

◉ 临证体会

（1）麻黄汤是治疗外感风寒表实证的基础方剂，方中麻黄可以解表散寒、开腠（汗孔）发汗、宣肺平喘；桂枝可以解肌发表（用发汗等方法，使困在肌表的邪气外出）、调和营卫（使人体的内外气机顺畅，各司其职）；杏仁可以降利肺气、止咳平喘；炙甘草可以调和药性，防止汗出过猛而损伤正气。自古有从肺治耳者，即“耳聋治肺”，指耳聋病不从耳着手治而从肺着手治疗的方法，见《素问病机气宜保命集》卷下：“肺主气，肺气贯于耳；风寒袭肺，肺气失司，耳窍壅闭，故耳聋耳鸣。”

（2）铜砭刮痧通过徐而和的手法，在人体皮部进行刮痧，通过守气、候气、调气等气机的变化，调动人体阳气、疏通经络、调和气血，以达到扶正祛邪的治病目的。通过在耳部及选择围绕耳部经络的少阳经进行疏通，以治疗耳部疾病。商音风格高亢悲壮、铿锵雄伟，具有“金”之特性，可入

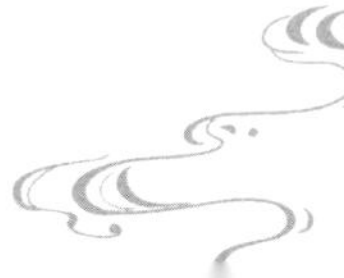

肺；对神经系统、内分泌系统有一定的影响，从而改善耳鸣症状。“耳者，宗脉之所聚也。”运用耳郭诊断疾病，在《黄帝内经》中早已记载。耳与经络关系密切，《灵枢·邪气藏府病形》说：“十二经脉，三百六十五络，其血气皆上于面而走空窍，其精阳之气走于目而为睛，其别气走于耳而为听。”直接循行于耳的经脉有足少阳胆经、手少阳三焦经，二者均从耳后入耳中，走耳前。足阳明胃经，循颊车上耳前。手太阳小肠经，由目锐眦入耳中。循经选择刮足少阳胆经、手少阳三焦经、足阳明胃经、手太阳小肠经。

本章参考文献

陈华，徐桂华.《伤寒杂病论》对中医护理学发展贡献[J].辽宁中医药大学学报，2013，15(11)：133-135.

陈佩仪.中医护理学基础[M].北京：人民卫生出版社，2012.

胡希恕.胡希恕伤寒论讲座[M].北京：学苑出版社，2016.

马烈光，李英华.养生康复学[M].北京：中国中医药出版社，2005.

任应秋.伤寒论语译[M].北京：中国中医药出版社，2019.

徐桂华，刘虹. 中医护理学基础[M].北京：中国中医药出版社，2012.

徐桂华，张先庚.中医临床护理学[M].北京：人民卫生出版社，2017.

闫松.中医四大名著.伤寒论[M].北京：线装书局出版社，2012.

曾慧群，王珍，曾玉鳞.谈谈穴位的命名[J].江苏中医，1961，(04)1-9.

赵时碧.中国雷火灸疗法[M].上海：上海远东出版社，2008.

第二章

阳明病

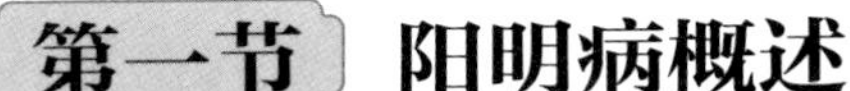

第一节 阳明病概述

一、阳明病的概念

阳明病是伤寒病中，邪入阳明，正邪相争剧烈，邪热盛极的阶段，其性质多属里、热、实证。阳而曰明，就是阳气极盛的意思。《伤寒论·阳明病》共84条，即179～262条，其中179～203条为阳明病的总论。阳明病总体而言是“胃家实”，正如原文180条所说：“阳明之为病，胃家实是也。”关于“胃家实是也”，这里的“胃家”，统指胃肠系统，即整个消化系统均属“胃家”范畴。“实”指邪气盛。《素问·通评虚实论》曰“邪气盛则实，精气夺则虚”，阳明经多气多血，邪入阳明，容易化热化燥成实，临床上习惯把阳明病实证分为两大类。一类是无形热邪聚集形成的实热证，称为阳明热证。此热证是由无形的邪热充斥全身所造成的，这种热从里往外透，为邪热斗争剧烈的结果，主要临床表现是大热、大汗出、脉洪大、口大渴等。一类是邪热与糟粕结聚形成燥屎，为阳明腑实证，临床表现为大便干、腹胀、腹痛拒按、潮热等症状。这两种类型均属实证范畴。这就是“阳明之为病，胃家实是也”的内涵。有阳明病的主要方证，也大多是阳明热证和实证。

因为阳明经为多气、多血之经，所以感邪之后所呈现的证候也是多实、多热，其热在气分，易形成邪热。无论是其经证的无形之热，还是腑证的有形之热，多为实热证。若其热在血分，则又可形成血分的实热，出现血热妄行、瘀热不畅等病证。从气化的角度而言，阳明之本是燥热之气，而其标属阳，本属燥，但因为太阴寒湿总是气化不及，所以湿气与本燥或者标阳相合而多成实热证，这也是阳明病实热证产生的内在机理。阳明病多实多热，但需分清是有形邪热还是无形邪热，所以治疗时就有当下、不当下、禁汗、禁火等治疗禁忌。

二、分类、症状、治则、传变

1. 分类

《伤寒论》第179条云："问曰：病有太阳阳明，有正阳阳明，有少阳阳明，何谓也？答曰：太阳阳明者，脾约（一云：络）是也；正阳阳明者，胃家实是也；少阳阳明者，发汗，利小便已，胃中燥烦实，大便难是也。"阳明证按照其发病途径，可以分为三类：由太阳经传变而来的，称为太阳阳明；由少阳经传变而来的，称为少阳阳明；邪气直接侵入阳明所形成的，称为正阳阳明。

2. 症状

"太阳阳明者，脾约是也。"邪自太阳经传入府者，谓之太阳阳明。太阳阳明是由于太阳病过度发汗，或者误用火法治疗，导致津亏热胜，或者本是太阳表热，失于治疗，而使邪热传至阳明。脾约是指脾的运化功能被胃中燥热所约束，导致津液不能被均匀地布散全身，而出现津液偏渗的现象。临床上主要表现为小便频，大便干燥。这就是脾约证的特点，脾约证是阳明病的一种形式。"正阳阳明者，胃家实是也"，指邪气直接侵犯阳明经所形成的阳明病。

3. 治则

"少阳阳明者，发汗，利小便已，胃中燥烦实，大便难是也。"少阳病处于由表入里的阶段，治疗当和解少阳，禁用汗、吐、下法。若误用发汗，或者利小便的方法，就会使邪气入里化热，传入阳明，出现大便困难；但不一定是大便干燥，有的只表现出大便排出困难而不干燥，这也是阳明病的一种表现形式。太阳阳明会形成阳明病的脾约证；正阳阳明才会形成阳明病的热证和实证，即"胃家实"。

4. 传变

"问曰：何缘得阳明病？答曰：太阳病，若发汗，若下，若利小便，此亡津液，胃中干燥，因转属阳明。不更衣，内实，大便难者，此名阳明也。”（《伤寒论》181条）本条详细介绍了太阳阳明病的发病过程，开始是太阳病，使用不正当的发汗法或者误用下法，或者误用利小便的方法，损伤了人体的阴津，从而使得邪气从热化燥，传到阳明，“此亡津液，胃中干燥，因转属阳明”，这就是太阳阳明的发病过程。“不更衣，内实，大便难者，此名阳明也。”太阳阳明病由于误治，可以形成脾约、胃家实、大便难的表现。

第二节 阳明病与护理相关条目

一、病情观察

【阳明病主证的病情观察】

（一）条文与释义

180条 阳明之为病，胃家实是也。

释义：本条为阳明病提纲。阳明经多气多血，阳气昌盛，是以邪入阳明，多从燥化，胃肠燥热亢盛，以热实为特征，具体又有热证、实证之别。热证者，是燥热之邪尚未与肠中糟粕相结，只是无形之邪热弥漫全身，以身热、汗自出、不恶寒、反恶热为主症；实证者，是燥热之邪与肠中糟粕相结，形成燥屎而阻于肠道，以便秘、潮热、谵语、手足汗出、脉沉实有力为主症。无论热证还是实证，均属燥热实证，故以“胃家实”统括。

（二）中医护则

辛寒清热，攻下腑实。

（三）护理方法

这一条为辨阳明病的提纲。护理方面应根据阳明病热证、实证，采用不同的护理措施。

1．阳明病热证表现

无形之邪热亢盛于里，胃肠燥热，但大肠内无燥屎阻结，只是里热内蒸，燥热之邪弥漫周身，充斥内外，故主要表现为身热、汗自出、不恶寒、反恶热。临床护理时应注意以下内容。

（1）密切观察发热程度、汗出情况，及时、准确地做好记录。

（2）出现发热时应定时测量体温，一般每4h一次，如发现异常，及时处理。重点观察有汗、无汗、出汗时间、部位等，并及时记录。及时擦干汗液，更换衣服和床单。根据病人情况，为病人进行床上洗头、沐浴、擦身等。必要时协助病人翻身，防止压疮形成。注意避风寒，以防复感。

（3）饮食宜清淡、易消化。可给予清热泻火的食物和茶饮，如苦瓜、梨、冬瓜、萝卜、绿茶等，鼓励病人多饮水。

2．阳明病实证表现

无形之邪热亢盛于内，与肠中糟粕相结而成燥屎，阻于胃肠，致腑气失于通降，胃肠失司，故主要表现为无大便、潮热、谵语、手足濈然汗出、脉沉实有力。临床护理时应注意以下内容。

（1）观察每日排便的时间、次数、性质，有无腹胀、腹痛症状，触诊腹部有无包块，肛诊有无粪块。出现上述症状时，指导病人用手沿结肠解剖位置，自右向左做环形按摩，或指压肛门后端，以增加腹压，促进排便。

（2）注意病人有无因排便用力过度而出现虚脱等并发症。如老年病人排便困难，应谨防诱发心绞痛。

（3）病人出现潮热、神昏谵语时，保持其呼吸道通畅，取去枕仰卧位，头偏向一侧，加强防护措施，必要时使用约束带，保障病人安全。

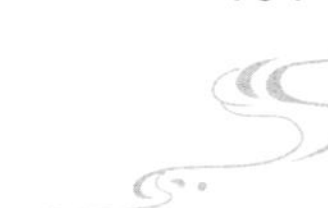

【伤寒病转阳明病的病情观察】

（一）条文与释义

179条 问曰：病有太阳阳明，有正阳阳明，有少阳阳明，何谓也？答曰：太阳阳明者，脾约（一云：络）是也；正阳阳明者，胃家实是也；少阳阳明者，发汗，利小便已，胃中燥烦实，大便难是也。

释义：本条以问答的形式提出阳明病三种不同的成因及证候特点，并着重论述了太阳阳明的病机。“太阳”指太阳表证未解；“阳明”指胃肠干燥，大便不下。在太阳表证未解的情况下，就形成大便干燥、秘结不下的阳明里证，即叫“太阳阳明”。由于太阳阳明多因其人素有胃燥，脾阴被燥所约，不能为胃行其津液所致，故又称本证为“脾约”。脾胃为后天之本，其所化生的津液不仅荣养周身，亦滋养胃本身，即要“还于胃中”。胃中津液充足，胃肠得润，则大便不干。若津液不能还于胃中，则肠胃必然干燥而致大便秘结不下。肠胃干燥而逼迫津液旁渗，故临床亦可见小便反多的情况。

181条 问曰：何缘得阳明病？答曰：太阳病，若发汗，若下，若利小便，此亡津液，胃中干燥，因转属阳明。不更衣，内实，大便难者，此名阳明也。

释义：太阳病发汗本为正治之法，若汗不得法，或错误地用了泻下与利小便的方法治疗，不仅其病不解，反而伤了津液。阳明主燥，喜润而恶燥。胃为水谷之海，亡津液者，首先伤亡肠胃的津液，以致肠胃干燥，大便不下，而转属为阳明病。转，是指病证由太阳向阳明的转变；属，是指病变已归属于阳明。转属阳明，意味着阳明腑实已成，燥屎结于肠胃，腑气不通，所以“不更衣”。因古人上厕所有更衣之制，故“不更衣”即不大便的雅称。“不更衣”“大便难”是言证候，“内实”是对病变实质的概括。由于见到以上证候即可确诊为阳明病，故曰“不更衣，内实，大便难者，此名阳明也。”

185条 本太阳初得病时，发其汗，汗先出不彻，因转属阳明也。伤寒发热，无汗，呕不能食，而反汗出濈濈然者，是转属阳明也。

释义：太阳表证，本应发汗，但发汗要得法，既不能过汗而伤亡津液，又不能发汗太少而不足以去邪。本条虽然用了发汗之法，但是“汗先出不彻”，即汗出不彻底。“彻”者，透也，尽也。汗出不透，则表闭不开，阳郁不宣，邪不能除，随即化热，内传于里而转属阳明。“伤寒发热，无汗”，言寒邪客于太阳，表闭阳郁；“呕不能食”，是里气不和、胃气上逆之证，或来自表邪之影响，或是表邪内传少阳。

（二）中医护则

既病防变。

（三）护理方法

上述三条为伤寒病转阳明病的征兆，也是阳明病的成因及邪入阳明的证候表现。在日常工作中，应重视以下护理措施。

（1）观察病人有无恶寒、发热、头痛、乏力、全身酸痛、鼻塞、流涕、打喷嚏、咽痛、咳嗽、咯痰、咯血，甚至喘憋、呼吸困难、胸痛、抽搐、谵妄、休克等临床症状，且是否伴有食欲不振、恶心、呕吐、腹痛、腹泻等胃肠道症状。

（2）太阳病病人若用发汗法，务必观察其汗出情况，辨别是否有转变阳明的情况。若由无汗而转见“反汗出濈濈然”，说明病变既不在太阳，也不在少阳，而是转属阳明。因为只有阳明里热蒸腾、腠理开泄，才会使汗出连绵不断。故“汗出濈濈然”，可以说是转属阳明的主要标志，也是太阳阳明辨证的关键。

（3）观察病人排便情况。对于便秘病人，指导其进食高纤维、易消化的食物，多食新鲜蔬菜及水果，保持每日饮水量≥2000mL，防止大便干燥。指导病人做腹部按摩：按照环形顺序按摩腹部，加速肠道蠕动，促进排便。可采用大黄做穴位敷贴：将大黄研磨成粉，加姜汁调成糊状，置于医用脐贴中间位置，取神阙外敷，每日换药1次。皮肤敏感或对姜汁不耐受者，可用陈醋代替。

【阳明伤寒的病情观察】

（一）条文与释义

190条 阳明病，若能食，名中风；不能食，名中寒。

释义：本条以能食与不能食辨阳明之寒热证候。胃为消化系统的重要器官，主受纳与腐熟水谷。因此，胃有寒热，则必然反映到饮食方面。阳明中风，风为阳热之邪，热则消谷，故“能食”；若中寒，寒为阴邪，易伤胃中阳气，胃阳受伤，则不能腐熟水谷，故“不能食”。

191条 阳明病，若中寒者，不能食，小便不利，手足濈然汗出，此欲作固瘕，必大便初硬后溏。所以然者，以胃中冷，水谷不别故也。

释义：本条论述阳明中寒以致胃中冷的证候。阳明中寒，胃中必冷，腐熟无权，故不能食。然阳明胃与太阴脾以膜相连，同居于中焦，病变常相互影响。胃寒及脾，脾运失职，水谷不别，清浊不分，则见小便不利，大便溏泄而水谷夹杂。由于胃中冷，寒气凝结，则又见大便初硬后溏而“欲作固瘕”。“固瘕”为证候名，形容大便初硬后溏，说明固瘕乃假象。初硬后溏，反映了阳虚不能化的特点，与阳明的燥热实证有本质区别。阳明主四肢，四肢为诸阳之本，胃阳虚不达四肢末端以敛摄津液，故手足渗出冷汗而濈濈然。此与阳明胃肠燥热，逼迫津液外渗的手足濈然出热汗截然不同。“以胃中冷，水谷不别故也”，是对小便不利、大便初硬后溏等症的病机概括，指出以上诸症，皆因脾胃虚寒、腐熟运化无权所致。

（二）中医护则

温里散寒，调和脾胃。

（三）护理方法

（1）病情观察，区别阳明中风证与阳明中寒证。阳明中风证和阳明中寒证的关键区别是能食、不能食。“能食”，说明病邪没有影响到消化系统。也就是说，导致阳明中风证的风邪，其侵入部位不是消化系统，而是消化系统之外。由此可见，不能将阳明病等同于胃肠道疾病。“不能食”说明导致阳明中寒病的外来寒邪已侵犯消化系统，因此导致“不能食”。密切观察排便情况，记录大便次数、形状、颜色、规律等。

（2）病室应保持温暖，嘱病人多着衣被，避免直接吹风，注意腹部保暖。

（3）宜食清淡、易消化、少油、少渣之品，如面条、藕粉等；忌生冷辛辣、肥甘厚腻之品。

（4）中药汤剂宜温服，服药后盖被静卧。

（5）腹部可用热敷，或中药热熨。也可艾灸中脘、足三里、关元、神阙等穴位。或以吴茱萸加姜汁，穴位贴敷神阙，每日1贴，连续5日。

【阳明病发黄证——湿热发黄证的病情观察】

（一）条文与释义

199条 阳明病无汗，小便不利，心中懊憹者，身必发黄。

释义：本条论述湿热发黄的成因及先期症状。阳明湿与热合，热因湿滞不得外泄，故无汗；湿因热阻不能下行，故小便不利。湿热蕴结中焦，气机阻滞则心烦懊憹；湿热熏蒸，影响肝胆疏泄功能，胆汁外溢而发黄。

236条 阳明病，发热汗出者，此为热越，不能发黄也。但头汗出，身无汗，剂颈而还，小便不利，渴引水浆者，此为瘀热在里，身必发黄，茵陈蒿汤主之。

释义：本条论述湿热郁蒸于里而致发黄的症治。阳明病发热汗出，是内热蒸腾，热邪向外发越，故不能发黄。若发热仅见头汗出，而颈部以下周身无汗，又见小便不利，是热为湿郁，不能宣泄外达而蕴结于里。湿热熏蒸，见头汗出；湿热郁滞于里，致三焦气化失司，使无汗或汗出不畅、小便不利等症更为加剧。二者互为因果，最终导致发黄，湿热交阻，气化不利，津液不布，且热伤津液，则渴引水浆。此湿热郁滞于中所致发黄，治用茵陈蒿汤。本方是治疗湿热发黄证的代表方，方中以茵陈蒿为主药，清热利湿，疏利肝胆而退黄；栀子苦寒，清泄三焦而利小便；大黄苦寒，泻热解毒行瘀，通腑利胆退黄。三药合用，二便通利，湿去热泄，诸黄皆退。

260条 伤寒七八日，身黄如橘子色，小便不利，腹微满者，茵陈蒿汤主之。

释义：本条论述茵陈蒿汤证发黄的特点，即身黄如橘子色，并补述其因湿热郁结于中，气机阻滞而当见腹满之症。

（二）中医护则

清热利湿退黄。

（三）护理方法

（1）观察病人黄疸部位、色泽、程度、消长情况，以及尿色深浅、大便颜色变化。其中黄疸颜色的深浅是病情进退的主要指征。

（2）观察病人神志变化，警惕急性黄疸出现。

（3）观察病人有无皮肤瘙痒及瘙痒部位程度等。

（4）观察病人有无恶心、呕吐、腹胀、便溏等情况。观察呕吐物的量、色、气味及呕吐时间、次数。观察大便颜色、质、量等，必要时留取大便标本。

（5）保持病室安静、整洁。保持皮肤、口腔清洁。皮肤瘙痒者，嘱病人不要搔抓，每日用温水擦浴，水温不宜过高。指导病人用金银花甘草液或淡盐水漱口，预防口腔感染。

（6）保持大便通畅，有助于退黄。

（7）饮食宜清淡、易消化、营养之品，忌辛辣、肥甘厚腻、海鲜发物等，禁饮酒。

（8）阳黄热重于湿者，饮食宜偏凉，鼓励病人多饮水，可取鲜芦根、金钱草煎水代茶饮。多食蔬菜、水果，宜选西瓜、冬瓜、芹菜、赤小豆、薏苡仁等清热利湿之品。可选用以下食疗方。①黄花菜饮：黄花菜根30g，水煎服。②栀子仁粥（《养生食鉴》）：栀子仁3～5g，粳米30~60g，煮粥。

（9）阳黄湿重于热者，可选用以下食疗方。①柚皮散：柚皮2个，烧炭研末，饭后米汤送服；②泥鳅炖豆腐：泥鳅（去内脏）100g，鲜豆腐100g，加适量姜、葱炖汤；亦可将泥鳅去内脏，烘干，研末，每次取10g，日服3次。

（10）急黄者，予以流质饮食，好转后再改为半流质，以清热生津为宜，多食水果和多饮清凉饮料。神昏者，予以鼻饲。要严格限制蛋白质的摄入或禁食蛋白质。

【阳明病发黄证——寒湿发黄证的病情观察】

（一）条文与释义

195条　阳明病脉迟，食难用饱，饱则微烦，头眩，必小便难，此欲作谷瘅，虽下之，腹满如故。所以然者，脉迟故也。

释义：本条论述寒湿郁滞欲作谷疸的脉证及治疗禁忌，以见阳明与太阴的表里关系。阳明病脉迟，迟主寒，为阳明中寒证之象。一般来讲，阳明中寒证者本不能食。此虽能食，但不能饱食，即所谓“食难用饱”，说明胃气虚寒，腐熟无权。寒湿凝滞，影响气机升降，胃脘气郁，则微微发烦；清阳不能上荣头目，则头眩；下焦之气不行，水道不通，必小便难。寒湿郁滞不化，自可发生黄疸之变，故谓“此欲作谷瘅”。欲作，是将作而未作之意。据上述脉证，此之谷瘅当属阴黄。寒湿发黄，应治以温中渗利化湿之法。若因其微烦或有腹满等证，而妄用苦寒泻下法，则不但不能祛邪，反更伤脾胃，使寒湿郁滞更甚，故曰“虽下之，腹满如故”。“所以然者，脉迟故也”，不仅言其脉象，更重要的是以脉象概括病机，借以申明“寒湿发黄不可下”的道理。

（二）中医护则

温中渗利化湿。

（三）护理方法

（1）阳明病多里热实证，本条论述寒湿发黄证的病机、证治及治疗禁

忌。寒湿发黄之所以下后腹满不除，说明本证为脾虚寒湿中阻，而非阳明里实之证。病人脾胃虚弱，水谷不消，寒湿久郁，则影响肝胆疏泄，终成黄疸。

（2）运用四诊方法，密切观察病人全身及面部黄疸色泽程度、神志、舌脉、二便情况，以及有无腹胀、腹水、纳差、头晕、小便不利等症状，做好对症护理。

（3）腹胀时，遵医嘱给予行气理气、温中散寒之中药热敷包做腹部热敷，以减轻腹胀症状。

（4）详细记录尿液24h出入量。24h尿量少于500mL或黄疸急骤加深时，及时报告医师，并配合处理。小便不利或量少时，可予逐水散外敷神阙。

（5）饮食宜温热，忌生冷、甜腻之品，可食用以下食物。①茵陈粥、干姜粥、薏苡仁粥等利湿退黄，汤汁不宜过多，以免水湿停聚。②茵陈附子粥：茵陈20g，制附子10g，生姜15g，红枣5～10颗，粳米100g，甘草10g，煮粥服。可选用食疗方为杏仁霜。

【阳明病发黄证——火劫发黄证的病情观察】

（一）条文与释义

200条　阳明病，被火，额上微汗出，小便不利者，必发黄。

释义：本条论述阳明病误用火法而致火毒发黄证。阳明病，多为里热实证，当以辛寒清泄或苦寒攻下之法治疗。若以艾灸、温针、热熨、火熏等火热疗法治疗，即“被火”，则犯实实之戒。里热得火邪之助，两阳相熏灼，则热更炽，津更伤，无津作汗，故汗不畅泄；无液成尿，故小便不利；火热熏灼肝胆，胆汁外溢，形成火毒发黄。

（二）中医护则

清热凉血，生津利胆。

（三）护理方法

（1）密切观察病人发热的时间、程度、性质和规律，以及全身和面部黄疸色泽程度，神志，舌苔，脉象，二便情况。汗出较多时，及时更换衣物。

（2）详细记录尿液24h出入量。嘱病人多饮水，每日大于2000mL。如果24h尿量少于500mL，及时报告医师处理。

（3）饮食宜给予清热凉血、生津利胆类食物，如赤小豆粥、冬瓜薏苡仁排骨汤等。

【阳明病急症的病情观察】

（一）条文与释义

252条 伤寒六七日，目中不了了，睛不和，无表里证，大便难，身微热者，此为实也。急下之，宜大承气汤。

释义：本条论述的是阳明燥热下劫肝肾之阴的证候及急下存阴的意义。“伤寒六七日”，言其发病过程已久。“目中不了了，睛不和”，是指肝肾之阴被燥热劫夺的证候。“目中不了了”，即视物不分明，此为病人自觉症状。“睛不和”，即两目呆滞，瞳子不能瞬动，乃为他觉症状。由于肝开窍于目，目得血而能视，肝阴被劫，不能上注于目，故视物不清。瞳子为肾所主，肾水不足，不能上注于睛，故致睛不调和。“目中不了了，睛不和”，本属肝肾真阴虚损之证，但其“大便难”而不通，身又有微热，说明里热深伏而腑气不通，故曰“此为实也”。张仲景此处以“大便难”“身微热”，画龙点睛地指出“目中不了了，睛不和”之证，缘于阳明燥热之实。此时虽然只见大便难、身微热，而不见典型的阳明里证和外证（如潮热、谵语、腹满痛拒按、手足濈然汗出等），所以叫“无表里证”，但是“目中不了了，睛不和”的真阴欲竭之象已见。说明真阴危亡已待，病情危重，法当急下以存阴，而不能徘徊犹豫。

253条 阳明病，发热，汗多者，急下之，宜大承气汤。

释义：本条论述阳明燥热外逼，热汗不已，治当急下存阴。阳明病，在这里指胃家实证。发热汗出是阳明里证反映于外的证候，且实热不除，则发热汗出不止。泻下实热，当用大承气汤。对此证提出“急下”的关键，在于汗出多。汗为人体五液之一，由津液所化生。汗出多，津液被耗而阴伤；阴伤则体内燥热愈盛；燥热愈盛，汗出亦愈多，从而形成发热汗出有不尽不已之势。这不但伤及阳明胃液，又有内竭少阴真阴之虑。为此，张仲景提醒医者，要见微知著，遇有热汗不已者，亦当用大承气汤釜底抽薪，急下以存阴。

254条 发汗不解，腹满痛者，急下之，宜大承气汤。

释义：本条论述发汗不解，化燥成实的急下存阴之法。“发汗不解”，非指表不解，乃言其病未解。“腹满痛”，则是里实之证。里实当下，但为何要急下？原因是本证病情变化迅速，燥热邪气嚣张，如不以大承气汤急下，则不足以遏其势，而伤阴之弊在所难免。汗法本为太阳表证而设，若太阳病汗不得法，或阳明热证误用汗法，均可导致病不解。或为表邪迅速入里，化热成燥，或为阳明里热不除，津伤化燥，从而形成阳明腑实证。本条“发汗不解”，迅即出现“腹满痛”，足见燥热盛实，传变迅速，故当急下以存阴。

（二）中医护则

急下救阴。

（三）护理方法

（1）对于伤寒时间较长的病人，应注意观察病人有无视物不清、两目呆滞等肝阴虚的症状。

（2）注意观察病人有无大量汗出、大便干燥、便秘，腹痛等阴液急耗、邪热结聚肠胃之急证表现。

（3）若出现此类情况，应提醒医师抓住时机，及时采取紧急措施，运用恰当的治疗方法，以达到祛邪扶正的目的。

【阳明病用药的观察】

（一）条文与释义

243条 食谷欲呕者，属阳明也，吴茱萸汤主之。得汤反剧者，属上焦也。

释义：本条论述胃气虚寒、食谷欲呕的证治，以及上焦有热呕吐之辨。阳明属胃，胃主受纳、腐熟水谷，其气以下降为顺。胃气虚寒，不能腐熟水谷而气上逆，故食谷则欲呕吐。且胃气虚寒，易生饮邪，故常伴脉弦、胸闷、呕吐涎沫等症，治当以吴茱萸汤温胃散寒，降逆止呕。只要辨证准确，服本方，多能药到病除。但若辨证不准，用之亦有不效而呕吐反剧者，这可能因其证属胸膈有热而胃中有寒，误投吴茱萸汤则必助热而不受，致使其吐益甚，故曰“得汤反剧者，属上焦也。”

251条 得病二三日，脉弱，无太阳柴胡证，烦躁，心下硬，至四五日，虽能食，以小承气汤少少与，微和之，令小安。至六日，与承气汤一升。若不大便六七日，小便少者，虽不能食，但初头硬，后必溏，未定成硬，攻之必溏。须小便利，屎定硬，乃可攻之，宜大承气汤。

释义：本条再论大小承气汤的使用方法及其辨证要点。“得病二三日”，这里的“病”泛指疾病，确切地说指外感热病。“脉弱”，是相对脉紧而言，由紧变缓，相对地叫“脉弱”。从太阳病上篇“脉微弱，此无阳也，不可发汗”之文可以看出，脉微弱是脉由紧变弱，反映寒邪化热而已入里。“无太阳柴胡证”，指既无太阳表证，也无小柴胡汤的半表半里证。“烦躁”，是里有热。“心下硬”，是胃脘部硬满，乃阳明里实，胃气不和之证。“至四五日”，烦躁，心下硬满仍不缓解，言外之意，当有不大便一证，若反不能食，腹满疼痛拒按，脉沉紧，是燥屎已成，腑气不通；今能食，心下硬而脉弱，说明阳明病势轻浅，不耐峻下攻伐，只能“以小承气汤少少与”，以微和胃气。小承气汤的服法是煮取一升二合，分温二服。故

“少少与”，则一次只服三五合，而不超过六合，以微和胃气，使烦躁小安。若服药后至六日，仍不见大便，则须加大药量，当“与承气汤一升”（仍指小承气汤），则大便可下。

（二）中医护则

辨证施护。

（三）护理方法

（1）在临床中运用大承气汤时，须注意中病即止，勿使攻下太过而耗伤正气，所以仲师告诫后世，须“得下余勿服”“若一服利，则止后服”。小承气汤治疗阳明热实之轻证，当阳明热实相结，而热实证轻时，若初服即见便通，可适量而止；若大便仍未通，可饮尽一剂，以便通为度。当阳明里热炽盛，见到大便硬结，但脉尚弱者，切莫与大承气汤服用，只可小承气汤“少少与服之”，和胃通腑。“若更衣者，勿服之”，防止过剂伤正。或者当对病证尚不明确是否可用大承气汤泻下攻积之时，可用小承气汤“少少服之”以探之。

（2）临证之时，当遵照《伤寒论》中的辨治原则，或峻攻，或轻下，或缓，或润，或外导，既慎重又果断；既要中病即止以防过剂伤正，又要连续用攻以免留邪为患。

（3）注意用药后胃肠道反应、情志、行为等变化。同时通过服药后的反应来辨别具体病位及判断疾病发生、发展规律，以此来调整中药的剂量和用法。

【阳明病疾病预后的观察】

（一）条文与释义

212条 伤寒，若吐、若下后，不解，不大便五六日，上至十余日，日晡所发潮热，不恶寒，独语如见鬼状。若剧者，发则不识人，循衣摸床，惕而不安（一云顺衣妄撮，怵惕不安），微喘直视，脉弦者生，涩者死。微者，但发热谵语者，大承气汤主之。若一服利，则止后服。

释义：本条论述阳明腑实证误失泻下之机而导致正虚邪实的重证。伤寒，指病的来路，或发汗，或吐，或泻下后，热邪不解，反伤胃中津液，以致热结阳明，胃肠成实。因阳明主土，万物之所归，无所复传，故邪在阳明可滞留较长时间，竟有不大便五六日，甚至十余日的。日晡所发潮热，乃为阳明腑实典型症状之一。不恶寒，为表邪已解，邪气完全凝结于里的反映。独语，即自言自语；如见鬼状，形容神志昏糊而躁扰不宁的状态。这是阴精受伤，热邪干扰心神的反映。此时，当以大承气汤泻下肠胃燥屎，则病可愈。如果当下不下，坐失泻下之机，而燥热邪气更盛，正气更衰，则会使病情进一步恶化而出现昏不识人、循衣摸床、肢体躁动不安、精神不宁、微喘直视等脏阴竭乏、阴不敛阳、神不守舍、气不归根等危候。当阳明燥热已成，虽但见“发热谵语者”，亦当用大承气汤及时泻下，不能延误时机，以免病情加剧、恶化。“微者”是与“剧者”相较而言，病势为轻，并非指腑实轻证。由于大承气汤属泻下峻剂，故如果一服便利，燥热已下，则当止后服。

（二）中医护则

釜底抽薪，急下存阴。

（三）护理方法

（1）观察疾病预后：脉弦者生，脉涩者死。脉形弦长，标志着气治而脉未绝，尚有治疗余地；脉形涩短，则表明气病而阴将竭，已无治疗余地。原本小便难，进而为小便闭，则知化源已绝；原来腹满、时时哕，进而为腹满愈增，表明邪壅正败，则知预后不良。

（2）若出现大便次数增多、大便质地变稀、大便通畅、大便量特别多、大便气味腥臭难闻等，舌苔由黄色转白，腹胀痛减轻，体温降低，胸部、腹部烧灼感减轻，脉率减缓；烦渴喜饮减轻，舌红转淡，脉象由沉变

浮，舌燥苔变润，则标志肠热腑实证得以改善。

二、饮食调护

（一）条文与释义

下述各条，虽每一证候都有相兼之症，但均以饮食情况明示于文，足见其重视饮食情况的程度。

190条 阳明病，若能食，名中风；不能食，名中寒。

释义：能否饮食是鉴别阳明病寒热证的重要指征。《伤寒论》中将“能食”归类为“中风”，为阳邪中胃腑；将“不能食”的情况归类为“中寒”，为寒邪中胃腑。

191条 阳明病，若中寒者，不能食，小便不利，手足濈然汗出，此欲作固瘕，必大便初硬后溏。所以然者，以胃中冷，水谷不别故也。

释义：阳明病，若中寒，畏寒气逆，则不能食。湿盛木郁，则小便不利。手足阳泄而濈然汗出者，此寒气凝结，欲作痼瘕，大便必初硬后溏。所以然者，阳明阳虚，胃中虚冷，不能蒸化水谷，水谷不别，俱入二肠，而成泄利因也。

195条 阳明病脉迟，食难用饱。饱则微烦，头眩，必小便难，此欲作谷瘅，虽下之，腹满如故。所以然者，脉迟故也。

释义：“食难用饱”是指不能多进饮食。“阳明病脉迟，食难用饱”是阳明中寒证的特征。因阳明病脉应洪大或数而能食，今“脉迟，食难用饱”，胃阳虚弱，故不能多食。若强食过饱，胃虚难以受纳，就会出现“微烦，头眩”“小便难”，而“欲作谷瘅”。

“消谷善饥”是指食欲亢进，食下不久，又感饥饿。“消谷善饥”，是阳明病下后气分热退，血热及胃与胃合热之征。故《灵枢·脉经》云“有余于胃，则消谷善饥”。能食与否是指在病变中能不能饮食，往往是辨别病变程度等的依据。如《伤寒论》即是以能不能食辨阳明腑证燥结的甚微。阳明病出现谵语、潮热，由胃中热盛所致，胃热应能消食，如反不能食，说明热伤胃中津液，有燥屎结于胃肠。若症见饮食尚可，则知仅是大便而未致燥结。

（二）中医护则

健脾和胃，养胃生津。

（三）护理方法

（1）文中提倡粥糜自养，除桂枝汤外，也有很多方剂后注了服粥的护理内容，甚至在白虎汤及其类方中，将粥的原料——粳米直接作为一味药加入配伍。粳米味甘性平，主脾胃，米汤可以刺激胃液的分泌来帮助消化，有利于蛋白质和脂肪的吸收。煮成粥糜则味甘性温，具有扶正祛邪、和中培土、顾护脾胃和调和药效等作用。除最常见的药后服粥外，粳米粥还可以送服丸散，与药同煮，则可增养胃生津之效。

推荐食疗方1：粳米粥

【原料】粳米50g，瘦肉50g，鸡蛋白2个，胡萝卜或玉米50g。

【制作】将粳米、瘦肉、鸡蛋白与胡萝卜或玉米，加工成糊状，加水1L，文火煮30min，煮出米油200mL代水饮，适量分次温服粥食。

（2）饮食护理应用山药、姜、枣等温中之品。山药味甘性平，归肺、脾、肾经，是薯蓣科植物，常见如淮山药、怀山药、铁棍山药。既可食用，又可入药，有补脾养胃、生津益肺、补肾涩精的功效。大枣味甘性温，归脾、胃、心经，具有补中益气、养血安神的功效，与生姜同用，有调和营卫、扶正祛邪的作用。

推荐食疗方2：大枣山药粥

【原料】山药30g，大枣10枚，粳米100g，冰糖适量。

【制作】将粳米、山药、大枣（去核）洗净，放入砂锅，加水适量，煮烂成粥，加入冰糖，搅拌均匀即可。

（3）严格避开瓜果等寒凉之品。一则寒凉之品会伤害中焦脾胃，阻碍汗源；二则寒性收引，容易导致敛汗留邪。

（4）文中有云：“阳明病，汗出多而渴者，不可与猪苓汤。”阳明病热盛津伤之口渴，乃引水自救，倘复以猪苓汤利其小便，必致津液更伤，邪热更炽。所以膳食中严禁加入茯苓、薏苡仁等利尿渗湿之品。

三、用药护理

阳明热证（阳明经证）

【白虎汤证】

（一）条文与释义

176条 伤寒脉浮滑，此以表有热、里有寒，白虎汤主之。

释义：本条论述阳明病白虎汤的证治。脉浮滑，提示热邪弥散周身，充斥内外。这里的浮脉不是主表的浮，而是主热的浮脉；滑主热炽于里。故其证当为胃热弥漫，邪热充斥内外，表里俱热。本条简单叙述阳明病证，用方检症，当有身寒、汗自出、无恶寒、反恶热、心烦、舌干、口渴等。“表有热、里有寒”为论中存疑之一，综合诸注家的观点，当理解为“表里俱热”，治用白虎汤。

219条 三阳合病，腹满身重，难以转侧，口不仁面垢（又作枯，一云向经），谵语遗尿。发汗则谵语，下之则额上生汗，手足逆冷。若自汗出者，白虎汤主之。

白虎汤方

知母六两　石膏一斤（碎）　甘草二两（炙）　粳米六合

上四味，以水一斗，煮米熟，汤成去滓。温服一升，日三服。

释义：本条论述三阳合病之阳明热盛的证治。三阳合病是太阳、阳明、少阳三经同时发病，从《伤寒论》原文所描述的临床表现来看，还是以阳明热盛为主。腹满是由阳明邪热壅滞气机，腹部气机不畅所致；身重，难以转侧，是由邪气弥漫三阳，三阳经气不利所致；口中麻木，食不知味，面色不泽，如蒙尘垢，则是由阳明经脉绕口、过面部，阳明之热循经上熏所致；谵语是阳明经别上涌于心，胃热循经上扰心神，由心主神志和心主言的功能失常所致；遗尿是由热盛神昏，膀胱失约所致。若误用辛温发汗法，一定会更伤津液，使胃肠系统燥热更甚，加重谵语；如果不小心误用苦寒泻下法，因其里未成实，必伤及正气，使阴液竭于下，阳气没有依附而致往上走，可见额上汗出、手足厥冷之症。自汗出，为阳明热盛、迫津外泄的表现。本证虽然是三阳合病，但还是以阳明热盛为主，因此，宜用白虎汤辛寒清热。

白虎汤方中生石膏味辛寒，辛能解肌热、寒能清热，故可清解表里上下内外之热，尤以治胃热弥漫为擅长；知母苦寒润，不仅能清热，也能滋阴养液，与石膏相配，既能清阳明独盛之热，又能养护津液；炙甘草、粳米，甘温益气，滋养后天之源，又可以兼顾石膏、知母之寒凉，使其清热而不损脾胃之阳，共成辛寒清热之重剂。

（二）中医护则

辛寒清热。

（三）护理方法

（1）本证临床多见病人发热、汗出、口渴，或腹满，身重，食不知味，语言不畅，面色垢污如油妆，谵语，遗尿，脉象浮滑。如发现有神志不清、谵语、语声低微、循衣摸床、四肢不温等情况，应立即报告医师，采取有效的措施。

（2）保持病室安静、清洁、凉爽，温度、湿度适宜，光线不宜太强，可用窗布遮挡光线，或安排病人住向阴的房间。

（3）饮食清淡、易消化、营养丰富，少食多餐，可食清热生津之品，如梨、西瓜、苦瓜等。忌食生冷硬固及易壅滞气机之品，如红薯、土豆、豆制品、牛奶等。

（4）根据病人临床表现，采用说理开导法、释疑解惑法、顺情从欲法等，对其进行情志护理，使其保持良好的精神状态。

（5）煎服法。加水，以米熟汤成为度，去滓即成，温服200mL，日

三服。

（6）服药后观察病人体温、口渴、汗出、脉象等变化，如果病人服药后汗微出，脉静、身凉，病已向愈。汗湿的衣物、被服应及时更换，防止当风受凉。

【白虎加人参汤证】

（一）条文与释义

169条 伤寒无大热，口燥渴，心烦，背微恶寒者，白虎加人参汤主之。

释义：论述热结在里，表里俱热，是由阳明胃热炽盛，里热外蒸，邪热弥漫周身，充斥内外所致。本条中无大热，则可能是因为里热盛，迫津外泄，汗出过多，使外表之热得以宣散。但是从口渴、心烦可知，其里热更甚。渴欲饮水，无表证者，这是可以用白虎加人参汤主治的表现。

170条 伤寒脉浮，发热无汗，其表不解者，不可与白虎汤。渴欲饮水，无表证者，白虎加人参汤主之。

释义：论述白虎汤类方的禁忌证及白虎加人参汤证的辨证要点。禁忌：伤寒脉浮，发热无汗，不可与白虎汤。其中脉浮、发热、无汗，为寒邪闭表，若误用之，极易造成变证，因此后人有“无汗不得用白虎，有汗不得用麻黄”的警示。只有外无表寒，里热已盛，且伴津气两伤的渴欲饮水等诸证时，用白虎加人参汤，清里热、益气津。

222条 若渴欲饮水，口干舌燥者，白虎加人参汤主之。

白虎加人参汤方

知母六两　石膏一斤（碎）　甘草二两（炙）　粳米六合　人参三两。

上五味，以水一斗，煮米熟，汤成去滓。温服一升，日三服。

释义：论述阳明热证误下后，不但邪热未除，而且耗伤气津，出现渴欲饮水、口干舌燥的见症，治以清胃热、益气津，用白虎加人参汤。

此方立夏后、立秋前乃可服，立秋后不可服。正月、二月、三月尚凛冷，亦不可与服之，与之则呕利而腹痛。诸亡血、虚家，亦不可与，得之则腹痛、利者，但可温之当愈。

本方由白虎汤加人参而成，人参益气生津，主要针对本证气津两伤的病机，共成辛寒清热、益气生津之剂。

（二）中医护则

清邪热，益气生津。

（三）护理方法

（1）本症临床见病人发热、汗出、口燥渴、心烦、时时恶风或背微恶寒。

（2）病室应保持安静、清洁、凉爽，温度、湿度适宜，避免对流风，光线不宜太强，可用窗帘遮挡光线，或安排病人住向阴的房间。

（3）护理人员语言要亲切，根据病人临床表现，采用说理开导法、释疑解惑法、顺情从欲法等，对其进行情志护理，使其保持良好的精神状态。

（4）煎服法。加水2000mL，以米熟汤成为度，去渣即成，温服200mL，日三服。素有吐血、咳血的病人，以及体虚、失血病人慎用。

（5）给药后，若病人烦躁不安，给予安慰及劝说疏导；高热者应严密监测体温变化、汗出热退时间、口渴的改善程度并及时做好记录。

（6）本方在立夏后、立秋前方可服，而立秋后不可服，这是根据时令用药的一般原则。提示在一般情况下，秋冬寒冷季节，慎用大寒大凉之剂。

阳明腑实证

【调胃承气汤证】

（一）条文与释义

207条 阳明病，不吐不下，心烦者，可与调胃承气汤。

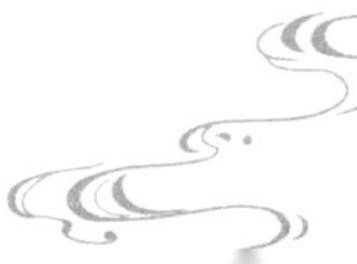

调胃承气汤方

甘草二两（炙） 芒硝半升 大黄四两（清酒洗）

上三味，切，以水三升，煮二物至一升，去滓，内芒硝，更上微火一二沸。温顿服之，以调胃气。

释义：本条论述调胃承气汤的证治。心烦，由阳明经别上通于心，当阳明胃肠实热壅结，浊热循经上扰于心神导致。本证论述较简，以方测症应有不大便、躁动不安等，治用调胃承气汤以泻下燥热、调畅胃气。

248条 太阳病三日，发汗不解，蒸蒸发热者，属胃也，调胃承气汤主之。

释义：本条论述调胃承气汤的证治。太阳病，发汗病不解，伤胃中津液，邪气化热入里，里热外蒸而见“蒸蒸发热”，说明邪已化热，病已转属阳明，是里热炽盛的表现，故治疗仍用调胃承气汤。

249条 伤寒吐后，腹胀满者，与调胃承气汤。

释义：本条论述调胃承气汤的证治。太阳伤寒，不用汗法，用吐法，吐后邪不外散，反因吐伤津液，使邪陷阳明；邪热内结，胃肠之气不得通顺，见大便不通，腹胀满。腹虽满，但不疼痛，说明病邪尚浅，大便也未硬，治疗仍用调胃承气汤。

调胃承气汤方方中大黄苦寒，攻积导滞，荡涤肠胃，推陈致新，泻热去实；芒硝咸寒辛苦，润燥软坚，泻热导滞。大黄、芒硝合用，可清胃热，又和胃燥，也可泻热通便；但是二者合用，泻下之力峻猛，经常直下肠胃。用此方的目的是通过胃肠道排泄体内燥热和毒素，所以会多加一味甘草，甘缓和中，使黄硝峻下之力缓缓发出，也使药效持续时间延长，起到以泻热为主的作用。

（二）中医护则

泄下燥热，条畅胃气。

（三）护理方法

（1）本证临床常见病人蒸蒸发热，濈然汗出，大便不通，心烦，腹胀满。

（2）保持病室环境安静、卫生，空气流通而凉爽，不宜直接吹对流风。病室内温度、湿度适宜，房间光线不宜太强，可用窗帘遮挡光线，或安排病人住背阴的房间。

（3）饮食要清淡、易消化，以软食和流质、半流质为主，宜食新鲜蔬菜、水果等清热生津、润肠通便的食物，忌食辛辣、刺激之品。

（4）煎服法：大黄、甘草切碎，加水600mL，浸泡60min，煎药时先武火后改文火，煎至200mL，去滓，加入芒硝，微火一二沸。空腹一次饮完，清晨服，效果更佳。

（5）服药前告知病人服药后会出现轻微腹痛，一般便后腹痛即消失。观察病人泻下之物的色、量、质，以及汗出情况、体温变化等。若泻下太过，腹痛剧烈，出现虚脱，应及时通知医师，采取相应的救治措施。

【小承气汤证】

（一）条文与释义

213条 阳明病，其人多汗，以津液外出，胃中燥，大便必硬，硬则谵语，小承气汤主之。若一服谵语止者，更莫复服。

释义：本条论述阳明病便硬、谵语的成因与治疗。阳明病里热炽盛，迫津外泄，见多汗；汗出过多，津液耗伤，以致胃肠内津亏干燥而结实，见大便必硬；因大便硬结，腑气不通，热灼上攻，上扰心神，见心烦；心主神志和心主言的功能失常，则见谵语。治用小承气汤，以泻热通便、行气和胃。如果服用后，硬便下，谵语止，说明腑气已通，燥实热结已去，应当停服；若再服再下，则有下伤正气之虞。

214条 阳明病，谵语发潮热，脉滑而疾者，小承气汤主之。因与承气

汤一升，腹中转气者，更服一升；若不转气者，勿更与之。明日又不大便，脉反微涩者，里虚也，为难治，不可更与承气汤也。

释义：本条论述阳明腑实轻证的证治及注意事项。阳明病，燥结成实，腑气不通，浊热上扰，见谵语；阳明经气旺于申酉之时，当阳明燥热内盛时，每于日晡前后正邪斗争激烈，而见定时发热。大承气汤证脉象当见沉实，但这里的阳明病，谵语、发潮热，虽是大承气汤的见证，只是本证脉滑而疾，不是大承气汤的沉实脉象，故不敢贸然投用大承气汤，于是试投小承气汤来治疗。用小承气汤一升后，如见腹中转气，是肠中燥屎已动，因药轻病重而未致泻下，因此可以再服一升，以便通热泄为愈。如果不见转气，提示腑实未成，不可再服承气汤。如便通热泄后，第二天又出现不大便，脉反见涩滞不利之象，这是气血津液大亏又有结滞的表现。正衰邪结，攻补两难，故为难治，便不能再用承气汤了。

250条 太阳病，若吐、若下、若发汗后，微烦，小便数，大便因硬者，与小承气汤，和之愈。

释义：本条论述太阳病误治而致热结成实的证治。太阳病当以汗解，如误用吐法、下法或发汗法太过，均会损伤津液，使表邪入里，邪从燥化，燥热内结而转为阳明实证。邪热上扰，则心烦；燥热结实，故大便硬；阳明燥邪内盛，迫津偏渗，见小便数多；小便数多，津液不能入胃肠，大便必然硬结。然而心烦尚微，大便硬，并非大实之证，故治用轻下之法，用小承气汤破滞除满，通便泻热。

小承气汤方组方如下：

大黄四两（酒洗），厚朴二两（炙，去皮），枳实三枚（大者，炙）。

上三味，以水四升，煮取一升二合，去滓。分温二服。初服汤，当更衣，不尔者，尽饮之，若更衣者，勿服之。

小承气汤方方中大黄苦寒，泻热去实，推陈致新；厚朴苦辛而温，行气除满；枳实苦而微寒，理气消痞。三药合用，共成通便导滞之剂。本方不用芒硝而用枳、朴，泻热之力较调胃承气汤弱，但通腑之力又较其强。用枳、朴的量较大承气汤小，又无芒硝，故泻热或通腑之力都弱于大承气汤。初服当更衣，其通下之力较缓。若更衣者，勿服之，应中病即止，不可过多使用，以免损伤正气。

（二）中医护则

泻热通便，破滞除满。

（三）护理方法

（1）小承气汤证临床见汗出，大便硬，腹大满，潮热，或发热、微烦，甚者谵语，脉滑而疾。

（2）因发热多汗，津液耗伤，则病室应保持合适的湿度。病人有潮热、微烦，房间宜保持安静、凉爽，温度、湿度不宜过高，光线不宜太强，可用窗帘遮挡光线，或安排病人住向阴的房间。

（3）饮食宜清淡、软烂、新鲜、生津多汁，以软食和流质、半流质为主，可多食新鲜的蔬菜、水果等有利于润肠通利的食物，如菠菜、黄瓜、萝卜、芹菜、蜂蜜、花生、苹果、梨、香蕉等。鼓励病人多饮水，喝凉果汁或蔬菜汁，忌食辛辣刺激之品。

（4）身体虚弱的病人，出燥屎后，易出现虚脱之症，应及时服果汁或面汤，以防伤阴亡阳之危象。

（5）煎服法：取三味药同煎，不分先后，加水800mL，煮取240mL，去滓，凉服120mL，日二服。本方属泻下清热药，作用的脏腑属肠胃，根据子午流注肠胃之气旺于卯时和辰时，即上午的5:00—9:00，服用时机安排在清晨，空腹凉服。

（6）服药前告知病人服药后会出现轻微腹痛，一般便后，腹痛即消失。

（7）本方属缓下药物，过服易致克伐而伤正气，故服药时要严密观察病人服药后腹中转气的情况。服药后若腹中转气，宜再服，将余药尽饮，以大便解出为度，以去其邪热宿滞；若不转气，则不可再服。

（8）要连续观察病人脉象变化情况，若由脉滑而疾转为微涩，则为里

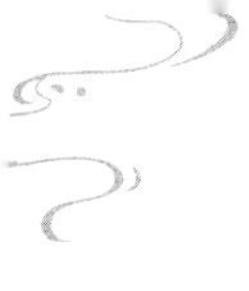

虚之证，不可再服本药，否则正气将败，断不可更虚其虚。

（9）汗出后应多饮温开水，或根据汗出多少，适量服用淡盐水。

【大承气汤证】

（一）条文与释义

215条 阳明病，谵语，有潮热，反不能食者，胃中必有燥屎五六枚也。若能食者，但硬耳，宜大承气汤下之。

释义：本条以能食与不能食辨阳明腑实燥热之微甚，并补充不能食亦为燥屎内结之外候。阳明病，谵语、发潮热，是腑实已成，但燥结程度，需结合能食与不能食来分辨。一般而言，胃有燥热，当消谷引食，今反不能食，必是燥屎结滞，腑气壅滞不行所致，故言“胃中必有燥屎五六枚也”。既然燥屎已成，则当用大承气汤攻下。若谵语、潮热而饮食尚可，则知大便虽硬，尚未至燥结坚硬，此证不宜用大承气汤，可予小承气汤或调胃承气汤。

220条 三阳并病，太阳证罢，但发潮热，手足漐漐汗出，大便难而谵语者，下之则愈，宜大承气汤。

释义：本条论述二阳并病，转属阳明腑实的证治。太阳与阳明并病，太阳证罢，只见潮热、大便难、谵语，是邪气已转属阳明的表现。四肢禀气，阳明燥热逼迫津液外泄，则可见手足汗出不断等外候。此外候和潮热、谵语、大便难并见，为阳明燥热成实的证据，因此宜用大承气汤泻下燥屎。

238条 阳明病，下之，心中懊憹而烦，胃中有燥屎者，可攻。腹微满，初头硬，后必溏，不可攻之。若有燥屎者，宜大承气汤。

释义：本条辨阳明病可攻与否及燥屎内结的证治。有燥屎者，可以再攻，方用大承气汤。如果下后只见腹部轻微胀满，则燥屎尚未形成，大便必初硬后溏，故不可攻下。方中大黄苦寒，攻积导滞，荡涤肠胃，泻热去实；芒硝咸寒辛苦，润燥软坚，泻热导滞；枳实辛而微寒，理气消痞；厚朴苦辛而温，利气消满。四药相合，共成攻下实热、荡涤燥结之峻剂。

241条 大下后，六七日不大便，烦不解，腹满痛者，此有燥屎也。所以然者，本有宿食故也，宜大承气汤。

释义：本条论述大下后燥屎复结的证治。阳明病大下后，又六七日不大便，心烦不解，腹满痛，这是下后余热未清，宿食未尽，燥热与宿食又重新结聚形成燥屎，常见阻塞。属于用一次下法不能解决，依旧可以再用下法的临床表现，故宜用大承气汤泻热通腑，下其燥屎。

242条 病人小便不利，大便乍难乍易，时有微热，喘冒（一作息），怫郁不能卧者，有燥屎也，宜大承气汤。

释义：本条论述燥屎形成的另一种情况。本证由于阳明腑实，燥屎内结，腑气不通，故大便乍难，即大便硬而难出；因燥屎内结，邪深伏于里，不能发泄于外，故时有微热；又因小便不利，津液未至枯竭，部分津液尚能还于胃肠，所以燥屎虽结，但有时大便乍易；腑气不通，浊邪上干于肺则喘，上犯清空则喘冒；因喘冒症状严重，故不能卧寐。治宜用大承气汤攻下燥屎。

252条 伤寒六七日，目中不了了，睛不和，无表里证，大便难，身微热者，此为实也。急下之，宜大承气汤。

释义：本条论述伤寒见目中不了了，睛不和者，治当急下。伤寒六七日，既无发热、恶寒之表证，又无潮热、谵语之里证，仅见大便困难，身有微热，病似不特急，但是见视物模糊，目睛不能转动，说明邪热深伏，阴精被劫。既已燥热内实，为何不见潮热、谵语、腹满疼痛等里实证？这是因为阴精欲竭，正气已衰，无力与邪气抗争，故症状反而隐匿不显。当以大承气汤急下，保存肝肾之阴液。

253条 阳明病，发热，汗多者，急下之，宜大承气汤。

释义：本条论述阳明病见发热、汗多者，治当急下。汗出本是阳明病外候，由里热炽盛，逼迫津液外泄所致。如见发热，汗出过多，如不急下其热，则必致津液过耗，陷入真阴欲竭之危境，故须以大承气汤急下燥热实邪，以救将亡之阴液。

254条 发汗不解，腹满痛者，急下之，宜大承气汤。

释义：本条论述阳明腑实之势急者，治当急下。汗不解，津液外夺，迅速出现腹满疼痛，可知燥热结滞之势迅速，故应当机立断，用大承气汤急下阳明燥实，顾护阴液。

255条 腹满不减，减不足言，当下之，宜大承气汤。

释义：本条辨腹满当下的证治。阳明病，腹满一直存在，没有症状减轻的时候，即使有减轻也是偶尔，这种减轻微不足道。这是热实腹满的特征，此种腹痛一定伴有不大便、腹痛拒按、舌苔黄厚干燥等见症，故治当攻下，宜用大承气汤。

大承气汤方组方如下：

大黄四两（酒洗），厚朴半斤（炙，去皮），枳实五枚（炙），芒硝三合。

上四味，以水一斗，先煮二物，取五升，去滓，内大黄，更煮取二升，去滓，内芒硝，更上微火一两沸。分温再服，得下，余勿服。

大黄苦寒，攻积导滞，荡涤肠胃，推陈致新，泻热去实；芒硝咸寒辛苦，润燥软坚，泻热导滞；枳实辛而微寒，理气消痞；厚朴苦辛而温，利气消满。四药相合，共成攻下实热、荡涤燥结之峻剂。

（二）中医护则

实热攻下，燥结荡涤。

（三）护理方法

（1）临床可见潮热，谵语，大便秘结，腹胀满、绕脐痛、拒按，手足汗出，脉沉实有力，重者不识人，循衣摸床，惕而不安，微喘直视。做好病情观察和记录，防止出现急危重症。

（2）保持病室安静、凉爽，光线柔和，可用窗帘遮挡光线或安排病人于向阴的房间。

（3）治疗和护理尽量集中进行，少打扰病人。意识模糊、谵语者要加强安全护理，加设护栏，加强巡视，防止坠床。

（4）饮食宜清淡、富含维生素、易消化、易生津，以软食、流质和半流质为主，可多食新鲜的蔬菜、水果等有利于润肠通利的食物，鼓励多饮水，多喝凉果汁或蔬菜汁，如西瓜汁、梨汁、橘汁等，忌食辛辣、油腻、厚味之品。

（5）煎服法：加水1000mL，先煎枳实、厚朴，煎至500mL，后纳大黄，煎至400mL，去滓，再纳芒硝（亦可冲服），更上微火一二沸。得大便下，余勿服。本方属泻下清热药，作用的脏腑属肠胃，根据子午流注肠胃之气旺于卯时和辰时，即上午的5:00—9:00，服用时机应安排在清晨，空腹凉服。

（6）本方属峻下药，过服易致克伐而伤正气。若得大便下，勿再服；若不下，可再服。同时要观察病人脉象的转归，若由脉滑而数转为弦直，提示病情为逆，其病不易治愈。

（7）观察病人泻下之物的色、量、质，以及汗出情况、体温变化等。若泻下太过，腹痛剧烈，出现虚脱，应及时通知医师，采取相应的救治措施。

四、发汗法护理

汗法，是通过开泄腠理、调畅营卫、宣发肺气等作用，使在表的外感六淫之邪随汗而解的一类中医护治方法。汗法不以汗出为目的，主要通过出汗使腠理开、营卫和、肺气畅、血脉通，从而祛邪外出，使正气调和。所以，汗法除了主要治疗外感六淫之邪所致的表证外，凡是腠理闭塞、营卫郁滞的寒热无汗，或腠理疏松，虽有汗，但寒热不解的病证，皆可用汗法。

故而阳明病中用汗法亦是理所当然之事，并不仅仅是太阳病篇可用汗法。阳明病篇条文“脉但浮，无余证者，与麻黄汤；若不尿，腹满加哕者，不治”，麻黄汤是汗法的典型代表。胡希恕亦在文中提到“阳明病者应慎用汗法”，所以在临床临证施护时一定要辨证在先，了解阳明病的发展阶段，以决定是否实施汗法。

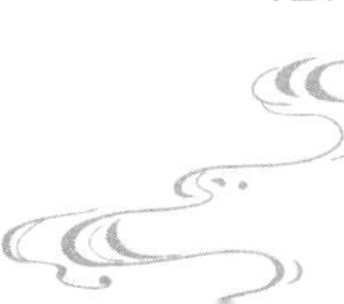

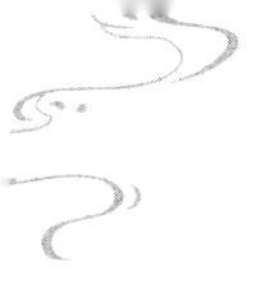

（一）条文与释义

179条 ……少阳阳明者，发汗，利小便已，胃中燥烦实，大便难是也。

释义：少阳阳明者，发汗、利小便已，胃中燥烦实，大便难是也。阳明之病，或自太阳传来，或自少阳传来，或由本经自入。自少阳来者，谓之少阳阳明。少阳阳明者，发汗利水，胆液枯槁，因而胃中燥热，大便艰难也。少阳阳明者，发汗利水，是为少阳误治，胆液枯槁，因而胃中燥热，大便艰难。

221条 阳明病，脉浮而紧，咽燥口苦，腹满而喘，发热汗出，不恶寒，反恶热，身重。若发汗则躁，心愦愦，反谵语。若加温针，必怵惕烦躁，不得眠；若下之，则胃中空虚，客气动膈，心中懊憹，舌上苔者，栀子豉汤主之。

释义：阳明病脉浮紧，属里热实证，切不可误作伤寒而妄用汗法。若妄用辛温发汗法，则津液愈伤，里热愈炽，热扰心神则燥，心中愦愦然烦乱不安，更兼谵言乱语；若因脉浮紧、身重，误认为寒湿为患，而施以温针，强发其汗，是以火助热，内劫心神，故有惊恐不安、烦躁不得眠等症。

（二）中医护则

发汗驱邪，调和营卫。

（三）护理方法

（1）保持病室安静、空气新鲜。

（2）饮食宜清淡，忌黏滑、肉面、五辛、酒酪、酸性和生冷食物，因酸性食物有敛汗作用，而生冷食物不易散寒。

（3）药宜武火快煎，麻黄煎煮去上浮沫，芳香药宜后下；服药时温度适宜；服药后卧床，加盖衣被，保暖以助发汗，并且在短时间内大口喝下热稀粥约200mL，或给予温水、热饮料、热豆浆等，以助药力，促其发汗；若与麻黄、葛根同用时，则一般无须啜热粥。因药细需助，药重无须助，以防出汗过度。

（4）观察出汗特点：有汗、无汗、出汗时间、遍身出汗还是局部出汗等。一般情况下，汗出热退即停药，以遍身微微汗出最佳，忌大汗。若汗出不彻，则病邪不解，需继续用药；而汗出过多，会伤津耗液，损伤正气，可给予病人口服糖盐水或输注液体补水；若大汗不止，易导致伤阴亡阳，应立即通知医师，及时采取措施。

（5）汗出热退时，应及时用干毛巾或热毛巾擦干，忌用冷毛巾擦拭，以防毛孔郁闭，不利于病邪外达。大汗淋漓者，暂时不要给予更衣，可在其胸前、背后铺上干毛巾，汗止时再更换衣被，注意避风寒，防止复感。

（6）病位在表者，服药后仍无出汗，纵然热不退，也不可给予冷饮和冷敷，以免“闭门留寇”，使邪无出路，入里化热成变证，热反更甚。可以针刺大椎、曲池以达到透邪发汗的目的。

（7）对表证兼有风湿者，须用数次微汗，以达祛风除湿之效。由于风湿互结，湿性重浊，黏滞不爽，要使其遍身微似汗出，缓缓蒸发，则营卫畅通，风湿才能俱去。忌大汗，因风为阳邪，其性轻扬，易于表散；湿为阴邪，其性濡滞，难以速去。若大汗而出，则风气随去而湿邪仍在，不但病不能愈，还使卫阳耗伤。

五、下法护理

（一）条文与释义

207条 阳明病，不吐不下，心烦者，可与调胃承气汤……

释义：此中“心烦者”乃由阳明燥结里实，腑气不通，胃热上扰，胃络通于心，此当有脘腹胀满，大便不下之症，为实烦。

213条 阳明病，其人多汗，以津液外出，胃中燥，大便必硬，硬则谵语，小承气汤主之。

释义：此中阳明里热炽盛，迫津外泄，则“多汗”；汗多而胃津被耗，则“胃中燥”；燥热乏津与糟粕互结，则“大便必硬”；腑气不通，燥热扰心，则“谵语”。

215条 阳明病，谵语，有潮热，反不能食者，胃中必有燥屎五六枚也。若能食者，但硬耳，宜大承气汤下之。

释义：此中言胃肠热结，燥屎里实，腑气不通，且胃气壅塞不能收纳，肠中燥屎内结，为燥结较重之候。

220条 三阳并病，太阳证罢，但发潮热，手足漐漐汗出，大便难而谵语者，下之则愈，宜大承气汤。

释义：此中提出太阳证罢，阳明燥结，阳明腑实，津液耗竭，仅可见手足漐漐汗出，见此证，可予大承气汤攻下。

233条 阳明病，自汗出，若发汗，小便自利者，此为津液内竭，虽硬不可攻之，当须自欲大便，宜蜜煎导而通之。若土瓜根及大猪胆汁，皆可为导。

释义：此中乃阳明热迫津外出，再发汗，津液更伤，再加小便自利，津液内竭，故而大肠失去濡润，大便硬结。但此时阳明热已解，故无发热、燥热等症，此“胃家实”只有肠燥便硬而已，且见便意频频，难以排除，粪便结于大肠末端，往往见于大病恢复期。

故见此诸证，病位在大肠末端者，乃“胃家实”之津竭肠燥，便硬迫肛之证，当立外导引之法下之，以润燥滑肠，导下通便。

238条 阳明病，下之，心中懊侬而烦，胃中有燥屎者，可攻。腹微满，初头硬，后必溏，不可攻之。若有燥屎者，宜大承气汤。

释义：此中提出阳明病下之后，燥结里实未尽，仍需攻下时，如果见“心中懊侬而烦”，则表明余热未清，复与肠中糟粕结为燥屎，扰乱心神，此时应伴有腹满硬，痛剧、不大便等症，可用大承气汤。

242条 病人小便不利，大便乍难乍易，时有微热，喘冒（一作息），怫郁不能卧者，有燥屎也，宜大承气汤。

释义：此中提出小便和大便不在阳明腑实证中的三种关系，一为“小便利者，大便当硬”；二为津伤热结，二便皆不通；三为“小便不利，大便乍难乍易”。若出现乍难乍易，则表明燥屎内结，难以排除，同时出现部分津复还于肠中，又有大便易下。若遇此况，同时见因浊热上犯而致的喘而晕眩，则可判定燥屎已结，可下。

故见此诸证，病位在大肠，乃“胃家实”之实热深伏，燥结耗津之证，当立峻下之法，以攻下实热，涤荡燥结，急下存阴。

247条 趺阳脉浮而涩，浮则胃气强，涩则小便数，浮涩相搏，大便则难，其脾为约，麻子仁丸主之。

释义：此中提出浮脉和涩脉，此时浮脉为胃中有热，涩脉为脾阴不足。脾本为胃行津液，灌溉四旁，今脾的传输功能被胃热所束缚，津液不得布达而下渗为小便，故小便数；大肠失去滋润，故大便干结。此症状可见大便数日不行，硬结难下，但无腹满疼痛等状。

故见此诸证，病属津乏，乃“胃家实”之津液疏布失常，而津亏肠燥之证，当立润下之法，以润肠泻热，清胃强脾，缓通大便，用麻子仁丸。

248条 太阳病三日，发汗不解，蒸蒸发热者，属胃也，调胃承气汤主之。

释义：此中“蒸蒸发热者”乃由邪气入里，化为实热，热而蒸腾，热而潮润。此当有濈然汗出，心烦，谵语，脘腹胀满，大便不下之实证。

249条 伤寒吐后，腹胀满者，与调胃承气汤。

释义：此中“腹胀满者”乃邪热入里或肠腑乏津液，阳明燥实腹满，此当有腹满持续不减，腹痛，口渴，大便不下之实证。故见此三证者，病位在胃脘，乃为“胃家实”之胃燥甚、痞满轻证，当立和下之法，以泻热和胃，缓下热结。

250条 太阳病，若吐、若下、若发汗后，微烦，小便数，大便因硬者，与小承气汤，和之愈。

释义：此中太阳误用汗法、吐法，津液耗伤，邪传入里，进入阳明，此时津液被燥热所迫，下渗膀胱，则小便频数，肠道更失濡润，则燥屎内结，大便干硬。

故见此诸证，病位在小肠，乃“胃家实”燥屎初结于肠，痞满为主，燥

坚不甚之证，当立轻下之法，以泻热通便，消滞除满。

（二）中医护则

寒下、温下、润下、逐下、攻补兼施。

（三）护理方法

下法，亦称泻下法，是通过运用泻下药，荡涤肠胃，通利大便，使停留在肠胃中的宿食、燥屎、冷积、瘀血、结痰、停水等从下窍而出，以驱邪除病的一种治疗方法，主治邪正俱实之证。《素问·至真要大论》中提到“其下者，引而竭之”“中满者，泻之于内”，就是下法的理论依据之一。由于邪在肠胃，以致大便不通，燥屎内结，或热结旁流，以及停痰留饮、瘀血积水等邪正俱实之证，均可使用。因为病性有寒热，正气有虚实，病邪有兼夹，所以下法又有寒下、温下、润下、逐下、攻补兼施之别，以及与其他治法的配合使用。

1．寒下

适用于里实热证，高热烦渴，大便燥结，腹胀疼痛，腑气不通，脉沉实；或热结旁流，下利清水，腹胀疼痛，按之坚硬有块，口舌干燥，脉滑实；或里热实证之高热不退，谵语发狂；或咽喉、牙龈肿痛以及火热炽盛等证。代表方有大承气汤、增液承气汤等。

（1）病人有高热、烦躁不安、口渴舌燥等表现，应安排在调节温度和湿度方面良好的病室，使其感到凉爽、舒适，有利于静心养病。

（2）大承气汤，应先煎方中的枳实和厚朴，大黄后下，芒硝冲服，以保其泻下之效。

（3）服药期间，应严密观察病情变化及监测生命体征，观察排泄物的性质、量、次数、颜色及腹痛减轻的情况。若泻下太过出现虚脱，应及时配合救治。

（4）服药期间，应暂禁食，待燥屎泻下后再给予米汤、面条等养胃气之品，禁食3～5日后给予清淡、易消化的饮食。忌油腻、辛辣食物及饮酒，以防热结再作。

（5）服药期间不可同时服用辛燥品、滋补药。

（6）表里无实热者及孕妇忌用。

2．温下

适用于因寒成结之里实证，脐下硬结，大便不通，腹痛喜温，手足不温，脉沉迟。代表方有大黄附子汤、温脾汤等。

（1）温下证者，宜住向阳病室，注意保暖，使病人感到温暖舒适。

（2）饮食方面应注意给予性温热之食品。

（3）温脾汤，方中大黄应先用酒洗后再与其他药同煎，宜饭前温服。

（4）服药后应观察腹部冷结疼痛的减轻情况，宜取连续轻泻。服药后，如腹痛渐减，肢温回缓，为病趋好转之势。

3．润下

适用于热盛伤津，或病后津亏未复，或年老津涸，或产后血枯便秘，或习惯性便秘等。代表方有五仁汤、麻子仁丸等。

（1）润下药一般宜早、晚空腹服用。服药期间应配合食疗，以润肠通便。

（2）习惯性便秘病人应养成定时排便习惯，也可在腹部使用按摩疗法。

4．逐下

适用于水饮停聚体内，或胸胁有水气，或腹肿胀满，凡脉证俱实者，皆可逐下。代表方有十枣汤、舟车丸、甘遂通结汤等。

（1）逐下药多用于胸水和腹水之症，服药后要注意心下痞满和腹部胀痛的情况。

（2）逐下药泻下作用峻猛，能引起剧烈腹泻，使体内潴留的水液从大便排除，部分药兼有利尿作用。适用于水肿、胸腹积水、痰饮之症。因为此药有毒而力峻，易伤正气，所以体虚者、孕妇忌用，有恶寒表证者不可服用。

5．攻补兼施

适用于里实证兼虚证而大便秘结者。代表方有新加黄龙汤、增液承气汤。

（1）病人多属里实便秘而兼气血两虚、阴液大亏证，用药中病即止，不可久服。

（2）服用新加黄龙汤需加姜汁冲服，既可以防止呕逆拒药，又可以借姜振奋胃气。

六、生活起居护理

（一）条文与释义

202条 阳明病，口燥，但欲漱水不欲咽者，此必衄。

释义：本条论述阳明经热致衄的机理。阳明病，如果里有热，热邪蒸腾，津液受伤，胃中干燥，必大渴，欲饮水数升，是为白虎加人参汤证。今里无热，但经中有热，阳明经起于鼻，交頞中，下循鼻外，入上齿中，还出挟口，环唇，故经有热，则口齿干燥，“但欲漱水不欲咽”。阳明经热不解，迫血妄行则衄。成无己指出：“阳明里热，则渴欲饮水，此口燥但欲漱水不欲咽者，是热在经而里无热也。阳明气血俱多，经中热甚，迫血妄行，必作衄也。”他讲得很有道理。也有的注家认为：腑热为气分之热，所以大渴引饮；经热在血脉，为血分之热，热在阴分而局限，故虽口燥，却不渴饮。此说亦可参考。

216条 阳明病，下血谵语者，此为热入血室。但头汗出者，刺期门，随其实而泻之，濈然汗出则愈。

释义：本条论述阳明热入血室的证治。阳明病谵语，若与腹满硬痛、不大便、潮热等症共见，为阳明腑实证；本证谵语而见下血，是阳明之热，内迫血室，与血相结，形成热入血室证。但头汗出，为血热互结，血中之热不能透发于外而熏蒸于上所致。治法宜刺期门，随其实而泻之，因期门为肝经募穴，且血室（胞宫）又隶属肝经，故刺期门可以疏利肝胆之气、泻血室之实热，从而使气血调和，阴阳平衡，正胜邪却，热随汗泄而病愈。

（二）中医护则

清热润燥止血，泄肝热，调畅气机。

（三）护理措施

（1）临床应将病人安排在背阴凉爽、光线偏暗的病室内，保持病室安静、舒适，温度保持在18～22℃，湿度以50%～60%为宜。

（2）衄血证病人采取平卧位或者坐位，头向后仰，避免头低位作业，防止诱发鼻出血。

（3）观察病人生命体征变化；有出血的病人，需观察出血量、色。如有头晕、面色苍白、出冷汗、脉速、血压下降等，及时报告医师，及时处理。出血较多时，可予云南白药、三七粉药棉等填塞，压迫止血。

（4）针刺期门，热随汗泄而病愈。

（5）热在气分时，中药汤剂宜凉服；热在血分时，中药汤剂宜温服。注意观察用药后的疗效及反应。

（6）饮食予高热量、易消化的半流质或软食，多吃蔬菜水果，多进食苦瓜、冬瓜等清热泻火类食物，忌辛辣刺激之品。

七、情志护理

【言语异常：谵语、郑声、独语】

（一）条文与释义

210条 夫实则谵语，虚则郑声。郑声者，重语也。直视谵语，喘满者死。下利者亦死。

释义：本条论述谵语、郑声的临证表现及预后情况。阳明热盛，热邪侵扰神明而导致谵语，表现为声高气粗、胡言乱语，多属实证；郑声多为精气虚衰，心神无主所致，表现为声低息微，言语重复，多为虚证。谵语虽然为实证，但如果伴有直视、喘满或下利者，则为危证，为里热极盛，阴液虚竭，不能上注，阴竭阳无所附，肺气上脱则喘满，中气衰败则下利，邪实证虚，因此为死证，预后不良。

211条 发汗多，若重发汗者，亡其阳，谵语脉短者死，脉自和者不死。

释义：本条论述谵语属于虚者，因汗出过多而亡阳，心神失养所致，其预后取决于阳气的恢复与否。如果阳衰阴竭，脉道不充，则脉短，证属危重，所以说“死”；如果脉不短而平和，则病情虽重，但正气尚有恢复之机，所以说“不死”。

（二）中医护则

移情易性，顺情从欲。

（三）护理方法

（1）密切观察病人生命体征、神志、瞳孔等变化。如发现有神志不清、谵语、语声低微等情况，应及时报告医师，采取相关措施。

（2）给予高热量、易消化的半流质或软食，必要时遵医嘱鼻饲，保证足够的营养与水分。

（3）对于谵语的病人，应注意安全，如加设床档或使用约束带妥善约束，防止意外发生；有义齿应取出。

（4）将郑声者安排在背阴凉爽、光线偏暗的病室内，保持病室安静、舒适，以及温度、湿度适宜。

（5）协助病人生活起居，给予精神安慰，消除其紧张心理。

【行为异常：如见鬼状、循衣摸床】

（一）条文与释义

212条 伤寒，若吐、若下后，不解，不大便五六日，上至十余日，日晡所发潮热，不恶寒，独语如见鬼状。若剧者，发则不识人，循衣摸床，惕而不安（一云顺衣妄撮，怵惕不安），微喘直视，脉弦者生，涩者死……

释义：本条论述阳明腑实重证的证治和预后。伤寒表证，本当以汗法治疗，却误用催吐或攻下，导致胃肠津液损伤，邪入阳明，化热化燥，形成阳明腑实证，故见多日不大便。日晡所发潮热，是阳明腑实证典型的热型，不恶寒为表邪已解。独语如见鬼状即是谵语，为阳明浊热循经上扰心神所致。见此不大便五六日、谵语潮热之证，当用大承气汤攻下燥屎，通腑泄热。“若服一利，则止后服”，强调中病即止，避免过下克伐正气。当下不下，燥热之邪进一步耗伤阴液，使病情加剧。心阴耗损，心神失养则惕而不安，不识人；肝阴被伤，虚风内动则循衣摸床；肺肾阴亏，气不摄纳，又加腑气不通，肺气不降则喘；肝肾阴精被耗，不能上养目则直视，病止于此，已属正伤邪实之证。若脉见弦长，为阴液未竭绝，正气犹存，尚有生机；若脉见短涩，则正虚邪实，热极津枯，预后不良。

（二）中医护则

以情胜情法。

（三）护理方法

（1）密切观察病人生命体征、神志、瞳孔等变化。发现如见鬼状、循衣摸床、四肢不温等情况，应及时报告医师，采取相应措施。

（2）协助病人做好基础护理，如口腔护理、皮肤护理等。

（3）给予高热量、高维生素、易消化的流质，或半流质，或软食，可多食新鲜的蔬菜、水果等有利于润肠通利的食物；鼓励多饮水、凉果汁或蔬菜汁，如西瓜汁、梨汁、橘汁等；忌食辛辣、油腻、厚味食品。

（4）治疗护理得当后，神志逐渐恢复，病情由重转轻，其脉弦而不燥，为阴液未竭，尚有生机。应密切观察病人服药后的反应，中病即止，以免过剂伤正。

（5）医护人员要态度诚恳地关心体贴、安慰同情病人。除言语、态度外，还应重视病室环境和病人周围的人及事，多加照顾，使病人感受到温暖、亲切和舒适，使其消除顾虑，积极配合治疗。

【睡眠异常：欲眠、不得眠】

（一）条文与释义

221条 ……若加温针，必怵惕，烦躁，不得眠……

释义：本条也是误治，用温针误治。本已阳明有热，又以温针治热，致阴液大伤，阳明热更甚，扰乱心神，烦躁更甚，不得安睡。“怵惕”就是惊惧、惊恐；“烦躁”是里热扰心，心阴不足；不得眠，睡不好觉。

268条 三阳合病，脉浮大，上关上，但欲眠睡，目合则汗。

释义：本条三阳合病就是既有太阳病，又有阳明病，也有少阳病，三阳经同时发作。脉浮是太阳脉，大为阳明脉，靠关上一点叫作关上关，候心下之疾。少阳病在胸胁，主要是胁下，因此可以说关上关是候少阳之邪。阳性证是亢奋的、热性的，三阳都是热，就是表里内外俱热，易伤津液，因此出现欲眠睡；目合则汗就是盗汗。

（二）中医护则

移情易性，顺情从欲。

（三）护理方法

（1）提供安静、舒适的环境，强调静养，根据病情变化，采取相应的护理措施及情志护理。

（2）尽量减轻病人身体及心理压力。焦躁不安、恐惧恍惚等情绪会直接影响病人的睡眠质量，一旦发现病人情绪不安，要及时与之沟通，帮助其疏导，缓解不良情绪，保持轻松、愉快的心情，这样才有助于睡眠。

（3）选择合适、舒适的睡眠姿势，好的睡眠姿势对改善睡眠障碍病人有一定作用。

（4）养成良好的睡眠习惯，睡前不宜喝浓茶、咖啡，不过量饮酒，不做剧烈运动等。

（5）必要时遵医嘱予药物治疗，不能随便用药。

【情绪异常：烦躁、心中懊憹】

（一）条文与释义

221条 若发汗则躁，心愦愦，反谵语。若加温针，必怵惕，烦躁，不得眠；若下之，则胃中空虚，客气动膈，心中懊憹……

释义：若误用辛温发汗，则伤津助热；里热更胜而上扰心神，则会心神浮躁、烦乱不安，反增谵语的变证。若误用火针，强发其汗，以火治热，心神被扰，则会出现恐惧不安、烦躁不得眠的变证。若误用苦寒攻下，因腑实未成，必徒伤无辜，使胃中空虚，邪热乘虚伤犯胸膈，从而形成心中懊憹。

（二）中医护则

发泄解郁，以情胜情。

（三）护理方法

（1）阳明病在三阳经发病过程中是一个比较严重的阶段，也是正邪相争最激烈的时期。病人神志清醒时，易产生恐惧、紧张等心理变化，应为病人营造一个整齐、清洁、安静、舒适的医疗环境，使其心情愉快和身体舒适。

（2）鼓励病人表达自己的感受，多倾听病人的倾诉，对病人的紧张、恐惧心理表示理解，并设法减少或消除其紧张、恐惧的因素。

（3）营造各种轻松、和谐的气氛，各项护理操作从容、镇定、细致、耐心，给予病人安全感；对高热、心烦、焦虑的病人，做好家属工作，使之配合治疗与护理。

（4）指导病人使用放松技术，如缓慢深呼吸、全身肌肉放松、听轻音乐等。

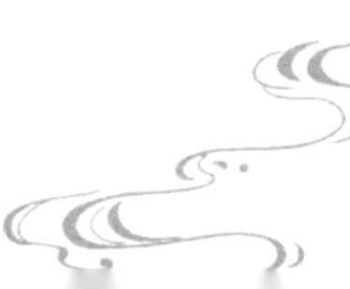

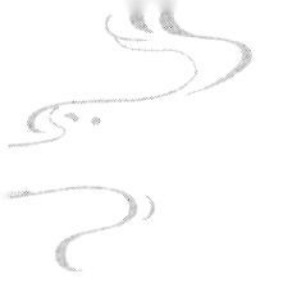

【记忆障碍：喜忘】

（一）条文与释义

237条　阳明证，其人喜忘者，必有蓄血。

释义：阳明证，指本证病在阳明胃肠，并有硬屎。喜忘，因为心主血，又主神明，胃肠素有瘀血，瘀血不去，则新血不生，心神失养而出现健忘。屎虽硬，大便反易，其色必黑，这是阳明蓄血证的特征。阳明之热与糟粕相结，大便则硬。但离经之血液与燥屎相混，因血液属阴，其性濡润，则化坚为润，大便虽硬而排便却容易。其色黑，为蓄血的特征。

（二）中医护则

暗示法。

（三）护理方法

（1）鼓励病人多与朋友交流感兴趣的话题，有助于放松心情，调整状态。了解疾病相关的知识，对病因、治疗、预后等有一个基础认知。

（2）保持病室整洁、卫生，保持适宜的温度和湿度。

（3）宜进食富含蛋白质、维生素、钙、磷、铁等营养物质和矿物质的食物，避免过甜、过咸及其他刺激性食物。多食用瘦肉、鱼类以及新鲜的蔬菜和水果等。减少甜食、咸食以及生冷油腻食物的摄入。

（4）可保持规律的运动习惯，每周进行3～5次有氧运动，如跑步、跳健身操等。

（5）保持生活规律，早睡早起，避免熬夜。

（6）根据病人情志变化，进行适当的情志护理。

【意识异常：不识人】

（一）条文与释义

212条 ……若剧者，发则不识人，循衣摸床，惕而不安（一云顺衣妄撮，怵惕不安）。

释义："循衣摸床"意为病人意识障碍时，所出现的不自主地循衣被、反复摸弄床帐的动作，多见于热病后期或其他危重症。"惕而不安"意为心中惶恐、悸动不安。本证阳明热极，邪热益盛，与肠胃燥屎互结，浊热上扰，致心神不宁，蒙蔽清窍，神明无恃，故不识人。

（二）中医护则

暗示法。

（三）护理方法

（1）保持病室整洁、卫生，保持适宜的温度和湿度。

（2）宜进食富含蛋白质、维生素、钙、磷、铁等营养物质和矿物质的食物，避免过甜、过咸以及其他刺激性食物。多食用瘦肉、鱼类以及新鲜的蔬菜和水果等。减少甜食、咸食以及生冷油腻食物的摄入。

（3）对于病程久、缠绵难愈者，宜采用安慰、暗示、转移注意力等方法，以减轻其病痛。

（4）向病人讲解与疾病相关的知识，消除其顾虑，以增强信心，使其安心养病。

（5）人在患病后，常有恐惧、害怕、紧张、悲哀等不良情绪，需要医护人员的关心和照顾。对易怒病人，应给予更多耐心、细心，更应注意说话语气及态度，待其情绪稳定后慢慢进行劝导和安慰。同时可采用"五志过极，以其胜治之"的情志护理方法，即"恐胜喜、喜胜忧、悲胜怒、怒胜思、思胜恐"。

八、中医护理技术应用

（一）条文与释义

233条　阳明病，自汗出，若发汗，小便自利者，此为津液内竭，虽硬不可攻之，当须自欲大便，宜蜜煎导而通之。若土瓜根及与大猪胆汁，皆可为导。

释义：若阳明病，汗出过多，小便自利，由于津液不足，肠燥便秘，不宜用承气汤攻下。待燥屎下入直肠，病人自觉有便意而不能解出时，可用蜜煎润窍滋燥，导而利之；如津液有热，可用大猪胆汁灌肠。

（二）中医护则

消食导滞，滋阴润燥。

（三）护理方法

此处提倡采用肛门纳药法及中药灌肠法。用蜜煎及土瓜根、大猪胆汁灌肠。这类治法开肛门纳药与直肠给药的先河，为后世灌肠之法的"始祖"。

1．肛门纳药法

白蜜味甘平以润滑，将液汁状白蜜加热，浓缩至黏稠如饴糖状，制成大小适当的栓剂。应用时，病人采取截石位或侧卧位，保持肛管具有一定的斜度。肛周可涂抹少许油剂以起润滑之用，后将栓剂纳入肛中，待肛管内温度将其融化后，白蜜可流向直肠，润滑肠道，引导流通，此法较符合大肠的生理特性。

2．中药灌肠法

（1）协助病人取左侧卧位（必要时，根据病情选择右侧卧位），充分暴露肛门，垫中单于臀下，置垫枕以抬高臀部10cm。

（2）测量药液温度（39～41℃为宜），液面距离肛门不超过30cm。用石蜡油润滑肛管前端，排液，暴露肛门。插肛管时，嘱病人张口呼吸，以松弛肛门，便于肛管顺利插入。

（3）插入10～15cm，缓慢滴入药液（滴入速度视病情而定），滴注时间为15～20min。滴入过程中，随时观察并询问病人耐受情况，如有不适或便意，及时调节滴入速度，必要时终止滴入。当病人出现脉搏细速、面色苍白、出冷汗、剧烈腹痛、心悸等情况时，应立即停止灌肠并报告医师。中药灌肠的药液量不宜超过200mL。

（4）滴完药液，夹紧肛门并拔除肛管，协助病人擦干肛周皮肤，用纱布轻揉其肛门处，协助取舒适卧位，抬高臀部。

第三节 护理临证案例选录

案例一

蔡××，女，76岁

主诉：双下肢乏力4日伴高热。

现病史：缘病人5日前出现高热，大汗，曾于中山市古镇人民医院就诊，经治疗后症状改善不佳，遂来我院门诊就诊。现少许眩晕，面色潮红，发热（体温39.1℃）。近两日下午才开始高热，不恶寒，手足濈然汗出，伴乏力，少许气促，口干喜饮（口干评分为3级），腹胀满，小便呈蜜黄色，大便解2～3颗，布里斯托大便分类法为1型，左下腹可触及圆柱状、表面不平、质硬的条索状，约3.2cm×5.4cm，与腹壁及周围组织无黏连，受压有变形感，肛门指检时可触及硬结粪便。舌红，苔黄燥，脉洪大。

中医诊断：痿证。

证型：肺热津伤。

西医诊断：腔隙性脑梗。

治法：清肺热，养阴生津。

● 2020年10月17日首诊

【护理评估】

注意观察和评估病人体温变化；观察发热的时间、程度、热型；评估大便量、色、质，以及腹部胀满情况；评估舌苔、脉象变化。

【主要护理问题】

（1）发热：与风热犯肺、邪毒炽盛有关。

（2）便秘：与肺热下移大肠、热盛伤津、肠道失濡有关。

【护理目标】

（1）病人体温降至正常。

（2）病人大便能解，无腹胀。

【护理措施】

16:00病人体温为39.1℃时，予虎符铜砭刮痧，开四穴。溪谷理论提出，（1）点：风池、大椎、曲池、合谷。（2）线：督脉、膀胱经、大肠经、肺经。（3）面：风府至大椎，风池至肩井，背部上焦。予徐而和手法，所有点、线、面均刮透（不出痧或毛孔张大）。当晚进食400mL小米粥，分次饮700mL温开水。

● 2020年10月18日二诊

间有少许发热，无气促，微微汗出，口干评分为2级，小便深黄色，腹部稍胀满，解大便2～3颗：布里斯托大便分类法为1型。舌红好转，苔黄，脉洪大。

【护理措施】

三餐清淡饮食，订医院糖尿病餐。

三餐外饮食安排及体温检测如下：

07:00-12:00　饮麦冬茶700mL，体温36.5～37℃。

15:00　指导温服白虎汤加人参汤加减，体温36.5～37.2℃。

18:00-21:00　分次温服番泻叶水400mL，体温37.2～37.6℃。

- **2020年10月19日三诊**

汗出正常，口干评分为1级，小便呈透明黄色，解2条成形硬便，布里斯托大便分类法为2型。触诊腹软，已无条索状硬便。

【护理措施】

饮食安排及体温检测如下：

麦冬茶1500mL，分次频服，体温36.5～37℃。

- **2020年10月20日四诊**

病人汗出正常，口干评分为0级，小便呈透明黄色，解1条成形硬便，布里斯托大便分类法为3型。舌淡红，苔薄黄。

【护理措施】

按脑病科护理常规护理。

◉ 临证体会

六经病均有一个欲解时，如《伤寒论》9、193、272、275、291、328条，说明六经各有一个欲解的时辰，而这些不同的时辰，代表大自然阳气的盛衰，紧密联系着六经的气血盛衰，它是天人相应思想的体现。阳明经自得其位是从15时至21时，此时大自然阳气衰退，人体阳明经经气最旺，二者相较，正胜邪退，则阳明经热盛之邪得以外达，其病欲解，故“阳明病欲解时，从申至戌上”。

《伤寒论》云：“阳明病，本自汗出。”又云“阳明病，法多汗。”说明阳明里证，不论无形之热，或有形热结，皆有自汗，尤以无形之热汗出较多。208条云“手足濈然汗出者，此大便已硬也，大承气汤主之”。手足四肢禀气于脾胃，胃肠燥实，津液为热迫而外泄。“濈然”是汗出的形容词，后世医家多将“濈”字解释为连绵不断，并把濈然汗出看成汗出不止的同义语。这种汗出，多为微汗基础上的阵阵多汗。病在阳明之经，胃肠燥实未成，大便多通利如常，若不大便、大便难、大便硬，都是阳明腑实的征象。但辨腑实证的“不大便”应该结合腹部满痛及里热情况（潮热、谵语），才能作出正确诊断。209条云“阳明病，潮热，大便微硬者，可与大承气汤”。阳明经气自旺于申酉戌，傍晚发生潮热，是胃腑热实的征象。

10月17日16:00，病人初次进行中医护理干预时，面红，舌红苔黄燥，小便黄，大便干，发热却不恶寒。辨证为里实热证。5日前开始出现周身大热大汗，脉洪大，考虑为燥热亢盛，充斥阳明经脉，热迫津液外泄导致，辨证为阳明病证，这两天出现晡潮热的现象，同时腹部可触及燥屎，辨证为阳明腑实证。

此例病人发病在秋季，与肺相通，属金，阳明经旺于申时也属金，正是阳明欲解时。17日16:00病人体温最高，予铜砭刮痧透邪退热，运用李氏砭法的谿谷论，充分结合点、线、面，曲池、合谷分别为大肠经合穴及原穴，肺与大肠相表里，既能清外之风热，又能治内之火邪，达到表里双清的效果。督脉主一身之阳气，大椎是督脉的腧穴，又是手足三阳经、督脉的交会穴，膀胱经是脏腑经气输注之处，刮之可振奋阳气，扶正方能驱邪。241条有云“腹满痛者，此有燥屎也”，大凡阳明腑实已成燥屎内结的胀满疼痛，多在脐腹部。此例病人首诊时，左下腹可触及燥屎。18日下午又出现低热，又是阳明经旺、阳明欲解时，予白虎汤加人参汤以清热生津，但仍然有体温升高的趋势，考虑阳明腑实证为“胃家实”，燥屎未清，热结肠道所致。254条有云“发汗不解，腹满痛者，急下之，宜大承气汤”，但并未出现腹痛，未予大承气汤，而予苦寒的番泻叶水攻下，以清泄里热。病人解了约10颗燥屎，之后再无发热。麦冬，归肺经，可滋阴生津，用于肠燥津亏之便秘。可指导病人以麦冬水代茶饮，以巩固疗效。

治疗本例病人的关键措施是在阳明经气旺、阳明欲解之时予铜砭刮痧及番泻叶清泄里热，助它一臂之力，顺天之时，而病可与期。然“欲解”是谓病人阳气逢天阳趋势之助，而非“必解时”，也有可能出现不解，只有抓住“欲解时”这个有利时机，采取针对性的治疗措施，顺应天势，才可达到立竿见影、药到病除的效果，这也是病人最终成功治愈的根本。

案例二

何×，男，38岁

主诉：失眠伴焦虑2年余。

现病史：入睡困难，醒后难入眠，夜间睡眠时间4h，易心烦多虑（SAS焦虑评分70分），口干欲饮，喉咙痛，大便干、难解，小便黄，左膝外侧轻度疼痛。实验室检查：尿酸：489μmol/L。

现病史：乙肝，不良饮酒史。

中医诊断：便秘（阳明腑实证），不寐（肝郁化火）。

西医诊断：失眠，焦虑。

● 2021年5月10日首诊

【护理评估】

评估病人面色、声音、神志；评估睡眠状况，失眠时间起始点和终点，是间断性还是持续性；评估大便量、色、质，有无腹胀、腹痛等情况；评估病人精神状态；注意舌苔、脉象变化。

【主要护理问题】

（1）不寐：与肝郁化火有关。

（2）便秘：与阳明腑实证、阴伤津液不足有关。

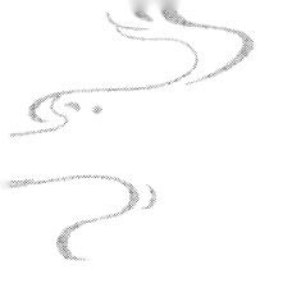

【护理目标】

（1）简明损伤评分（AIS评分）降低至6分，睡眠时间由4h延长到6h。

（2）Wexner便秘评分降至15分，大便性状正常。

【护理措施】

（1）以刮痧疗法开四穴，开阳脉（督脉、内外膀胱经）；重刮肝俞、大肠俞；三焦经、心包经的液门、天井、少海加强刮痧，以泻肝火。刮大肠经，重点刮二间、合谷，以通腑泄热、养阴生津。每周1次，连续2周。

（2）病室保持安静，避免强光刺激和噪声，禁止吸烟。生活有规律，睡眠避免过度用脑，少看刺激性较强的文章和电视节目。

（3）饮食以清淡、易消化为原则，多食可清肝泻火之品，如菊花饮、芹菜炒肉片等。

（4）多关心、体贴病人，做好心理安慰、疏导工作，尽量让病人保持情绪平和。可多听属木的音乐，如《庄周梦蝶》《列子御风》等。

- **2021年5月24日二诊**

舌红、舌尖及两边有点刺，苔薄稍黄；无咽喉痛，轻微头晕，颈肩部不适感，左膝外侧胀痛；口干欲饮稍缓解；醒后难入睡，夜间睡眠6h。简明损伤评分为10分；Wexner便秘评分为15分。

【护理措施】

继续予刮痧，更换刮痧方案：开四穴；加强刮肩颈部的肩髎、肩井；刮左心包、右尺泽；加强刮足少阳经、足太阴经、足少阴经、足阳明经，足三里、冲阳、阿是、侠溪、阳陵泉、阴陵泉、阴谷，足部磨痧。

- **2021年5月31日三诊**

简明损伤评分为6分；夜间睡眠时间为5h；Wexner便秘评分为10分。

【护理措施】

（1）调整刮痧方案：开四穴，阳脉（督脉、内外膀胱经）；左心包、右尺泽；胸腺，云门、中府、鸠尾、璇玑等穴重点刮。

（2）指导病人采用移空技术：①调身、调息、调心，三调放松；②将象征物置于承载物上；③移动置放了象征物的承载物；④依象征物、承载物的变化评估疗效；⑤画出移动后的象征物与承载物。

● 2021年6月7日四诊（电话回访）

简明损伤评分为10分；夜间睡眠时间为6h；Wexner便秘评分为10分。

◉ 临证体会

根据病人的个体特点，采用六经辨证理论指导李氏砭法方案的制订；李氏砭法对阳明腑实证有明显通腑泄热作用；移空技术作为一种中医情志护理手段，与传统护理技术联合使用，能极大地提高整体疗效，值得临床推广。

案例三

齐×，男，45岁。

主诉：发现纵隔肿物1周。

现病史：病人神清，无胸闷气促，偶有喘息，伴咳嗽，晨起较甚，无胸痛，无眼睑下垂，身体乏力，纳眠尚可，二便调。2021年3月8日予手术室插管全麻下行右后纵隔肿物切除术+胸膜粘连烙断术。术后腹胀。

中医诊断：阳明病。

证型：痰瘀内阻。

西医诊断：右后纵隔肿瘤。

治法：和解少阳，内泻热结。

- **2022年3月11日就诊**

方剂：

柴胡12g，黄芩，芍药，半夏，枳实各9g，生姜15g，大枣4枚，大黄6g。

煎服法：7剂，每日2剂，温服。

【护理评估】

注意了解与本病证相关的因素，详细询问病人素日是否有腹胀、饮食习惯、卫生习惯、生活习惯、身体状况、发病经过等情况，察舌象、脉象，以辨明证候的虚实。

【主要护理问题】

（1）腹胀：与久卧伤气、肠道传导无力有关。

（2）知识缺乏：缺乏疾病相关护理知识。

【护理目标】

（1）病人腹胀减轻，可顺畅排便。

（2）病人了解疾病相关知识。

【护理措施】

1．中医护理技术

电揿针：予揿针刺孔最、合谷、阴陵泉和梁丘，以通调肺气，联合电针宝微电流刺激，刺激强度以病人耐受为宜，每日1次，每次20min。

耳穴压豆：选择耳部，脾、胃、耳中、神门、交感等穴，予王不留行籽贴，以舒畅情志、宁心调神；每日用指腹按压3次，以刺激穴位，每次5～10min，3日后换对侧耳朵压豆。

2．调饮食

（1）指导病人同时可进食富含粗纤维之品，如新鲜果蔬；适当多饮乌梅水。

（2）忌食辛辣、刺激、油腻的食物；烹饪食物忌采用煎炸的温燥方式。

3．用药护理

（1）做好用药护理，指导病人按时服用中药汤剂，每日2剂，早晚分服，温服。

（2）每日卯时（5:00—7:00）大肠经当令时，频服200mL淡盐水，以软坚散结，促进大便排出，缓解腹胀。

4．畅情志

根据病人情况，给予解释、指导，以稳定其情绪，消除紧张心理。

◉ 临证体会

本病因先天禀赋不足，加之六淫外侵，饮食不节，邪毒内蕴，导致气机郁闭，血行瘀滞，痰浊内生，毒邪结聚于纵隔而成本病。舌暗红，苔白腻，脉滑，为痰瘀内阻之象。病人咽干为少阳枢机不利，阳气不能上达所致，兼有阳明里实证。

纵隔肿瘤是临床胸部常见疾病，包括原发性肿瘤和转移性肿瘤。原发性纵隔肿瘤包括位于纵隔内各种组织结构所产生的肿瘤和囊肿。转移性肿瘤较常见，多数为淋巴结转移。纵隔肿瘤切除术对人体的创伤难以避免，腹胀是术后常见的潜在并发症，“清气在下，则生飧泄；浊气在上，则生䐜胀”。中医认为，腹胀的病机为气机升降失常，浊气上逆。按摩相关穴位有助于减轻腹胀，大横是足太阴脾经、阴维脉的交会穴，主治泄泻、便秘、腹痛。足三里是足阳明胃经的主要穴位之一，具有调理脾胃、补中益气、扶正祛邪之功能。现代医学研究证实，按摩足三里可使胃肠蠕动，并能增强多种消化酶的活力，增进食欲，帮助消化。大横和足三里为脾经和胃经的重要穴位，同时可以调理脾胃功能，为病人提供气血生化之源。上巨虚属足阳明胃经，

为大肠经之下合穴，适用于调肠和胃，因而可以治疗肠胃病证。上巨虚具有通调大肠气机之功能，可配伍足三里，加强调理肠胃的作用。因此，双侧大横、双侧足三里及双上巨虚相配，可共奏润肠通便之功。

揿针具有简便、易行的优势，且病人的治疗体验痛苦小。揿针联合电针宝，形成微电流刺激对症穴位，微电流尚能将电能转化为动能、热能，起到人工按摩的作用，配合五腧穴、郄穴，能极大地增强疗效，配合相关饮食指导，可明显缓解病人腹胀症状。

案例四

李×，男，56岁。

主诉：腰背痛6日。

现病史：缘病人于6日前无明显诱因出现腰背痛，活动受限，未经系统治疗，经休息后症状无缓解，遂来我院门诊就诊。入院时病人面色潮红，发热，体温38.5℃，近三四日下午开始高热面赤，无恶寒，心烦，无汗，口渴欲饮，无咳嗽咳痰。舌红，苔黄燥，脉滑洪大。

中医诊断：痈。

证型：热毒炽盛。

西医诊断：T4噬菌体感染。

治法：清热养阴，生津止渴。

● 2020年10月30日就诊

方剂：白虎汤加味

石膏80g，知母15g，生地黄20g，麦冬10g，栀子10g，芦根30g，青蒿15g，甘草6g，粳米少量。

煎服法：以上水煎成200mL药汁，每日2剂，每次100mL。连服4剂。

【护理评估】

注意了解与本病证相关的因素，详细问诊发热情况，是否有心烦、汗出、口渴等情况及其伴随症状。察舌象、脉象，以辨明证候虚实。

【主要护理问题】

发热：与热毒炽盛有关。

【护理目标】

病人体温恢复正常，心烦、口渴等症状均消失。

【护理措施】

1．中医护理技术

耳尖放血：取耳轮顶端耳尖穴（耳尖穴在耳郭的上方，当折耳向前，耳郭上方的尖端处），使用拇指指腹反复按摩耳尖穴，使其充血发红；75%酒精消毒耳尖穴部位皮肤及周围皮肤，至皮肤干；左手固定耳郭，右手持一次性采血针快速刺入耳尖穴，深度约为2mm；使用双手拇指、食指压住针眼周围放血约10滴，最后用干棉球压迫止血。

2．慎起居

（1）汗出退热后，用温热毛巾擦拭皮肤，更换清洁干燥衣物，避风寒。

（2）观察病人口腔情况，保持口腔卫生，进食前后使用温水漱口。

（3）对持续高热、身体素质差者，降温不宜过快，以防引起虚脱；降温时注意观察汗出情况，必要时给予补液，并注意观察体温变化。

3．调饮食

（1）发热病人机体代谢率提高、氧耗量增加，并且容易合并消化系统功能紊乱，需尽量补给温热水，并进食高热量、低脂肪且易消化的半流质或流质食物。

（2）嘱病人多饮水，多休息，多食蔬菜、水果，避免生冷、辛辣、刺激之品，以扶助正气。

（3）饮食清淡、易消化、营养丰富，少食多餐，可食滋阴生津之品，如梨、白萝卜、香蕉等。

4．用药护理

（1）做好用药护理，指导病人按时服用中药汤剂。

（2）服药后密切观察汗出情况，药后汗出则及时擦干，更换衣裤时切忌汗出当风，同时避免汗出过多而耗伤正气。

（3）煎服法：中药1剂，加200mL水，以米熟烫成为度，去滓即成，温服200mL，每日2服。

5．畅情志

（1）做好心理疏导，使病人保持心情平和。

（2）帮助病人克服对疾病的恐惧，为病人讲解疾病相关知识，减少其因对疾病未知而造成的恐惧、焦虑情绪，增强病人战胜疾病的信心。

◉ 临证体会

《伤寒论》中云："伤寒脉浮，发热无汗，其表不解，不可与白虎汤。渴欲饮水，无表证者，白虎加人参汤主之。""若渴欲饮水，口干舌燥者，白虎加人参汤主之。"说明白虎汤类方的适应证，其病机是无形邪热炽盛，充斥表里。

本例病人为内科杂证而非外感热病，主症为高热面赤，无恶寒，心烦，无汗，口渴欲饮，无咳嗽咳痰，为阳明里热内盛上攻所致，此时热盛于里，阴液已伤，故舌红，苔黄燥，脉滑洪大。方用白虎汤之石膏、知母以清肺胃之热而润燥，配生地黄、麦冬、芦根增液生津以止渴救阴，栀子、青蒿清三焦之烦热。全方相配，共奏清热生津、护阴、止渴除烦之功，频饮所煎药液，更能充分发挥药力，使烦渴诸症尽除。

治疗本例病人通过针刺耳尖以放血降温。耳尖放血属于中医传统治疗手段之一，具有清热解毒的作用。现代医学研究认为，其有利于促进新陈代谢，调节神经体液。

耳与全身脏腑经络有密切的联系，是全身经络汇聚之处。《素问·血气形志》曰："凡治病必先去其血，乃去其所苦……然后泻有余，补不足。"《灵枢·口问》云"耳为宗脉之所聚"，《杂病源流犀烛》亦云"一身之气贯于耳"。人体的十二经脉络于耳，耳尖位于耳郭上方，当折耳向前，耳郭上方尖端处，属经外奇穴。耳尖放血疗法源远流长，是中医常用的治疗手段，可使邪热外泻，达到开窍泄热、镇静止痛、凉血散瘀、清热解毒、调和气血的目的。刺血疗法是中医经络气血理论的重要部分，为治疗机体瘀热病证最快捷有效之法，具有散瘀泻热、活血通脉、散邪消肿止痛之功效。

案例五

吴×，女，42岁。

主诉：车祸致腰部疼痛，活动受限7h。

现病史：缘病人被车撞伤后出现腰痛，伴活动受限，站立活动时加重，制动时缓解，当时无昏迷、无呕吐，伤后来我院急诊求诊，入院第二天晚上出现腹胀腹痛，无肛门排气。

中医诊断：胸腰椎骨折。

证型：血瘀气滞。

西医诊断：胸椎第12节体压缩性骨折。

治法：活血化瘀，健脾理气，和胃降逆。

● 2021年5月21日首诊

晚上7:00病人出现腹胀腹痛，腹围81cm，腹痛NRS疼痛评分4分，肛门排气减弱，听诊肠鸣音2～3次/min。对症处理后，腹胀稍减轻。

● 2021年5月22日二诊

上午10:00病人仍腹胀腹痛明显，腹围79cm，腹痛NRS疼痛评分1分。予

揿针治疗，叩击四缝，有肛门排气，腹胀明显减轻。

【护理评估】

患者神志清楚，急性面容，腰部及腰骶部疼痛，痛有定点，刺痛，活动受限，腹部胀满，有轻压痛，伤后大便未解，小便微黄，口干欲饮水，怕风怕冷，睡眠可，平素月经规律，痛经，经量少，无血块，带下正常。舌质淡红，胖大舌，苔薄白，脉弦涩。

【主要护理问题】

腹胀：与督脉受损，气机郁滞，升降失调有关。

【护理目标】

（1）病人腹胀减轻或缓解。

（2）腹痛NRS评分0分。

【护理措施】

1．中医护理技术

（1）2021年5月21日予盐包热敷腹部，每日2次，每次20min，注意防烫伤。

（2）2021年5月22日予揿针治疗，取支沟、天枢、腹结、足三里等穴，留针24h；指导病人叩四缝，每日叩4次，每次20min。

（3）2021年5月24日，病人3日未解大便，仍有少许腹胀不适，10:30予四缝刺络放血。12:00病人解一次大便，量多。

2．慎起居

（1）保持房间整洁安静、温暖舒适，空气清新流通，避免潮湿。

（2）保持病人衣被适温、透气，根据温度、天气适时增减衣物，避免受凉。

（3）注意腹部保暖。

3．调饮食

（1）饮食宜清淡、流质或半流质，忌食胀气食品，如豆制品、牛奶等。

（2）忌食生冷、刺激、油腻的食物，烹饪食物忌采用煎炸的温燥方式。

4．用药护理

（1）做好用药护理，指导病人按时服用中药汤剂，每日1剂，饭后1h温服。

（2）遵医嘱，予西甲硅油口服。

（3）予开塞露纳肛，刺激排便。

（4）观察病人腹胀、腹痛程度，监测腹围、肠鸣音变化及有无肛门排气。

5．畅情志

（1）做好心理疏导，使病人保持心情舒畅。

（2）帮助病人克服对疾病的恐惧，为病人讲解疾病相关知识，减少其因对疾病未知而造成的恐惧焦虑，增强战胜疾病的信心。

● 2021年5月24日三诊

病人腹胀、腹痛症状消失，腹围75cm，肠鸣音4～5次/min。

◉ 临证体会

腹胀、便秘是胸腰椎骨折常见并发症之一，胸腰椎骨折多由外力破坏胸腰椎骨质连续性所致，也是临床上常见的创伤性疾病之一。胸腰椎骨折病人腹胀、便秘发生率为40%～88%，腹胀、便秘不仅会导致病人腹痛，而且可能加重高血压、冠心病病人病情。

传统中医认为，胸腰椎骨折合并肠麻痹，是由于跌扑损伤后，瘀血滞留腹中，日久化热，清浊不分，升降失调，浊气侵入中焦，则食不下，秽气凝于胃肠，则腑气不通，出现腹部胀满疼痛、大便秘结不解等症。

揿针是在经络腧穴和针刺理论的指导下，将揿针刺入穴位并留针，其通过长时间刺激经络腧穴以产生持续效应，提高腧穴的兴奋性和传导性，起到双向调节良性的作用。揿针能激发经气，疏通经络，调节气血，从而达到治疗目的。

明代医家董宿《奇效良方》首次将四缝纳入“奇穴”之列，后被明代杨继洲《针灸大成》等医著所引载。四缝对胃脘痛、腹痛、腹胀、咽痛、恶心呕吐、消化不良、呃逆、中暑、发热、感冒哮喘、小儿惊风等症均有奇效。

揿针刺法作为针刺疗法中浅刺法的一种，具有调和气血、平衡阴阳、疏通经络的作用，对脾胃系疾病的治疗具有显著疗效。此案例选取的穴位中，支沟属手少阳三焦经，为手少阳、五输穴之经（火）穴。天枢属足阳明胃经，乃大肠经募穴，是大肠经气汇集之处，故可调理胃肠，善治大肠腑证。腹结隶属足太阴脾经，具有健脾化湿、降逆促便之功效。足三里是足阳明胃经的主要穴位之一，具有调理脾胃、补中益气、通经活络、疏风化湿、扶正祛邪之功。

选择上述穴位进行揿针，其作用机理是给穴位以较长时间的刺激，不断地促进经络气血的有序运行，使胃气下降、脾气上升，从而起到消除腹胀的作用。

四缝位于第2～5指掌面近侧指间关节横纹中央，一手四穴。脾主四肢，手阳明大肠经与手太阴肺经在食指相接，且手太阴肺经起于中焦，故四缝与脾胃有密不可分的联系。针刺四缝，能健运脾胃，促进脾胃腐熟和运化水谷的功能。就古代全息理论而言，认为四缝与三焦、命门、肝和小肠有内在联系，能直接连通。故刺络放血，可泻热祛瘀通络，达到治疗目的，且操作简便、经济安全、容易掌握，方便临床使用。

案例六

余×，男，61岁。

主诉：睡眠质量差1年余。

现病史：睡眠质量差1年余，现服奥沙西泮片，服后可入睡，时间是晚上11:00至凌晨4:00或5:00，无头晕，脑鸣，心烦易怒，怕冷，口苦，汗出多，口渴喜饮，二便调；舌红苔少，脉弦滑数。高血压病史。

中医诊断：不寐。

证型：郁热。

治法：升清降浊，散风清热。

西医诊断：失眠。

● 2022年1月14日首诊

【护理评估】

注意了解与本病证相关的因素，详细询问饮食习惯、卫生习惯、居住环境、工作环境、与周围人群的人际关系、睡眠情况、家族史、发病经过、使用安眠药情况，是否做过本病相关的系统检查和治疗，询问失眠所伴随的症状，并察舌象、脉象，以辨明失眠类别和证候虚实。

【主要护理问题】

睡眠形态紊乱：与肝郁化火、脾肾两虚有关。

【护理目标】

消除失眠的诱发因素，恢复正常睡眠。

【护理措施】

1．中医经方汤药

方剂：新加升降散加减

姜僵蚕10g，蝉蜕5g，姜黄10g，连翘10g，桔梗10g，淡豆豉10g，栀子5g，龙骨30g（先煎），牡蛎30g（先煎）。

煎服法：上方加水800mL，煎至400mL，温服，每日1剂，2次分服，每次200mL，共7剂。

2. 慎起居

（1）保持房间整洁安静、温暖舒适，空气清新流通，避免潮湿。

（2）病人衣被适温透气，根据天气变化适时增减衣物，避免受凉。

（3）宜动不宜静，宜多参加运动，如五禽戏、跑步、登山、游泳、打球、武术等。

（4）保证充足的休息，避免精神劳累。

（5）注意腹部保暖。

3. 调饮食

（1）适当多吃新鲜蔬菜和营养丰富的食物，促进脾胃健运，如山药、薏苡仁、山楂、柠檬、橙子、乳制品、豆制品等。

（2）忌食生冷、刺激、油腻的食物；烹饪食物忌采用煎炸的温燥方式。

4. 用药护理

（1）做好用药护理，指导病人按时服用中药汤剂，每日2剂，早晚温服。

（2）服药后密切观察汗出情况，药后汗出则及时擦干，更换衣裤时切忌汗出当风，同时避免汗出过多而耗伤正气。

5. 畅情志

（1）注重精神调养，培养乐观情绪，做到精神愉悦，保证气血通畅。

（2）为病人讲解疾病相关知识，减少其因对疾病未知而造成的恐惧、焦虑情绪，增强战胜疾病的信心。

● **2022年11月12日二诊**

可入睡，上述症状皆明显缓解，守方调理。

◉ 临证体会

火郁，是指由阳气郁遏不达所导致的一类特殊火热病理现象。火热与阳郁并见，热势沉遏伏蔽，缠绵难解。火郁病机比较复杂。分而言之，一是外感六淫、疫病等邪，郁阻卫阳，怫郁生热；二是因病理产物（痰饮、瘀血等），或食积虫积等阻遏气机，使阳气壅积，变生郁热；三是七情失和，气郁不伸而化火。概而言之，乃阳气郁遏所致。本次就诊病人失眠多因五志郁热，愤懑恼怒，悲忧久虑，使肝失条达、脏气内结而变生郁火，心烦易怒、口苦、口渴、舌红苔少、脉弦滑数等为郁热外透主症。病人由情志所伤，饮食劳倦，正气虚馁等因素影响气机的升降出入而致郁。正如清代医家何梦瑶《医碥》中所言："六淫，七情皆足以致郁。"新加升降散在郁而入里化火的证候中有解郁清热之功。

升降散在中医学史上以不同的方名存在，其主治、剂型、用量、服法等方面有着多种演变。升降散的雏形是明代龚廷贤所著《万病回春·卷二·瘟疫》所载的"内府仙方"。明代医家张鹤腾在《伤暑全书》中，首次将其命名为"升降散"。清代陈良佐所编《二分晰义》名其曰"赔赈散"，用治瘟病。与陈良佐同时期的医家杨栗山鉴于其治疫病效佳，遂取而用之，易名"升降散"，并在《伤寒瘟疫条辨》中尊之为"温病郁热内伏"十五方之总方，用治"表里三焦大热"，即温热弥漫内外之证。蒲辅周先生曾云："治疗急性病，尤其急性传染病，要研究杨栗山的《伤寒瘟疫条辨》，余治瘟疫，多灵活运用杨氏瘟疫十五方，而升降散为其总方。""治瘟疫之升降散，犹如四时温病之银翘散。"瞿文楼老先生则准确把握病机，常以升降散少佐通阳之品，以解郁开闭，疗效甚佳。师承瞿老的赵绍琴先生，擅用升降散，发挥其对人体的双向调节作用，如升压与降压、止泻与通便、醒神与安眠等，疗效确切。

国医大师李士懋教授认为，升降散不仅为温病之总方，更是治郁热之总方。李士懋教授承前启后，擅用自拟新方"新加升降散"，升降散加栀子豉汤为老方新用，栀子豉汤源自《伤寒论》太阳病、阳明病篇，临床上既用

治热扰胸膈证，又用治阳明郁热证。入栀子、淡豆豉，辛开苦降，增其宣泄郁热之力。方中所重用之连翘，性味苦凉，入心经，以取其清热解毒之功，又可散结消肿，更助于调畅气机，透热外达。《临证指南医案·风温》共10个医案，用栀子豉汤者居其半。何也？缘上焦心肺所居，包括卫气营血各个传变阶段。上焦气机畅达，则郁伏之热可透达于外而解；若气机窒塞，则逼热入营，出现逆传心包。所以，解决好气分郁热至为关键。栀子豉汤辛开苦降，为宣泄胸膈郁热之主方。虚烦不得眠，反复颠倒，已露热淫心营之端倪；胸中窒，乃气机窒塞不通。此时若不以辛开郁，宣畅气机，必逼热入营，出现神昏谵语或狂躁。所以升降散加栀子豉汤，增其宣泄郁热之力。用连翘者，乃受张锡纯之启发。张锡纯曾治一初患风温的少年，仅单用连翘一两煎汤，服之彻夜微汗，翌晨病若失。取其清热解毒之功，入心经，且散热结，升浮宣散，透热外达。经三诊，守方加减调理后，病人诸症改善，睡眠随之好转，心情愉悦。

案例七

戚×，男，63岁。

主诉：呃逆致伤口疼痛。

现病史：缘病人跌倒后致左侧胸部疼痛4h收入心胸外科，行多根肋骨及肩锁关节错位，骨折内固定加肩锁关节复位内固定术。术后，在重症医学科治疗并出现顽固性呃逆，每次呃逆可达几小时，间隔几小时再次发作，一天内最多发作十余次，病人非常痛苦。病人自述既往因服用治疗带状疱疹的药物后开始出现呃逆。

中医诊断：呃逆（阳明少阳合病）。

西医诊断：左侧多发性肋骨骨折，肺炎并肺挫伤，左肩锁关节半脱位。

辅助检查：2020年6月6日胸片、CT提示左肩锁关节半脱位，左侧第1～7肋骨骨折，双肺肺气肿。

- 2020年6月6日就诊

【护理评估】

患者精神良好，无恶寒发热，晨起汗出，无头晕，未解大便，眠差，呃逆，饮食可，有腹胀，有口干，口微苦。舌红，两边无苔，苔中间厚、黄燥，脉弦数。

【主要护理问题】

呃逆与胃气上逆动膈有关。

【护理目标】

呃逆、腹胀缓解。

【护理措施】

1．中医护理技术

腹部按摩治疗以促进肠道恢复。用双手拇指指腹点压天枢、支沟及温溜，运用三指揉法按揉气海；用食指或中指点揉中脘1min，手掌贴合腹部，稍加下压力度，再平移整个腹部，找出硬结点；再用三指揉法作用于每个硬结；病人取仰卧位，两手掌相叠，以脐为中心，在中腹部、下腹部做顺时针方向的摩动，以腹内有热感为宜，约2min；然后用后掌根从上到下擦腹直肌，约半分钟。

予电掀针阳陵泉、足三里，每穴20min，每日2次；呃逆发作时，穴位点按双侧阳白、攒竹、膈俞、阳陵泉、足三里，每穴5min。

2．慎起居

（1）指导病人每日卯时（5:00—7:00）大肠经当令时频服200mL淡盐水，以软坚散结，促进大便排出。

（2）保持病室环境安静、整洁，空气清新，温度、湿度适宜，光线不

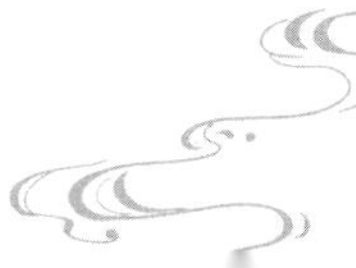

宜太强。

（3）保持病人衣被适温透气，根据天气变化适时添减衣物，避免受凉。

3. 调饮食

（1）每日予乌梅冰糖水1500mL分次温服，生津解热。

（2）服药期间，禁食生冷及香味浓烈的食物。

（3）饮食宜软烂，少量多餐，忌饱食，注意饮食卫生，吃熟食，生食的蔬菜、瓜果要洗净。

4. 用药护理

（1）做好用药护理，指导病人按时服用中药汤剂，每日2剂，早晚温服。

（2）服药后密切观察汗出情况，药后汗出则及时擦干，更换衣裤时切忌汗出当风，同时避免汗出过多而耗伤正气。

5. 畅情志

（1）根据具体情况，向病人详细讲解本病的发展转归及治疗方案，通过说理开导法、释疑解惑法对其进行情志护理，鼓励其增强治疗信心，积极配合治疗。

（2）平时要保持心情舒畅，根据个人喜好选择适合的活动。

◉ 临证体会

本病以“呃逆”为主症，阳明胃经及少阳胆经同病，属里热实证，舌红，苔中间厚、黄燥，两边无苔，脉滑数。呃逆的治法，以降气止呃、理气和胃为主。虚者补之，实者泻之，寒者热之，热者寒之。挟痰湿者，化痰除湿；并水饮者，攻逐水邪；兼气郁者，顺气解郁。明代张景岳曰：“凡杂证之呃，虽由气逆，然有兼寒者，有兼热者，有因食滞而逆者……有因阴气竭而逆者，但察其因而治其气，自无不愈。若轻易之呃，或偶然之呃，气顺则已，本不必治。唯屡呃为患，及呃之甚者，必其气有大逆，或脾肾元气有大亏竭而然。然实呃不难治，而唯元气败竭者，乃最危之候也。”《景岳全书》说明治呃逆要审证求因，注意“元气败竭”之症。

首诊时见病人虽花甲之年，然体形壮实、声高气粗，毫无气虚之象。再问，病人口干喜冷饮，伴有口苦，已经有8日未解大便，腹胀明显。舌红，苔中间厚、黄燥，脉滑数，考虑少阳阳明合病。

《伤寒论》179条云：“问曰：病有太阳阳明，有正阳阳明，有少阳阳明，何谓也？答曰：太阳阳明者，脾约（一云：络）是也；正阳阳明者，胃家实是也；少阳阳明者，发汗，利小便已，胃中燥烦实，大便难是也。”“少阳阳明者”，由少阳而转属阳明。少阳病不能发汗，在少阳病的这个阶段，由于误发其汗，或者利小便太过，胃中燥、烦、实，津液亡失，胃中水分也被夺走，致胃中燥。胃中一燥，人就烦，所以阳明病这个烦也是证候，同时里实，大便也不通，这就叫作少阳阳明。

2020年6月17日，方用大柴胡汤加电揿针。病人自诉治疗当天下午自觉有气向下走，当日呃逆明显减少；第二日排出较多硬实大便，腹胀减轻，自述非常舒服。后续中药调理及电揿针、穴位按摩。6月20日，病人呃逆及腹胀消失。值得注意的是，本例属阳明里实热盛证，非补虚所能及也。

呃逆的病位在膈，病变关键脏腑为胃，并与肺、肝、肾有关。胃居膈下，肺居膈上，膈居肺胃之间，肺、胃均有经脉与膈相连。肺气、胃气同主降，若肺胃之气逆，皆可使膈间气机不畅，逆气出于喉间，而生呃逆，产生呃逆的主要病机为胃气上逆动膈。电揿针可调动皮部与十二经脉、络脉，乃至脏腑气血的沟通和内在联系，调节卫气，激发机体卫外能力，提高胃肠道功能。揿针具有简便、易行的优势，且病人治疗痛苦小。穴位按摩以中医学经络腧穴学说为基础，以按摩为主要施治手段，具有疏通经络、活血祛瘀、调节机体脏腑功能的作用。通过以上外治法的联合应用，可缓解病人的呃逆症状。

本章参考文献

包识生.伤寒论讲义[M].北京：学苑出版社，2011.

鲍艳举，花宝金，侯炜.胡希恕伤寒论讲座[M].北京：学苑出版社，2008.

刘渡舟，傅士垣.伤寒论诠解[M].北京：人民卫生出版社，2013.

南京中医药大学.伤寒论译释[M].4版.上海：上海科学技术出版社，2009.

彭刚艺，刘雪琴.临床技术规范：基础篇[M].2版.广州：广东科技出版社，2013.

司国民.李克绍读伤寒[M].北京：人民军医出版社，2009.

田香玲.中医临床护理学[M].沈阳：辽宁科学技术出版社，1992.

汪昂.本草备要[M].郑金生，整理.北京：人民卫生出版社，2017.

王爱荣，刘静，秦凤华.仲景护理学（伤寒卷）[M].北京：中国中医药出版社，2017.

王富春.灸法医鉴[M].北京：科学技术文献出版社，2009.

谢华民，杨少雄.中医临床护理学[M].北京：中国中医药出版社，2004.

徐桂华，刘虹.中医护理学基础[M].北京：中国中医药出版社，2012.

徐桂华，张先庚.中医临床护理学：中医特色[M].2版.北京：人民卫生出版社，2017.

第三章 少阳病

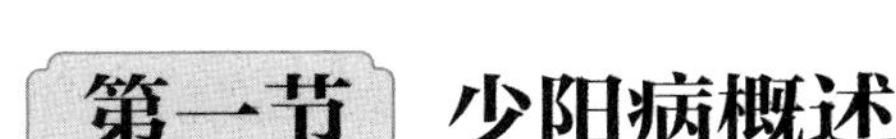

第一节 少阳病概述

一、少阳病的概念

少阳者，一阳也，乃阳气初生，具有生发之性，草木秉此阳气而萌芽生发，人秉此阳气而生三焦与胆。

少阳包括手少阳经三焦与足少阳经胆。三焦为元气之别使，水谷之道路，寄相火，司气化，主决渎而通调水道，既是水火气机运行之道路，又是气化的场所。胆附于肝，有藏精汁、主疏泄、主决断、寄相火的功能，有“中精之腑”之称。肝胆互为表里，肝主谋略，胆主决断，二者皆喜疏泄而恶抑郁，胆腑清则肝气条达，脾胃自无贼邪之患；同时手足少阳经脉相连，其气互通，故胆气功能疏泄正常，则枢机运转，三焦通畅，水火契机得以升降自如，故能上焦如雾，中焦如沤，下焦如渎，各有所司。上焦如雾，是说上部心、肺的功能，向全身布散水谷精微，宣五谷味，熏肤、泽毛、充身，若雾露之溉。中焦如沤，是指中部脾胃的功能，像一个发酵池，腐熟水谷，泌别清浊。下焦如渎，是指下部结肠、膀胱的功能，像是下水道、污水处理厂，排泄糟粕。

少阳病是六经病之一。因邪犯少阳，致胆火内郁，枢机不利，经气不畅，进而影响脾胃升降，出现口苦、咽干、目眩，往来寒热，胸胁苦满，默默不欲饮食，心烦喜呕，脉弦细等证候。

少阳居于太阳和阳明之间，因病邪既不在太阳之表，又未达于阳明之里，故少阳病又称半表半里之证。

二、分类、症状、治则、预后

1. 分类

根据病位，少阳病分为少阳经证和少阳腑证。少阳经证，是指足少阳经脉受邪之后少阳经阳气被郁，以经络、气化功能失常为主，病位较之偏表的一组证候，主要表现为目赤、耳聋、胸胁苦满、往来寒热。少阳腑证，是指邪客少阳胆与三焦之腑，以腑的功能失常为主，病位较之偏里的一组证候，主要表现为口苦、咽干、目眩、心烦喜呕、嘿嘿不欲饮食等。

2. 症状

邪犯少阳，经腑不和，三焦不畅。又因少阳所主部位在半表半里，外邻太阳，内近阳明，病邪每多传变，病邪可及于表里内外上下，所以少阳病常见兼夹变证。

（1）兼太阳证，症有发热、微恶寒、肢节烦疼、微呕、心下支结等。

（2）兼阳明里实证，症见呕不止、心下急、郁郁微烦、胸腹满痛、大便秘结等。

（3）兼里虚证，症见脉沉弦，腹中急痛。为中焦虚寒，气血不足，肝木乘之所致。

（4）夹痰饮证，症见胸胁满微结、小便不利、渴而不呕，但头汗出、寒热往来、心烦等。

（5）变证，因伤寒误治，病入少阳，症见胸胁苦满、烦躁谵语、惊惕不安、小便不利、全身困重、不能转侧。

3. 治则

少阳病在半表半里，治则以和解为主，以小柴胡汤为代表方，禁用汗、吐、下法。又因少阳病常有兼夹证，又可在和解之中兼汗、下、温等法。

（1）兼太阳不和证，治法宜和解少阳，兼以散表，代表方为柴胡桂枝汤。

（2）兼阳明不和证，治法宜和解少阳，兼通里实，代表方为大柴胡汤、柴胡加芒硝汤。

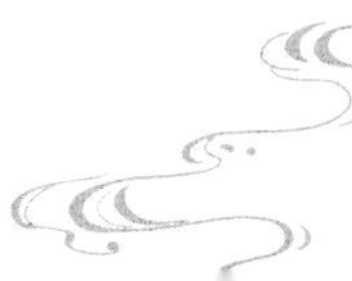

（3）兼太阴脾虚证，治法宜先温中补虚，若仍有少阳证，再用小柴胡汤和解少阳。代表方为小建中汤，小柴胡汤。

（4）夹痰饮证，治法宜和解少阳、温化水饮，代表方为柴胡桂枝干姜汤。

（5）烦惊、谵语变证，治法宜和解少阳、通阳泻热、重镇安神，代表方为柴胡加龙骨牡蛎汤。

《伤寒论》267条云："若已吐、下、发汗、温针，谵语，柴胡汤证罢，此为坏病，知犯何逆，以法治之。"

总之，少阳病邪既不在表，也不在里，在半表半里之间，故不可用汗、吐、下法，应以和解为主。如果误用汗法，则不但病邪不除，反而损伤津液，耗伤正气，使病邪内传，出现胃燥、谵语等变证。又因邪不在里，不可用下；胸中无实邪，亦不可吐。吐、下则可伤气血，致使心神失养，出现惊惕、心悸等变证，所以汗、吐、下三法均属禁忌。

4．预后

若治疗得当，多有枢机畅利，表解里和而病愈。若失治误治，则致传变，如伤津入阳明之腑，伤阳而入太阴之脏，或变结胸证等。

第二节　少阳病与护理相关条目

一、病情观察

（一）条文与释义

96条　伤寒五六日，中风，往来寒热，胸胁苦满，嘿嘿不欲饮食，心烦喜呕，或胸中烦而不呕，或渴，或腹中痛，或胁下痞硬，或心下悸，小便不利，或不渴，身有微热，或咳者，与小柴胡汤主之。

释义：本条讲伤寒或中风五六日后，出现往来寒热、胸胁苦满、嘿嘿不欲饮食、心烦喜呕等症时，是邪入少阳。因少阳在半表半里，少阳为一阳、小阳，抗邪能力较弱，邪在少阳，正邪纷争，正盛则热，邪胜则寒，寒热交替出现。往来寒热是少阳病的主要热型，与太阳病的发热恶寒，阳明病的身热汗出、不恶寒、反恶热以及与疟疾的寒热隔日或一日一发、发有定时都有不同。足少阳之脉，下胸中，贯膈，络肝属胆，循胁里，邪伤少阳经脉，经气不利，故见胸胁苦满（苦于满），是少阳经证。“嘿嘿”通默默，是指心情低落，心中不爽快，神情淡漠，对任何事情都不感兴趣的样子。这是由胆腑气郁，疏泄不利，精神抑郁所致。胆火内郁，横犯脾胃，致使脾胃收纳运化功能失常，则出现不欲饮食、喜呕。胆火上扰心神，则心烦。

躯壳之里，脏腑之外，均属半表半里。少阳所主之位，邪客少阳，经腑不和，三焦不利，其病变可及表里内外上下，故少阳病多或然之证或兼夹之证。胸中烦而不呕，是邪郁胸胁，未犯胃腑所致；口渴是邪热伤津所致；腹中痛为肝胆气郁，横逆犯脾，脾络不和的表现；三焦主决渎而通调水道，邪在少阳，三焦失畅，气化不利，水饮内停；心下悸，是水饮停于心下，水气凌心所致；小便不利，是膀胱气化失常所致；咳为水饮犯肺，肺气上逆的表现；不渴，身有微热，提示里和而太阳表邪未解。

263条 少阳之为病，口苦、咽干、目眩也。

释义：本条是少阳病提纲。病机为邪犯少阳，枢机不利，郁而化热。

成无己云：“足少阳，胆经也。《黄帝内经》曰：有病口苦者，名曰胆瘅。《针灸甲乙经》曰：胆者，中精之府，五藏取决于胆，咽为之使。少阳之脉起于目锐眦。少阳受邪，故口苦咽干目眩。”

足少阳胆经起于外眼角，上行至额角，下耳后沿颈旁行于手少阳三焦经之前，至肩上退后，出手少阳三焦经后入缺盆；由耳后分出支脉入耳中、走耳前，至外眼角后；由外眼角分出支脉下行大迎，汇合手少阳三焦经至眼下，下行过颊车至颈部，汇合于缺盆，由此下行胸中，过膈肌络于肝、属于胆，沿胁里出气街，绕阴部毛际横向进入髋关节。本经直行脉由缺盆下行腋下，沿胸侧过季胁。

少阳热邪迫胆液上溢，则口苦；灼伤津液，则咽干；胆火上炎，火热循

经上扰清窍，则头目昏眩。只要在临床上遇到口苦、咽干、目眩这一系列证候，可以诊断为少阳病证。

虽然口苦、咽干、目眩三症作为提纲，可充分反映少阳病容易气郁、化火的特点，但并没有概括少阳病的所有类型，应结合96条所述主症之往来寒热，胸胁苦满，默默不欲饮食，心烦喜呕等，这样才较为全面。

264条 少阳中风，两耳无所闻，目赤，胸中满而烦者，不可吐下，吐下则悸而惊。

释义：足少阳经脉起于目锐眦，走于耳中，下胸中，贯膈。风邪侵袭少阳经脉，致少阳经气不利，胆气被郁，清窍闭塞，则两耳听不到声音，眼睛发红，胸中满闷，胆郁化热，郁热循经上扰心神，则心烦。少阳病在半表半里之间，不在里，故不能使用吐下之法。如果使用吐下之法，则伤其里之正气，使邪内陷，灼伤津液，耗伤气血，出现悸而惊。

张拱端曰："手足少阳经脉均入耳中，耳内海底之鼓膜，为闻声之先受，风邪由经脉壅塞于鼓膜之下，外声不能由鼓膜传于司听神经，故两耳无所闻。又手、足少阳经脉交会于目锐眦故目赤，此亦少阳风火循经脉而上走空窍之病也。胸中满而烦者，则又是邪在少阳三焦之腑也。上焦之膜，由膈上循腔子而为胸中，达心肺而生心包，故胸中满而烦者，满烦是火气在上焦膜孔府中，不在胃管中，故不可吐下。悸者心包病也，惊者肝病也，心包属手厥阴，与手少阳三焦相表里。肝属足厥阴，与足少阳胆相表里，且包络为三焦所归结，肝为胆所寄附，故少阳三焦胆有病，因误吐下，虚其里之正气，则少阳之邪，可内入于主厥明之心包、肝而为悸惊也。"

265条 伤寒，脉弦细，头痛，发热者，属少阳。少阳不可发汗，发汗则谵语，此属胃，胃和则愈，胃不和，则烦而悸。

释义：《辨脉法》讲："状如弓弦，按之端直且劲，谓之弦；讲的是弦脉的形状，弦脉轻按不可得，重按亦不可得，如物悬空，需介于轻重之间的力，方能得到。弦脉不沉不浮，中以取之，是位在半表半里，是少阳脉。"

本条脉弦细，弦代表的是少阳病，病邪在半表半里；细代表的是气虚而血不足，病邪由表向里传，是太阳伤寒转属少阳病。三阳为病，均有头痛发热。太阳表证，正邪抗争于表，则脉浮；阳明病为热盛，则脉大；少阳病为从表入里的过渡阶段，邪已离表，故脉不浮，虽然已入里化热，但热势未盛，故脉不大，而是脉弦细，是为少阳脉。脉证合参，确为少阳病，病不在表，故不可用发汗之法。若误用汗法，耗伤津液，胃中干燥，津伤热盛，则谵语、烦躁。有两种不同转归，胃和则愈，治宜和胃泄热，邪去胃自和，胃和则谵语自止。胃不和，则胃燥伤津，可出现心烦而悸之变证。本条讲少阳病禁用汗法。

266条 本太阳病不解，转入少阳者，胁下硬满，干呕不能食，往来寒热，尚未吐下，脉沉紧者，与小柴胡汤。

释义：本是太阳病，但在太阳病阶段未解，传入少阳，表明自太阳传来，出现柴胡证。胸胁苦满，干呕，不能饮食，往来寒热，这些都是典型的柴胡汤证表现，但脉不是弦细，而是沉紧。没有经过误下，脉沉紧者，是里实证，表明邪已内传，但不是内陷，再结合少阳主症已具，脉证合参，断为少阳病，可用小柴胡汤治疗。

尤在泾云："本太阳脉浮头痛恶寒之证，而转为胁下硬满，干呕不能食，往来寒热者，太阳不解，而传入少阳也。尚未吐下，不经药坏者，脉虽沉紧，可与小柴胡以和之，以证见少阳，舍脉而从证也。或云，脉沉紧连上未吐下看，言尚未经吐下与脉未至沉紧者，知其邪犹在经，可与小柴胡以和之。或云，沉当作浮，前阳明篇第四十七条云，病过十日，脉续浮者，与小柴胡汤是也。"

267条 若已吐、下、发汗、温针，谵语，柴胡汤证罢，此为坏病，知犯何逆，以法治之。

释义：本条主要讲少阳坏病治则。少阳病治法应以和解为主，小柴胡汤为主方。吐、下、汗、温针法皆为少阳病之禁法，若误用，则出现谵语等变证。谵语只是其中之一，还有其他变证，此时应当审辨误治之逆，综合脉证而随证施治。

沈明宗云："太阳不解，而传少阳，当与小柴胡汤和解，乃为定法。反以吐、下、发汗、温针，以犯少阳之戒。而邪热陷入阳明，故发谵语，已为

坏证。要知谵语乃阳明受病，即当知犯阳明之逆而治之。若无谵语，而见他经坏证，须凭证凭脉，另以活法治之也。”

268条 三阳合病，脉浮大，上关上，但欲眠睡，目合则汗。

释义：本条讲三阳合病。三阳合病是指既有太阳病、阳明病，又有少阳病，同时发作，症见太阳病发热怕冷，阳明病大便干，少阳病口苦咽干等。对于三阳合病的脉象来说，脉浮是太阳脉，脉大为阳明脉，上关上（靠关上一点）候少阳之邪。这个地方脉浮大，是少阳有热，所以脉上说是三阳合病。《黄帝内经》曰“壮火食气”，三阳合病，三阳同时有热，内外表里俱热，则伤人气者，因热迫津泄，腠理开而盗汗出。

成无已云：“关脉以候少阳之气，太阳之脉浮，阳明之脉大，脉浮大上关上，知三阳合病。胆热则睡，少阴病但欲眠睡，目合则无汗，以阴不得有汗；但欲眠睡，目合则汗，知三阳合病，胆有热也。”

269条 伤寒六七日，无大热，其人躁烦者，此为阳去入阴故也。

释义：表为阳，里为阴。六七日是由表传里的时候，热结于里，外无大热，里热炽盛，则躁烦，不宁静。这是邪已由表入里的表现。

柯韵伯云：“此条是论阳邪自表入里证也。凡伤寒发热至六七日，热退身凉为愈；此无大热，则微热尚存，若内无烦躁，亦可云表解而不了了矣。伤寒一日，即见烦躁，是阳气外发之机；六七日乃阴阳自和之际，反见烦躁，是阳邪内陷之兆。”阴者，指里而言，非指三阴也。

271条 伤寒三日，少阳脉小者，欲已也。

释义：伤寒三日，病在少阳，脉象小而不弦，代表邪已微弱，病将转愈。

（二）中医护则

和解少阳，透邪外出。

（三）护理方法

注意观察病人病情变化，出现口中有苦味、咽部干和头目晕眩这一系列证候，就是少阳病证。

（1）病人除了有口苦、咽干、目眩外，甚至有两耳听不到声音，眼睛发红，胸中满闷而烦扰不宁之症，这均是风热之邪侵犯少阳所致，此时不能用吐法和下法。

（2）病人外感伤寒，有头痛、发热，但脉象弦细，属于少阳病证。

（3）若病人本来是太阳病，而在太阳病阶段未治愈，反而出现胁下硬满、干呕、不能饮食、往来寒热的症状，是为邪由太阳转入少阳。

（4）病人本是少阳病，误用催吐、泻下、发汗、温针等治疗方法时，就会出现言语谵妄，此时已不属于柴胡汤证。要密切观察其病情变化，注意体温、血压、舌象、脉象、精神、面色、皮肤的变化，并予以记录，以便为诊断和治疗提供准确的依据。

（5）根据少阳易气郁的特点，临床护理应注意病人情志变化。

（6）当病人昏昏欲睡，盗汗，脉象浮大而长，溢出关部以上，此时属太阳阳明少阳合病。

（7）病人感受伤寒六七天，体表无大热，但是惊躁、心烦不安，这时候表示病邪由表入里。

（8）观察呕吐物的量、色、质、气味，呕吐次数，呕吐发生的时间、发作规律及与饮食的关系。

（9）随时与病人家属评估寒热往来发生的时间，记录热峰及寒战情况。

（10）对于少阳病由于失治误治而出现的症状，应该施予相应的护理方法。

二、饮食调护

（一）条文与释义

266条 本太阳病不解，转入少阳者，胁下硬满，干呕不能食，往来寒热，尚未吐下，脉沉紧者，与小柴胡汤。

释义：少阳为枢，外邪由太阳转入少阳，致使胆气郁结，枢机不利，木邪犯土，肝胆横犯脾胃，脾胃功能失常，则食欲不佳或胃气上逆而呕。

（二）中医护则

疏肝理气，降逆止呕。

（三）护理方法

（1）饮食以疏利气机为主，避免腻滞之品，宜蒸煮食用，忌辛辣动火之品。

肝胆之气郁结，易伤脾胃，饮食禁忌肥甘厚腻、辛辣刺激煎炸之品。以清淡、富于营养、易于消化，且疏通气机、疏肝理气解郁之品为原则，多食水果、蔬菜，以金橘饼、茯苓饼为常食，可用陈皮、佛手、玫瑰花、绿萼梅等泡茶饮用，也可食梅花粥、橘皮粥、荔香散等。此外白佛手、白萝卜、玫瑰花茶等均有疏肝理气作用。忌食南瓜、山芋、土豆等壅阻气机的食物。

（2）疏肝理气解郁食疗方：梅橘汤（梅花6g，橘饼1～2个，煮汤）和柴枳粥（柴胡20g，枳壳20g，粳米60g，一同煮粥）。

（3）少阳易郁而化热，饮食以性凉为好，定时定量，合理营养，谨和五味。宜食动物肝脏、瘦肉、鱼类、乳类及豆制品等食物，勿过食酸味，过则损伤肝气。

（4）服药发汗后宜食清淡的食物及蔬菜水果，如红枣、糯米粥、百合粥、黄芪粥、银耳、梨、梅子等益气生津之品。

（5）高热者宜予流质、半流质饮食或糊状食物，易于消化。

（6）肝气横犯脾胃者，胃气初复时，不可暴饮暴食，要节制饮食。

（7）呕吐者饮食护理如下：

饮食以清淡、易消化、少量多餐为原则。呕吐期宜食清淡、细软、温热的素食，如稀粥、面糊。缓解期可增加少油的荤菜，切忌过饱过油。忌食刺激性食物、如葱、蒜、酒等，以及肥甘、油腻、海腥之品。

呕吐严重者暂时给予禁食，待症状好转后，首先给予流质饮食或半流质饮食，逐渐恢复为软饭、普食。

进食前可用生姜擦舌或姜汁滴舌，以降逆止呕。

因肝胆气郁、横犯脾胃，饮食宜清淡疏利，如金橘可行气解郁、柑橘可健脾和胃，亦可用佛手茶或陈皮汤代茶饮。

三、用药护理

（一）条文与释义

96条 伤寒五六日，中风，往来寒热，胸胁苦满，嘿嘿不欲饮食，心烦喜呕，或胸中烦而不呕，或渴，或腹中痛，或胁下痞硬，或心下悸，小便不利，或不渴，身有微热，或咳者，小柴胡汤主之。

小柴胡汤方

柴胡半斤　黄芩三两　人参三两　半夏半升（洗）　甘草（炙）、生姜（切）各三两　大枣十二枚（擘）

上七味，以水一斗二升，煮取六升，去滓，再煎，取三升。温服一升，日三服。若胸中烦而不呕者，去半夏、人参，加栝楼实一枚。若渴者，去半夏，加人参，合前成四两半，栝楼根四两。若腹中痛者，去黄芩，加芍药三两。若胁下痞硬，去大枣，加牡蛎四两。若心下悸，小便不利者，去黄芩，加茯苓四两。若不渴，外有微热者，去人参，加桂枝三两，温覆微汗愈。若咳者，去人参、大枣、生姜，加五味子半升，干姜二两。

释义：柴胡二月生苗，感一阳初生之气，气质轻清，苦味最薄，能疏少阳之郁。黄芩气味苦寒，外实而内空，能清胸腹蕴热以除烦。柴、芩合用，能解少阳半表半里之邪。半夏、生姜调理胃气，降逆止呕。甘草、人参、大枣，助中焦之脾土，益气和中。

柴胡方煎服法。以上七味药物，加水2400mL，煎煮到剩1200mL，去掉药滓，再煎至600mL即可；每次温服200mL，每日服3次。计量换算：1斗=10L=2000mL，1L=10合=200mL。清代医家徐灵胎曰："煎药之法，最宜讲究，药之效与不效，全在乎此。"张锡纯指出："去滓再煎，此中犹有

他义。盖柴胡有升提之力，兼有发表之力，去滓再煎，所以减其发汗之力也。”煮后去渣、再煎，可使诸药药性合和，经气相融，寒热同行，攻补并施，作用于同一枢机，更好地起到和解的作用。

（二）中医护则

和解少阳。

（三）护理方法

（1）煎药时，用砂锅或瓦罐煮药，忌用铁、铜等金属容器，以免发生化学反应，影响药效或产生毒副作用。

（2）煎药前，应先用冷水将药材浸泡30min左右，以使其有效成分更易煎出。

（3）煎药时，宜使用过滤水，水应一次性加足，不要中途加水，更不能把药煎干后重新加水，药煎煳后禁止服用。

（4）煎药时，应注意火候，一般先用大火把水烧开，待水沸腾后改用小火，以免水分迅速蒸发，影响药物药效成分的煎出，从而影响疗效。

（5）若病人呕吐，可在服药前先服少量姜汁或者嚼少许生姜片、陈皮，以预防呕吐。

（6）对于发作无定时的寒热往来，要注意记录发作的时间和体温变化。服药要在发作前2h进行。

（7）服药后，嘱病人安静休息，观察往来寒热、胸胁苦满、心烦喜呕、不欲饮食、口苦咽干等少阳病的变化，详细记录。

（8）告知病人及家属，寒战是药效的正常反应，不用过于焦虑紧张。护理人员要多与病人及其家属交谈，介绍该病的治疗方法及疗效。

（9）服药期间，饮食宜清淡、易消化，忌食肥甘厚腻、辛辣刺激之品，并戒烟酒。

四、生活起居护理

（一）条文与释义

265条 伤寒，脉弦细，头痛，发热者，属少阳。少阳不可发汗，发汗则谵语，此属胃，胃和则愈，胃不和，则烦而悸。

释义：但见头痛发热，而不见太阳脉证，则弦细之脉，断属少阳，而不可作太阳治之。少阳少血，虽有表证，不可发汗，发汗则津液越出，相火燥必胃实而谵语，当与柴胡以和之。

266条 本太阳病不解，转入少阳者，胁下硬满，干呕不能食，往来寒热，尚未吐下，脉沉紧者，与小柴胡汤。

释义：少阳为枢，太阳证不解，邪从枢而入少阳，若见胁下硬满、干呕不能食、往来寒热之一，便是柴胡证，未经误治，虽有里证的脉象，也不能吐下，当与小柴胡汤治之。

（二）中医护则

清热解毒，理气化郁。

（三）护理方法

（1）给病人创造良好的休息环境，保持室内空气流通、清新，但要避免对流风，应根据季节和室内空气状况而决定每日通风的次数和每次持续的时间，但每日至少通风1～2次。

（2）寒热往来发作时需要卧床休息，忌受风寒；寒战时多加衣被，高热时适当降温处理；热盛汗出后，宜多饮水，及时擦干汗液。

（3）呕吐时宜取坐位、半坐卧位、侧卧位；意识不清者取仰卧位头，偏向一侧，并轻拍其背部，吐完给予温开水漱口，保持口腔清洁，及时清理呕吐物及被呕吐物污染的衣被。

（4）病室光线柔和，不宜过强，室内光线也不宜过暗；室内墙壁颜色要采用柔和暖色调，如奶白色、淡绿色。温度、湿度适宜，温度保持在

18～22℃，相对湿度以50%～60%为宜。

（5）病室应保持安静，避免不良噪声。噪声可使病人产生烦躁、惊悸等不良情绪，对身心健康十分有害，不利于病情的康复。因此，医务人员和家属禁止大声喧哗和各种噪声刺激，护理人员要合理安排各项工作，集中进行，以减少对病人的过多干扰。

（6）病室保持整洁，有利于病人的康复。室内布局应简单、整齐，易于清洁、消毒。地面和家具、用品等应每日清洁。病人要注意个人卫生，保持病房清洁。

（7）病室内可悬挂一些美丽的风景山水画，放置一些盆景花卉，使环境更优雅，使人心旷神怡。

（8）病情重者卧床休息，轻者适当活动。所谓“精神极欲静，气血极欲动”，动静结合，勿令过劳，坐卧顺时，勿令身怠。

（9）保持口腔清洁，饭前、饭后用清水、生理盐水或金银花水漱口。

（10）制定合理的作息制度，起居有常。病人需要静心休养，培养正气，以达到早日康复的目的。中医学认为天人相应，人与自然界是统一的整体，因此生活起居顺应四时阴阳变化和自然规律是病人生活起居的基本法则之一。要因时、因地、因人、因病制订不同的作息时间。作息时间多因季节而异，春季阳气生发、万物以荣，应晚睡早起，舒展形体，抒发气机，使心情舒畅，气血调畅。但初春天气寒暖不定，应防风寒侵袭，注意随时加减衣服。夏季阳气旺盛、万物繁茂，天气炎热，昼长夜短，应该晚卧早起，中午暑热最盛时要适当午休，夜间不贪凉夜露。秋季万物成熟，阳气始敛，阴气渐长，应早卧早起，与鸡俱兴。秋季气燥，昼夜温差较大，应注意保暖和养阴津。冬季万物收藏，阴寒盛极，阳气闭藏，应早睡晚起，必待日光。

（11）病人应保持充足的睡眠和休息，避免过多的工作和活动，一般每日睡眠时间不应少于8h。若睡眠不足，易耗伤正气，故有“服药千朝，不如独眠一宿”之说。所以护理人员要督促病人早上按时起床，午间休息2h左右，晚上按时就寝，形成一定的生活规律。要避免黑白颠倒、昼息夜作，睡眠时间也不宜过长，否则会使人精神倦怠，气血郁滞，不利于病情康复。

（12）在病情允许下，病人应当进行适当的活动和锻炼，适度的活动能促进气血流畅，使筋骨坚实，神清气爽，增强抗邪能力，有利于机体康复。病人的活动也要遵循相因相宜原则，在病情允许情况下，可适当做户外运动，但活动要适度，不可过度消耗体力。

（13）春季宜进行户外运动，呼吸新鲜空气，如打球、跑步、散步、打太极拳、做广播体操、打八段锦等。夏季一般在清晨或傍晚天气较凉爽时进行户外锻炼，不宜过于剧烈。宜选择运动量适中的运动，运动时的衣服宜松软、宽大、浅淡、方便穿脱，运动出汗后可适当饮用些凉开水，切不可用冷水洗头洗澡。秋季天高气爽，更是运动锻炼的好时机。冬季早晨可在室内锻炼，待太阳出来30min后，可户外晨练。

五、情志护理

（一）条文与释义

96条 伤寒五六日，中风，往来寒热，胸胁苦满，嘿嘿不欲饮食，心烦喜呕，或胸中烦而不呕，或渴，或腹中痛，或胁下痞硬，或心下悸，小便不利，或不渴，身有微热，或咳者，与小柴胡汤主之。

释义：少阳脉循胸胁，邪入其经故苦满，胆气不舒故默默，木邪犯土故不欲饮食，相火内炽故心烦。

（二）中医护则

疏肝理气，清热安神。

（三）护理方法

（1）既病之后，精神活动一直影响病情的发展，不同疾病有不同的精神改变，而不同的情志，又可以直接影响不同的脏腑功能，从而产生不同的疾病，所以在疾病治疗护理过程中，情志护理至关重要。少阳病多与情绪变化有关，所以护理少阳病病人时，情志护理尤其重要。

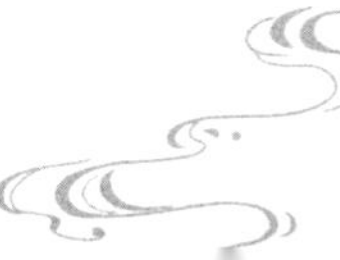

（2）与病人及其家属共同评估病人的心理状态，了解病人情绪状态。

（3）应首先评估病人及其家属对所患疾病知识的了解程度。根据其了解程度，护理人员要多与病人和家属交谈，介绍该病的治疗方法及疗效。也可以介绍疗效较好的同类病人相互认识，彼此进行交流，增强信心，以配合治疗。

（4）营造轻松和谐气氛，鼓励家属多陪伴病人，给予其心理支持。

（5）尽可能满足病人所提出的合理要求，以顺从其意志和情绪，满足其身心需要。

（6）移情易性法。使自己的思想焦点转移到其他事情方面，排除不良情绪或纠正错误认识，使病人恢复正常心态，以利于疾病康复。如音乐歌舞、琴棋书画、交友览胜、种花垂钓、运动等，都可以培养情趣，陶冶情操。

（7）以情制情法。当有不良情绪时，可根据情志之间的五行生克制化规律，激发相应的情志来制约、克制，以协调情志，恢复或重建精神平和状态。怒则气乱，悲则气消，故以悲制怒，使病人可以尽量痛哭，缓解不良情绪。在运用以情制情疗法时，治疗的情志刺激要超过致病的情志刺激，才能达到以情制情的治疗目的。

（8）躲避法。避开引起烦怒的现场或事件。

（9）疏泄法。古人云："不如人意常八九，如人之意一二分。"发发牢骚或与知己倾听自己的不快，也可以通过哭泣将苦恼、忧伤等不良情绪释放出来，以缓解紧张情绪，减轻痛苦，促进疾病康复。

（10）理智制怒法。设置"制怒"或"息怒"等条幅警句，时时提醒自己，以保持心态平静。

（11）可为病人安排一些娱乐活动，如下棋、读书、看电影、打太极拳、打八段锦等各种形式的活动。

（12）音乐疗法。①音乐补虚疗法，善消怒气的角类音乐，如《梅花三弄》，角可与肝相通，消其怒气，以达间接补肝之效。②音乐开郁疗法，主要用于消除病人的郁怒情绪，可以有针对性地选取使人产生轻松、欣快、喜悦之感的乐曲，如《百鸟朝凤》《阳关三叠》等。

（13）情志护理应建立在对病人严密观察、全面收集各方面资料的基础上，选择其愿意交谈的时间，认真倾听他们的陈述，语言通俗，语速缓慢，态度和蔼，避免引起病人反感。

第三节 护理临证案例选录

案例一

袁×，女，73岁。

主诉：反复胸闷2月余，再发加重半天。

现病史：病人2月余前无明显诱因出现胸闷不适，以剑突下尤为明显，伴向左前臂及左侧肩背部放射，无胸痛，伴心悸、气促、恶心，持续不详，经休息后可有所缓解。近半日有胸闷不适，以剑突下尤为明显，伴左侧胁肋部隐痛，无胸痛、气促、心悸、恶心呕吐，少许头晕，伴口干多饮，纳差，寐差，大小便可；舌淡暗，苔白，脉弦细。

查体：胸廓对称，双肺呼吸音清，心界正常，心率68次/min，心律齐，各瓣膜听诊区未闻及病理性杂音。血压146/76mmHg。

中医诊断：胸痹心痛。

证型：痰热内阻，兼有阴虚。

西医诊断：LAD心肌桥，高血压病1级高危。

治法：理气化痰，滋阴清热。

- **2020年9月15日首诊**

方剂：

蒸陈皮5g，法半夏10g，茯苓15g，甘草5g，枳实（蒸）

15g，竹茹10g，北柴胡15g，白芍10g，鸡内金15g，郁金10g，干石斛10g。

煎服法：上方加水800mL煎至200mL，每日1剂，早饭后温服。

【护理评估】

注意了解与本病证相关的因素，详细询问饮食习惯、发病经过、家庭支持情况，询问疼痛部位、性质、持续时间、诱发因素及伴随症状等，察舌象、脉象，应辨明证候虚实。

【主要护理问题】

（1）疼痛：与痰热内阻，兼有阴虚有关。

（2）焦虑：与疾病相关知识缺乏有关。

【护理目标】

（1）疼痛消失，个体感觉舒适。

（2）病人了解疾病相关知识。

【护理措施】

1．中医护理技术

耳穴贴压：（1）取穴心、肝、胆、交感、皮质下。（2）采用王不留行籽耳穴贴，用75%乙醇消毒耳郭皮肤，将耳穴贴贴在相应位置，用拇指和食指指腹对压耳穴，手法由轻到重，使之产生酸胀感觉为度，并嘱病人或家属自行按压。（3）每穴每次按压1～2min，每隔6h按压1次，每日至少按压3次。（4）需要注意，采用单侧耳穴贴压，3日后更换为对侧，如有潮湿及时更换，以免引起胶布脱落和增加感染机会；按压耳穴时，禁止揉搓，以防损伤耳郭。

2．慎起居

（1）密切观察疼痛部位、性质、持续时间、诱发因素及伴随症状，遵医嘱监测心率、心律、脉搏、血压等变化。出现异常或胸痛加剧、汗出肢冷时，立即向医师汇报。

（2）卧床休息，给予低流量氧气吸入。

3．调饮食

指导病人饮食宜选择化痰行气之品，如莲藕、白萝卜、柑橘、柚子等。予无花果瘦肉汤、丹参瘦肉汤等食疗方。

4．用药护理

做好用药护理，指导病人按时服用中药汤剂，每日1剂，饭后温服。

5．畅情志

（1）保持情绪稳定，避免不良刺激。鼓励病人表达内心感受，针对性给予心理支持。

（2）指导病人掌握自我排解不良情绪的方法，如音乐疗法、谈心释放法、注意力转移法。

● 2020年9月20日二诊

病人精神良好，无胸闷不适，左侧胁肋部隐痛，无胸痛、气促、心悸、恶心呕吐，少许头晕，伴口干多饮，纳差，寐差，大小便可；舌淡暗，苔白，脉弦细。血压144/68mmHg。

【护理措施】

铜砭刮痧督脉、膀胱经，首刮大椎、大杼、膏肓、神堂；刮手少阳三焦经、足少阳胆经，重点刮拭支沟、阳陵泉。检查刮具边缘有无缺损。先让病人取坐位，在选定部位抹上刮痧油，再持刮具在选定部位进行刮痧，从上至下，单一方向刮，禁用暴力。如皮肤干涩，随时抹刮痧油再刮，直至刮透。刮痧过程中随时询问病人有无不适，观察病情及局部皮肤颜色变化，调整手法力度。刮痧后嘱病人保持情绪安定，饮食宜清淡，忌食生冷油腻之品。全背刮痧者禁食24h，可饮温开水或红糖水。刮痧后，避免风直吹刮拭部位。出痧后4h内忌洗凉水澡。出痧后可适当饮温开水，或淡盐水，或淡糖水，休

息15～20min。刮痧完毕，清洁局部皮肤。

● 9月21日三诊

病人精神良好，无胸闷不适，左侧胁肋部无隐痛，无胸痛，无气促，无心悸，无恶心呕吐，无头晕，口干多饮较前减轻，纳寐较前好转，大小便可；舌红，苔白，脉弦细。血压114/68mmHg。

【护理措施】

（1）保持环境安静，空气新鲜，温度、湿度适宜。

（2）避免劳累、饱餐、情绪激动、寒冷、便秘、感染等诱发因素，戒烟限酒。

（3）起居有时，发作时休息，缓解期适当锻炼，如快步走、打八段锦等，以不感疲劳为度。

◉ 临证体会

胸痹心痛主要表现为胸闷胸痛，以及发作性或持续性紧张、恐惧和担忧，伴有相应的生理症状和自主神经症状。少阳为经络之枢、脏腑之枢、情志之枢，少阳枢机不利导致的气机疏泄失常、津液代谢失常、相火妄动不安是引起胸痹心痛的重要病机。胸闷不适，左侧胁肋部隐痛，少许头晕，伴口干多饮，脉弦细。弦代表的是少阳病，病邪在半表半里；细代表的是气虚而血不足，病邪由表向里传，是太阳伤寒转属少阳病。和解少阳枢机应为治疗胸痹心痛的重要方法。通过和解少阳，使气机调畅、水湿运化、相火输布三焦，从而使枢机开阖有度，阳气循行有序，心健神安。

本方剂以温胆汤加减，方中陈皮、半夏、茯苓理气化痰，枳实、郁金加强行气，竹茹清热化痰，柴胡和解少阳，白芍养阴柔肝，鸡内金消食导滞，石斛滋阴清热，甘草调和诸药。

少阳病"欲解之时"为寅、卯、辰三个时辰，此为阳气初生并渐渐生长之时。少阳龙雷之火从阴气最盛之处出来，热量很弱，并未形成大气候，但其势头猛。少阳又为三阳之主枢，枢机一转，少阳被郁的龙雷之火顺势而发，将邪气枢转于外。此时天之阳气升发，人气通于天气，人体少阳经气受天阳助力而达到最旺之时，则少阳病，其枢机不利也可应时而解。

耳穴贴压通过疏通经络，推动、驱散病灶中郁滞的气血和病气，调节脏腑气血功能，促进机体阴阳平衡，以达到治疗疾病的目的。选取心、肝、胆、交感、皮质下等穴。心耳穴，取其益心安神、通络止痛之效，主治心悸、胸闷、胸痛等。肝耳穴，取其清热解毒、疏郁缓急、通络止痛之效，主治胸胁闷痛、眩晕、高血压等。胆耳穴，于右侧耳肝肾两穴之间，取其健中和胃、理气疏郁、清热利胆之效，主治胸胁痛。交感耳穴，取其滋阴清热、益心安神、调整胃肠之效，主治高血压、冠心病。皮质下耳穴，取其益心安神化痰通络、清热利湿之效，主治头晕、高血压、冠心病等。

刮痧引邪出表，引邪下行，自上而下刮，人体气机升降出入，下行为顺，上行为逆。刮痧时，病人以坐姿为主，从上至下刮拭，造气的力与地之引力形成合力，倍增疗效。杨继洲论："凡刺浅深，惊针则止；凡行补泻，谷气而已。"对于施行补泻手法，主要在于掌握"谷气"。《灵枢》中说："邪气来也紧而疾，谷气来也徐而和。"说明病情比较和缓的病人能耐受的是"谷气"，因为皮下"紧而疾"的感觉不如"徐而和"更具有持续作用，有利于"守气"而不"失气"，因此刮擦禁用暴力，应"徐而和"。刮痧先刮拭大椎及足太阳膀胱经的膏肓、神堂及大杼。因为大椎属督脉，有总管统帅的意思。督脉行于背部正中，其脉多次与手足三阳经及阳维脉交会，能总督一身之阳经，可通一身之阳气，为全身强壮要穴之一，取之扶正以驱邪，故又称为"阳脉之海"。其次，督脉行于脊里，上行于脑，并出脊里分出属肾，与脑髓和肾有密切关系。大杼、膏肓、神堂属足太阳膀胱经，"太阳者，天之巨阳也，弥纶万物"，膀胱经主一身之表，"腠里毫毛其应，外邪侵袭，首当其冲"。又之，五脏六腑之背穴均位于膀胱经上，故刮拭膀胱经穴，可通调膀胱之经气调节五脏六腑之功能。在经络选择上，病人应选择刮拭少阳经。

少阳经为阳分之半表半里、募原之间，专主筋骨，有清泄、疏解的作用。少阳经（含手少阳三焦经、足少阳胆经）对外承接火气的影响，对内平复肝胆相火之升越，调理少阳之郁结。凡见火热之邪上逆，少阳失于疏泄之头痛、目眩、胸胁胀满等诸种郁结之证，均可取少阳经治疗。重点穴位取手少阳三焦经上的经穴——支沟，主要功效为通导肠胃、活络散瘀，主治胁肋痛、胸闷不已、心绞痛，以及少阳经气滞出现的抑郁症状。足少阳胆经的合穴——阳陵泉，主要功效为疏泄少阳。主治胁肋胀满疼痛。

本案例的关键措施在“欲解之时”予温胆汤加减，辅以耳穴贴压、铜砭刮痧和解少阳，理气化痰，予加强心理护理，排解不良情绪。抓住少阳病“欲解时”为人体阳气初生渐长之时，随着人体内阳气的生长，阴气慢慢消减，若阳气升起无障碍，则一身之气机顺畅。少阳为三阳之枢，少阳枢转得力，则太阳开机有序，阳明阖机正常，邪气得解，治疗得到明显的疗效。

案例二

田×，男，50岁。

主诉：头晕伴鼻出血半日。

现病史：病人头晕伴鼻出血半日就诊，面赤，头痛，双眼胀痛，发热，体温波动为36.2～38.6℃，血压波动为124～141/74～91mmHg，心率波动为80～99次/min，无腰酸腰痛，口干口苦，大便调；舌红，苔薄黄，脉弦。

查体：胸廓对称，双肺呼吸音清，心界正常，心率97次/min，心律齐，各瓣膜听诊区未闻及病理性杂音。

中医诊断：眩晕。

证型：肝火亢盛证。

西医诊断：高血压病3级极高危高血压性心脏病，心律失常。

治法：清肝热，平肝熄风，活血。

- **2022年9月28日首诊**

方剂：

黄芩片10g，北柴胡10g，川楝子10g，枳实10g，姜黄5g，姜僵蚕10g，大黄10g（后下），川牛膝20g，钩藤15g（后下），盐杜仲10g，桑寄生10g，石决明25g（后下），牡蛎25g（先煎），羚羊角骨15g（先煎），白茅根15g，赤芍15g。

煎服法：上方加水800mL煎至200mL，每日1剂，早饭后温服。

【护理评估】

注意了解与本病证相关的因素，评估病人发热的次数、持续时间、伴随症状及血压等变化，察舌象、脉象，以辨明证候虚实。

【主要护理问题】

（1）发热：与邪犯少阳，肝胆之气郁结有关。

（2）眩晕：与肝火亢盛有关。

【护理目标】

（1）病人发热症状消失。

（2）病人眩晕、心悸症状减轻。

【护理措施】

1．中医护理技术

予耳穴贴压，选取心、交感、神门、皮质下、降压沟、大肠穴位。操作方法：用75%乙醇消毒耳郭皮肤，采用王不留行籽耳穴贴贴在相应位置，用拇指和食指指腹对压耳穴，手法由轻到重，产生酸胀感为宜，并嘱病人或家属自行按压。每穴每次按压1～2min，每隔6h按压1次，每日至少按压3次。针对降压沟耳穴，用双手中指推按降压沟，两指缓慢用力，推2min。3日后更换对侧，如有潮湿及时更换，以免引起胶布脱落和增加感染机会；按压耳

穴时，禁止揉搓，以防损伤耳郭。

2．慎起居

（1）眩晕发作时应卧床休息，改变体位时应动作缓慢，防止跌倒，避免深低头、旋转等动作。心悸发作时应卧床休息，观察病人心率、心律、血压、呼吸、神色、汗出等变化。

（2）环境宜清静，避免声光刺激。

（3）进行血压监测并做好记录。若出现血压持续上升或伴有眩晕加重、头痛剧烈、呕吐、视物模糊、语言謇涩、肢体麻木或行动不便，要立即报告医师，并做好抢救准备。

3．调饮食

饮食以清淡为主，高维生素、高钙、低脂肪、低胆固醇、低盐饮食，宜食山楂、淡菜、紫菜、芹菜等，禁食辛辣、油腻及过咸之品。

4．用药护理

（1）中药与西药的服药时间应间隔1～2h，宜早餐后凉服。

（2）遵医嘱服用调节血压的药物，密切观察病人血压变化。

5．畅情志

与病人沟通，了解其心理状态，向病人介绍有关疾病知识及治疗成功经验，增强治疗信心，鼓励病人积极面对疾病，缓解焦虑情绪。

- **2022年9月30日二诊**

病人无面赤，头晕、头痛较前减轻，双眼胀痛较前减轻，无发热，血压波动为136～151/84～96mmHg，心率波动为80～101次/min，无腰酸腰痛，口干口苦较前减轻，大便调；舌红，苔薄白，脉弦。

【护理措施】

指导病人做降压操，进行功能锻炼。

（1）取坐姿，病人膝关节屈90度，鼻吸口呼3min，直至呼吸自然柔和。

（2）轻击指尖：十指叉开微展，形如握球，指尖相对，十指相扣，对敲30次。

（3）插指根：十指叉开，左右手交叉相扣30次。

（4）击打小鱼际：两手臂平举，手腕平弯，掌心向上，对捶小鱼际30次。

（5）击打大鱼际：两手臂平举，两手掌心相对，对捶拇指侧30次。

（6）击打劳宫：两手放松，一手五指并拢伸直，另一手握拳，左右手交替拳击劳宫30次。

（7）击打掌根：两手臂平举，手腕后弯，对捶掌根30次。

（8）双手掌心按摩头面部2次。

（9）闭眼，按顺时针旋转按揉太阳32次。

（10）右手掌紧贴百会，旋转按摩32周。

（11）双手拇指指腹按顺时针旋转按揉双侧风池32次。

（12）双手拇指指腹旋转按揉双侧曲池32次。

（13）拇指指腹交替按顺时针旋转按揉双侧内关32次。

（14）双拇指同时按揉双小腿足三里32次。

（15）做扩胸运动32次。完成。

注意功能锻炼以不引起不适为宜，如发现头痛、头胀、心慌、胸闷等症状，应减少锻炼量或暂时中止锻炼。应在饭后2h后做操，避免发生低血糖。

● 2022年10月1日三诊

病人无面赤，无头晕、头痛，无双眼胀痛，无发热，血压139/87mmHg，心率82次/min，无腰酸腰痛，无口干口苦，大便调；舌淡红，苔薄白，脉弦。

【护理措施】

（1）病室保持安静、舒适，空气新鲜，光线不宜过强。

（2）眩晕轻者可适当休息，不宜过度疲劳。眩晕急性发作时，应卧床休息，闭目养神，减少头部晃动，切勿摇动床架；症状缓解后，方可下床活动，动作宜缓慢，防止跌倒。

（3）为避免强光刺激，外出时应佩戴变色眼镜；不宜从事高空作业。

（4）指导病人自我监测血压，如实做好记录，以供临床治疗参考。

（5）指导病人戒烟限酒。

（6）向病人讲清楚情绪激动对疾病的不良影响，指导病人学会自我控制情绪，鼓励病人听舒缓音乐，缓解焦虑感。

（7）眩晕缓解期，可在医师指导下进行眩晕康复操，进行功能锻炼。

◉ 临证体会

《伤寒论》263条提出："少阳之为病，口苦、咽干、目眩也。"少阳病的症状为口苦、咽干、目眩。因邪犯少阳，枢机不利，郁而化热，少阳热邪迫胆液上溢，则口苦；灼伤津液，则咽干；胆火上炎，火热循经上扰清窍，则头目昏眩。眩者，旋转不定，如春夏之旋风，乃风中有郁火之气也。《伤寒论》265条提出："伤寒，脉弦细，头痛，发热者，属少阳"，《辨脉法》讲："脉浮而紧者，名曰弦也。弦者，状如弓弦，按之不移也。脉紧者，如转索无常也。"讲的是弦脉的形状，弦脉轻按不可得，重按亦不可得，如物悬空，需介于轻重之间的力，方能得到。弦脉不沉不浮，中以取之，是邪在半表半里，是少阳脉。此病人面赤，头晕，头痛，伴心悸、胸闷，双眼胀痛，自觉有发热感，口干口苦，大便3日未解，为少阳阳明合病状态。

病人在治疗过程中一直有血压波动情况。《伤寒论》272条提出"少阳病欲解时，从寅至辰上"，从寅时到辰时，在现代时间上是从凌晨3:00到9:00，与现代医学上规定的晨峰高血压的时间具有相关性。少阳病"欲解时"，为人体阳气初生渐长之时，随着人体内阳气的生长，阴气慢慢消减，若阳气升起无障碍，则一身之气机顺畅。少阳为三阳之枢，少阳枢转得力，太阳则开机有序，阳明阖机正常，邪气得解。再借天之阳气的助力，可化解体内痰湿，将邪气转输于外。而"欲解时"并非"欲愈时"，少阳出于厥阴，若少阳被郁，则阳气升发不利，在寅、卯、辰时出现郁而化火之象，临床表现为血压的波动，即“晨峰”现象。

本方剂以大柴胡汤加减，方中柴胡配黄芩和解清热；大黄配枳实以内泻阳明热结，行气消痞；川楝子、赤芍、姜黄行气活血止痛；僵蚕、钩藤祛风止痛，逐瘀通经；杜仲、桑寄生补益肝肾；石决明平肝潜阳、清肝明目；牡蛎益阴潜阳；羚羊角骨清热镇惊安神；白茅根清热凉血止血。

耳穴贴压通过疏通经络，推动、驱散病灶中郁滞的气血和邪气，调节脏腑气血功能，促进机体阴阳平衡，以达到治疗疾病的目的。选取心、交感、神门、皮质下、降压沟。心耳穴，取其益心安神、通络止痛之效，主治心悸、胸闷等。交感耳穴，取其滋阴清热、益心安神、调整胃肠之效，主治高血压、冠心病、胸闷。神门耳穴，取其镇静安神、降压止痛、止晕之效，主治高血压、眩晕。皮质下耳穴，取其益心安神、化痰通络、清热利湿之效，主治头晕、高血压等。降压沟耳穴，取其滋阴利窍、清肝补肾之效，主治高血压。还可用毫针刺激降压沟耳穴，增强降压效果。大肠耳穴，取其清热洁腑、通便止泻之效，主治便秘等。

根据中医平肝息风的治疗原则，对太阳、百会、风池等穴位加以按摩，可以调节微血管的舒缩作用，解除小动脉痉挛，从而疏通气血、调和阴阳，对高血压的预防和治疗有明显作用。

降压可以舒筋通络，让阻滞的气血更加通畅，从而达到筋骨舒展、经络通畅，进而降压的效果。中医认为，头为诸阳所汇，百脉相通，人体十二经脉和奇经八脉都汇聚于头部，按摩头部穴位，可促使诸阳上升，百脉调顺，阴阳和谐，具有疏通经络、运行气血、清心醒目的功效。风池等穴有醒脑开窍、疏风清热、明目益聪的作用。古有“风从上受”之说，风池为风邪入侵之门户，具有散风解表、疏风清热、平肝息风、醒脑开窍、调和气血、通经活络之功效。进行疏肝理气的保健按摩，有助于调畅气机，改善气血运行状态，从而有效舒缓压力。脾为五脏之一，位于中焦，膈之下，主要生理特点是主运化、主升清、主统血，并与四肢肌肉密切相关。按摩足三里、内关等穴位，有补脾健胃、强心等作用。

本案例关键措施在“欲解之时”予大柴胡汤加减，抓住少阳病“欲解时”对于晨峰高血压现象的意义，辅以耳穴贴压、降压操和解少阳，泻下里实，平肝息风，并予心理护理以排解焦虑情绪，得到明显的疗效。

案例三

刘×，女，58岁。

主诉：反复发热、小便不出10日。

现病史：病人下午发热为多，最高体温39.5℃，伴恶寒，如下午不发热则夜间发热，上午正常。其女诉上午心情愉悦。昨日发热至39.2℃，现精神可，无恶寒发热，小便不能自解，需导尿且今日小便浑浊如米泔。再问得知，下午或晚上发热时自觉鼻孔热辣感，不由自主地闭眼，特别困，但又害怕睡过去就醒不来，胸口很烦闷，食欲一般，口渴、多饮水，大便正常；舌淡红，苔白少津，脉沉。

中医诊断：膝痹。

证型：风湿热痹。

西医诊断：脊椎感染并神经损伤。

治法：清热利湿。

● 2022年2月18日首诊

方剂：

北柴胡30g，连翘30g，黄芩片15g，人参片10g，黑枣20g，生石膏60g，茯苓15g，猪苓15g，泽泻20g，桂枝10g，黑顺片5g，大腹皮15g，桔梗10g，紫苏叶10g，滑石30g。

煎服法：上方加水800mL煎至150mL，温服，每日1剂。

【护理评估】

注意了解与本病证相关的因素，详细了解恶寒发热的情况，定时测量体温，做好记录，评估神志、小便、睡眠情况。了解本次发病诱因、饮食习惯、生活习惯、发病经过，察舌象、脉象，以辨明证候的虚实及病位。

【主要护理问题】

（1）发热：与风湿热痹有关。

（2）焦虑：与相关疾病知识缺乏有关。

【护理目标】

（1）无发热，可自解小便。

（2）病人了解疾病调护相关知识，情志舒畅。

【护理措施】

1. 中医护理技术

耳尖放血：嘱病人取舒适体位，以坐位为佳，将病人耳轮转向耳屏对折，耳郭上方尖端处即为耳尖。先用手指按摩耳郭使其充血，再戴手套常规消毒皮肤后，左手拇指、食指夹捏，固定耳郭上端；右手指持一次性针头，对准耳尖迅速点刺约1～2mm深，退针后以双手拇指、食指轻轻挤压针眼四周，使其自然出血，用棉签吸去。如此反复放血8～10滴，每日1次。

鼓励病人坐在床旁进行坐式八段锦的锻炼。因每个人的肺活量、呼吸频率等存在差异，气息不畅时，应随时进行调节。可根据运动后身体的感觉来确定运动量是否合适。建议练习频率为每日1～2次，每次10～20min。

2. 慎起居

（1）观察病人汗出情况，及时协助擦干身体和更换衣服，避免汗出当风。保持病室整洁、安静，空气新鲜，温度湿度适宜，减少环境中的不良刺激。

（2）定时监测病人体温变化，因病人最高体温为39℃以上，应每4h测体温、脉搏、呼吸1次。

（3）做好口腔护理，鼓励病人经常漱口，可用金银花液等漱口，每日饮水≥2000mL。

3. 调饮食

饮食以清淡、易消化、富营养为原则，多食新鲜水果和蔬菜，进食清热生津之品，如苦瓜、冬瓜、绿豆、荸荠等，忌煎炸、肥腻、辛辣之品。

4. 用药护理

使用中药后，密切观察体温变化及汗出情况，以及药物不良反应。

药后当晚发热37～38.5℃，考虑病重药轻，中药改为每日2剂，并加当归贝母苦参丸，中午及睡前服。

5. 畅情志

（1）与病人多进行有效沟通，积极开导，介向其绍有关疾病知识及治疗成功经验，增强病人信心，鼓励病人积极面对疾病，缓解焦虑情绪。

（2）教会病人调节情绪的方法，如注意力转移。当感觉耳鸣、心烦时，可以听自己喜欢音乐以掩盖耳鸣声音，分散注意力。

● 2022年2月21日二诊

整天无发热，予拔除尿管，病人小便可自解。

【护理措施】

（1）保持室内空气新鲜流通，温度、湿度适宜。劝导病人戒烟。

（2）及时增减衣物，勿汗出当风，尽量避免去人群密集的公共场所，避免感受外邪，诱发或加重病情。

（3）劳逸结合，起居有常，保证充足休息和睡眠。

（4）自我保健锻炼。①步行：每日步行500～1500m，运动量由小到大。开始时，可用自己习惯的中速步行，以后可采用中速—快速—慢速的顺序步行。②传统养生操：可选择五禽戏、太极拳或八段锦，每周进行3次以上，每次15min。

◉ 临证体会

六经均可发热，然往来寒热、休作有时独少阳一经也。病人发热时自觉鼻腔有热辣感，与少阳病之口苦、咽干、目眩的机理相同，热象集中在头部。少阳病主方为小柴胡汤，再细问，又知其胸口很烦闷，此时不论从少阳生理病理分析，还是“但见一症便是”，可完全判断为小柴胡汤证。病人脊髓感染后，小便不能自解，却又口渴欲饮，加上此时兼烦热，为典型的五苓散证。病人病后一直小便不能自解，需导尿，好不容易病情稳定了，却又反复发热，尤其发热时眼睛特别困，但又害怕睡过去就醒不来。种种情况都说明病人思想负担很重，亦会引起气郁，阻碍气化，膀胱失司不能排尿，隆闭反过来更加影响气化。此与妇人妊娠胎儿渐长而出现小便不利类似，且当前病人小便浑浊如米泔，为当归贝母苦参丸证。

该病人病情病机复杂，有三方证存在，且三方证互相影响。小柴胡汤可和解少阳、畅达三焦，因此很多名家将化痰、化湿的方剂与小柴胡汤合方，取其“上焦得通，津液得下，胃气因和，身濈然汗出而解”的功效。五苓散功专恢复膀胱气化，当归贝母苦参丸则可进一步利湿热、散结热。三方合用，不仅各路突破，且有相辅相成之效。如单用任何一方，均达不到如此高效，甚至病情“纹丝不动”。

护理措施以耳尖放血结合坐式八段锦进行功能锻炼。放血疗法古代称为“刺络放血”。相关记载最早见于《黄帝内经》，如“刺络者，刺小络之血脉也”和“菀陈则除之，出恶血也”。《灵枢·热病》中明确了针刺治疗发热性疾病的重要性。耳为全身经脉汇集之处，如《灵枢·口问》所言：“耳者，宗脉之所聚也。”耳部穴位与全身经脉息息相连。当折耳向前，耳郭上方尖端即为耳尖。耳尖是经外奇穴，具有清热祛风、解痉止痛、降压、抗过敏、增强免疫力之功效，已广泛应用于各种病证，且疗效确切，副作用小。坐式八段锦简单易学，动作幅度不大，运动空间要求小，执行难度小，病人依从性高。注重呼吸调节及调神养心，能够改善气血运行，调节脏腑功能，

疏导负面情绪，特别适合体弱、不能耐受下地活动人群的运动康复训练。

本案例之所以疗效确切，源于方证相应，护理措施得当。

案例四

阮×，女，56岁。

主诉： 胸闷心悸2月余。

现病史： 病人2月余前开始胸闷心悸、胸胁不舒，有胸骨后灼烧感，汗多，阵发性全身发热，汗出，精神欠佳，面色无华，表情焦虑，易紧张，四肢乏力，口干口苦，无恶寒，无头晕头痛，纳呆，睡眠欠佳，小便正常，大便烂；舌暗淡瘦小，苔根部黄腻，脉细稍数。

查体： 心率76次/min，心律不齐。

中医诊断： 心悸。

证型： 少阳枢机不利，气滞血瘀。

西医诊断： 心律失常房性心律。

治法： 和解少阳枢机、行气活血。

● 2021年12月1日首诊

方剂：

柴胡10g，桂枝10g，龙骨25g（先煎），牡蛎25g（先煎），白芍10g，党参15g，黄芩10g，法半10g，大枣10g，生姜10g，炙甘草5g，黄芪20g，郁金10g。

煎服法： 上方加水800mL，煎至200mL，每日1剂，早餐后温服，连服7剂。

【护理评估】

注意了解与本病证相关的因素，观察心率、心律、呼吸、面色、血压等变化。密切观察胸闷和胸胁不舒的部位、性质、持续时间、诱发因素及伴随症状。了解本次发病诱因、情志情况、饮食习惯、生活习惯、发病经过。询问二便、口渴等情况，察舌象、脉象，以辨明证候虚实及病位。

【主要护理问题】

（1）心悸：以情志不畅为诱因，与肝郁气滞、气滞血瘀致使心脉不畅、心神受扰有关。

（2）胸胁不舒：与肝气不舒、少阳枢机不利、气滞血瘀有关。

【护理目标】

（1）病人心悸改善。

（2）胸闷、胸胁不舒，胸骨后灼烧感改善，汗出减少。

【护理措施】

1. 中医护理技术

铜砭刮痧：刮督脉、膀胱经，首刮大椎、大杼、膏肓、神堂、风池；刮手少阳三焦经、足少阳胆经，重点刮拭支沟、阳陵泉。注意检查刮具边缘有无缺损。先让病人坐位，在选定部位抹上刮痧油，再持刮具在选定部位进行刮痧，从上至下，单一方向，刮擦禁用暴力。如皮肤干涩，随时抹刮痧油再刮，直至刮透。刮痧过程，随时询问病人有无不适，观察病情及局部皮肤颜色变化，适时调整手法力度。刮痧后嘱病人保持情绪安定，饮食宜清淡，忌食生冷油腻之品。刮痧后避免风直吹刮拭部位。出痧后4h内忌洗凉水澡。出痧后可适当饮温开水，或淡盐水，或淡糖水，休息15～20min。刮痧完毕，清洁局部皮肤。

2. 慎起居

（1）保持病室整洁、安静，空气新鲜，温度、湿度适宜，减少环境中的不良刺激。

（2）定时监测病人体温变化，因病人阵发性全身发热，应每4h测体

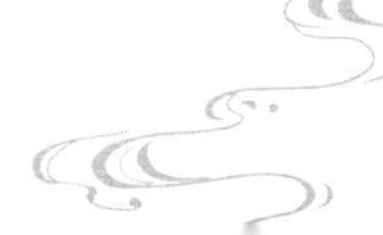

温、脉搏、呼吸1次。

（3）严密监测心率、心律、呼吸、面色、血压等变化。密切观察胸闷胸痛的部位、性质、持续时间、诱发因素及伴随症状。心悸发作时，应卧床休息，取舒适体位，尽量减少搬动病人。

（4）指导病人合理安排休息与活动，协助病人制定合理的作息时间，不宜晚睡，睡前不宜过度兴奋。

3．调饮食

（1）饮食以清淡、富营养、易消化为原则。忌油腻、生冷、刺激之品，如肥肉、糕点、冷饮、烟酒、浓茶等。

（2）多进食行气活血化瘀之品，如洋葱、山楂、鳝鱼、桃仁、丹参等。

4．用药护理

做好用药护理，指导病人按时服用中药汤剂，每日1剂，饭后温服。

5．畅情志

加强心理护理，指导病人保持心情平静，避免七情过极和外界不良刺激。鼓励病人表达内心感受，针对性给予心理支持。指导病人掌握自我排解不良情绪的方法，如音乐疗法、谈心释放法、注意力转移法。

● 2021年12月8日二诊

病人诉已无心悸，胸闷减轻，仍觉阵发性发热，汗出如前，睡眠欠佳，纳可，二便调；舌暗红、少苔，舌根部苔薄黄，脉弦细。

复查心电图示：窦性心律，正常心电图。

● 2021年12月30日三诊

病人诸症皆愈。

【护理措施】

嘱病人注意保持心情舒畅，定期复查。

（1）合理安排休息与活动，协助病人制定合理的作息时间，不宜晚睡，睡前不宜过度兴奋。最好上午、下午各有一次卧床休息或短暂睡眠的时间，以30min为宜。

（2）季节交替而温差变化大时，注意预防感冒。

（3）发作期静卧休息，缓解期适当锻炼，根据病人情况制订活动计划，活动量应以循序渐进为原则，以不引起胸闷、心悸等不适症状为度。活动中密切观察患者心率、呼吸、血压变化，如有头晕、气促、汗出、胸闷等症状时要停止活动，休息后可缓解。如有严重不适，及时报告医师，及时处理。

（4）指导病人养成每天定时排便的习惯，排便时勿过于用力屏气，保持排便通畅；排便不畅时，可指导病人按顺时针方向按摩腹部，再按揉中枢。

（5）指导病人保持情绪平静，避免七情过极和外界不良刺激。告知病人疾病相关知识，使病人对疾病有正确的认识，积极主动加强自我保健，提高病人的治疗依从性。

◉ 临证体会

该病人的房性心律，是临床上常见的心律失常之一，属于中医学“心悸”的范畴。《伤寒论》中首次提出了“肝郁致悸”的理论，“少阴病，四逆，其人或咳，或悸，或小便不利，或腹中痛或泄利下重者，四逆散主之”。《古今医统大全》也云“肝出谋虑，游魂散守，恶动而惊，重治于肝经”，提出了惊悸从肝论治。柴胡加龙骨牡蛎汤是小柴胡汤类方，柴胡、黄芩之治重在肝胆，柴胡重在疏解少阳经中邪热，疏利肝胆，调畅气机，以解少阳气郁；配黄芩之苦寒，清少阳胆腑之郁热；党参、黄芪温补心气；龙骨、牡蛎重镇安神，并加用桂枝汤，补中州而一身之气得以周转，取营卫调和之意。徐灵胎在《伤寒论类方》中有云：“能治肝胆之惊痰，以之治癫痫必效。”故临床上常以此方治疗神志疾病。本病为由情志诱发的心悸，用此方效果亦佳。

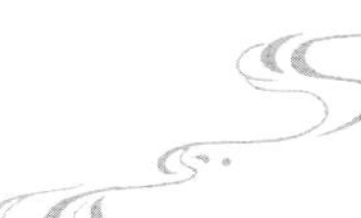

应用铜砭刮痧辅以心理护理。其中二诊时的刮痧重点加入内关。内关是手厥阴心包经络穴，手厥阴心包经与手少阳三焦经相表里，表里经在气化功能上互根互用，具有互补性。厥阴既具有静敛、澄澈阴血的特性，又可以将清净血分进行重新分配，动静交替之间产生能量的流动，类似风的流动特性。正是这种厥阴层面气流的变化化生少阳之火性，风火之性具有相互资助的特点。心包主行心血，助血运行周身，而三焦主周身气机的通畅，二者配合，共同完成阴血与阳气在全身的布化和循行。表里经运行环路的通畅直接影响内脏气机的运行，进而影响其生理功能。在针灸临床中发现，表里经之间的联系可以直接指导针灸临床的辨经、选经及选穴，具有重要的实用价值。因此，选取内关为重点刮痧穴位。

二诊时病人睡眠不佳，厥阴经有郁热，也可导致失眠。《临证指南医案》云："不寐之故，虽非一种，总是阳不交阴所致。……肝血无藏而魂摇神漾。"厥阴经疏泄失常，也可导致气滞郁热而致失眠。治疗因厥阴经失调而导致失眠的主要配穴是大陵、照海。本组配穴可清郁热、安神。大陵本身具有和阴血、清郁热的功效；照海有安眠、镇静、滋阴的作用，同时通阴跷脉，亦可帮助人体阳气入阴，使睡眠更深沉。两穴配合，有滋阴、清厥阴郁热的功效，常用于治疗女性更年期心烦烘热、失眠等症。因此，三诊时刮痧选穴加入大陵、照海等配穴。

本案例的关键措施在"欲解之时"予柴胡加龙骨牡蛎汤加减，辅以铜砭刮痧及心理护理和解少阳枢机、行气活血、疏肝解郁，得到明显疗效。

案例五

阮×，男，69岁。

主诉： 反复发热5日，咳嗽咯痰2日。

现病史： 咳嗽，咯黄白色黏痰，恶寒低热，头晕头痛，乏力，四肢关节酸痛，恶心不欲食，口苦咽干。入院后查胸部CT示：右肺上叶炎症。治疗上，西医予莫西沙星静滴抗感染，中医以清热化痰为法。治疗3日，仍反复发热；舌红，苔薄黄，脉浮。

查体：体温38.1℃，心率88次/min，呼吸20次/min，血压166/82mmHg。双肺呼吸音粗，右肺可闻及少量湿啰音。

中医诊断：咳嗽。

证型：邪犯少阳。

西医诊断：肺炎。

治法：和解少阳。

● **2022年3月5日首诊**

方剂：

柴胡10g，黄芩10g，党参10g，北杏15g，桔梗20g，法半夏15g，茯苓15g，陈皮10g，厚朴10g，薏苡仁15g，冬瓜仁20g，败酱草20g。

煎服法：上方加水800mL，煎至200mL，温服，每日1剂，共4剂。

【护理评估】

注意了解与本病证相关的因素，详细了解发热情况，定时测量体温，做好记录。观察头晕头痛乏力程度、本次发病诱因、饮食习惯、生活习惯、发病经过。询问二便、口渴等情况，察舌象、脉象，以辨明证候虚实及病位。

【主要护理问题】

（1）发热：与邪犯少阳、肝胆之气郁结有关。

（2）眩晕：与邪犯少阳有关。

【护理目标】

（1）病人发热症状消失，咳嗽，咯黄白色黏痰减少。

（2）病人头晕头痛、乏力、四肢关节酸痛、恶心不欲食、口苦咽干症

状减轻。

【护理措施】

1. 中医护理技术

予火龙罐治疗。选取大号火龙罐，罐内插艾炷并点燃。让病人取俯卧位，予其背部督脉、膀胱经区域涂抹精油后，双手握空拳，为其松筋推拿约3min。待温度适宜，用手掌小鱼际先接触皮肤，然后落罐，结合点、刮、推、揉、熨等不同手法正旋、反旋、摇、拨、摇振罐体，作用于督脉、膀胱经区域的皮肤肌肉组织。重点在大椎、大杼、风门、肺俞、肝俞、胆俞、脾俞、胃俞穴上运罐，操作约20min。此疗法隔日1次，每次35～40min，3次为1个疗程。治疗过程中严密观察病人反应，注意保暖，保护病人隐私。治疗结束后嘱病人注意保暖，避免受凉。若出现口干、舌燥等上火症状，可适量饮一杯淡盐水。

2. 慎起居

（1）保持病室空气新鲜，温度、湿度适宜，温度保持在18～22℃，湿度控制在50%～60%。减少环境中的不良刺激，避免寒冷或干燥空气等。

（2）定时监测病人体温变化，因病人最高体温已达37.5℃以上，应每6h测体温、脉搏、呼吸1次。

（3）每日清洁口腔2次，保持口腔卫生，有助于预防口腔感染、增进食欲。

（4）让病人保持舒适体位；持续性咳嗽时，可频饮温开水，以减轻咽喉部的刺激。密切观察咳嗽的性质、程度、持续时间、规律，以及咳痰的颜色、性状、量及气味，有无喘促、嘴唇发绀等伴随症状。

（5）指导病人掌握有效咳嗽、咯痰的方法，进行呼吸功能训练。锻炼方式为缩唇呼吸、腹式呼吸。

3. 调饮食

（1）以清淡、富营养、易消化为原则。忌滋腻、生冷、刺激之品，如肥肉、糕点、冷饮、烟酒、浓茶等。

（2）鼓励病人多饮水。

（3）可适当食用雪梨银耳百合汤等，以清热化痰。

4．用药护理

（1）煎药时选用砂锅或瓦锅。

（2）中药每日1剂，饭后温服。

（3）服用中药后，安静休息，注意观察药物疗效及不良反应。

5．畅情志

（1）向病人讲解本病诱因及大概治疗过程，以安慰和鼓励，消除其思想顾虑，增强康复信心，保持情绪稳定。

（2）可以多听柔和、轻快的音乐，分散注意力。

（3）教会病人遇到不良情绪刺激时，进行自我调护的方法，如注意力转移法、压力释放法、理智制怒法等。

● 2022年3月11日二诊

精神好转，咳嗽明显减少，偶咯少量黄白色黏痰，乏力减轻，无四肢关节酸痛，无胸闷气短，纳食一般。舌淡红，苔白微腻，脉细。

● 2022年3月15日三诊

经治疗，病人精神好转，无咳嗽，右肺湿啰音消失，临床治愈出院。

【护理措施】

（1）保持室内空气新鲜流通，温度、湿度适宜；劝导病人戒烟。

（2）在寒冷季节或气候急剧转变时，及时增减衣物，勿汗出当风；在呼吸道传染病流行期间，尽量避免去人群密集的公共场所。

（3）劳逸结合，起居有常，保证充足的休息和睡眠。

（4）经常做深呼吸，腹式呼吸和缩唇呼气联合应用，可提高肺活量，改善呼吸功能。

（5）进行自我保健锻炼。①步行：每日步行500～1500m，运动量由小

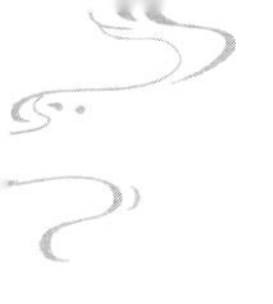

到大。开始时，可用自己习惯的中速步行，以后可采用中速—快速—慢速的顺序步行。②按摩保健穴位：经常按摩睛明、迎香、颊车、合谷、内关、足三里、肾俞、三阴交等穴。③叩齿保健：指导病人叩齿，每日早晚各1次，每次3min左右。叩齿时可用双手手指有节律地揉搓双侧耳洞，提拉双耳郭直到发热为止。④传统养生操：可选择五禽戏、太极拳或八段锦等，每周进行3次以上，每次15min。

◉ 临证体会

该病人初起太阳伤寒证，随即邪入里，位于半表半里，症见寒热往来、默默不欲饮食，为小柴胡汤证，伴见咯黄痰、四肢关节酸痛等痰热、湿滞之症，故以小柴胡汤合二陈汤、薏苡仁、冬瓜仁、败酱草以清热化痰、健脾渗湿。药证相合，故效如桴鼓。临床上使用小柴胡汤时应抓住主症，即“口苦，咽干，目眩，往来寒热，胸胁苦满，默默不欲饮食，心烦喜呕”。少阳病的症状为口苦、咽干、目眩。因邪犯少阳，枢机不利，郁而化热，少阳热邪迫胆液上溢，则口苦；灼伤津液，则咽干；胆火上炎，火热循经上扰清窍，则头目昏眩。眩者，旋转不定，如春夏之旋风，乃风中有郁火之气也。

护理措施主要是火龙罐治疗加呼吸康复训练。该病人行火龙罐治疗时选择背部督脉、膀胱经，重点在大椎、大杼、风门、肺俞、肝俞、胆俞、脾俞、胃俞穴上运罐。火龙罐是集推拿、刮痧、艾灸功能于一体，结合揉、碾、推、按、点、摇、闪、震、熨、烫10种手法，兼以艾灸的近红外线辐射的电磁波和光电的化学作用，完全避免了刮痧及负压走罐引起的疼痛感，以及传统火罐造成血瘀的副作用，即刮即化即消，几乎无痛，是一种治疗性和舒适性兼具，且无副作用的新疗法。督脉行于背部正中，其脉多次与手足三阳经及阳维脉交会，能总督一身之阳经，可通一身之阳气，为全身强壮要穴之一，取之扶正以驱邪，故又称为“阳脉之海”。其次，督脉行于脊中，上行于脑，并出脊中分出，属肾，与脑髓和肾有密切关系。大杼、膏肓、神堂属足太阳膀胱经，“太阳者，天之巨阳也，弥纶万物”，膀胱经主一身之表，“腠里毫毛其应，外邪侵袭，首当其冲”。又之，五脏六腑之背腧穴均位于膀胱经，故利用火龙罐通调膀胱经穴，可通调膀胱之经气而调节五脏六腑之功能。诸穴合用、诸法同用，可共奏温肾回阳、理气和胃、疏通之效。

本案例方证相应，护理措施得当，效果明显。

案例六

刘×，男，36岁

主诉：睡眠浅、容易醒2年。

现病史：2年来睡眠浅、容易醒，梦多，口臭，大便黏腻而不畅，精力稍下降；舌红，苔薄黄，脉弦滑有力。检查示：尿酸590μmol/L，肝脏彩超提示：脂肪肝。

中医诊断：不寐。

证型：少阳郁火。

西医诊断：睡眠障碍。

治法：和解少阳。

● 2021年3月22日首诊

方剂：

北柴胡15g，黄芩片10g，清半夏10g，黑枣15g，生姜10g，龙骨（先煎）30g，牡蛎（先煎）30g，茯苓（打碎）15g，熟大黄5g，桂枝10g，远志10g，石菖蒲15g。

煎服法：上方加水800mL，煎至200mL，温服，每日1剂，共4剂。

【护理评估】

注意了解与本病证相关的因素，询问病人睡眠情况、症状持续时间、诱发因素及伴随症状。了解本次发病诱因、情志情况、饮食习惯、生活习惯、发病经过。询问二便、口渴等情况，察舌象、脉象，以辨明证候虚实及病位。

【主要护理问题】

（1）不寐：与少阳枢机不利、少阳郁火有关。

（2）排便形态异常：与胆郁横逆犯脾胃有关。

【护理目标】

（1）病人能够掌握简单的调理与帮助睡眠的方法、技巧。自述已取得较好的睡眠，或者睡眠有改善。

（2）病人自述排便形态得到改善。

【护理措施】

1. 中医护理技术

（1）耳穴疗法。主穴取穴：神门、心、脾、肾、皮质下，配穴取枕、交感、内分泌、神经衰弱点。治疗前先用耳穴探测棒在耳穴上寻找阳性点，用75□酒精消毒耳郭后，用耳针或将粘有王不留行籽的胶布对准选定的耳穴贴紧并加压，使病人有酸麻胀痛或发热感。失眠或伴头晕头痛、急躁易怒者，宜用重手法；年老体弱、倦怠纳差者宜用轻手法，嘱病人每日自行按压耳穴2～3次，每次每穴30s。上述治疗隔日进行1次，5次为1个疗程。

（2）穴位贴敷。用夜交藤15g、白芷12g、败酱草10g，粉碎，加入辅料，制成丸状。夜晚睡前，用医用胶布贴将药丸敷于太阳、神门、涌泉上。

2. 慎起居

（1）环境应该保持空气新鲜，温度适宜，定时通风。室内禁止吸烟，及时清理病人的排泄物、呕吐物。

（2）避免噪声干扰，有风天气要固定好门窗，使之勿发出声响；夜晚拉好窗帘，避免噪声和强光刺激。

（3）卧具舒适，枕头高度适宜，枕头置于枕部与颈部之间，避免颈部悬空而引起不适。

（4）规律的生活可使身体内环境稳定，有利于预防排便异常；指导病人生活起居有规律，劳逸结合，适当锻炼身体，增强腹肌功能。

（5）定时排便，纠正忍便的坏习惯。

3．调饮食

（1）晚餐不宜过饱，宜进清淡、易消化、润滑、富含维生素的食物，如茎叶类蔬菜及西瓜、黄瓜等。

（2）忌食辛辣、香燥食物及醇酒等。

（3）根据胃肠适应能力，适当进食粗粮，如全麦面包、麦片等。

（4）鼓励病人每日摄入2L液体，8～10杯白开水为宜。

（5）睡前不饮浓茶、咖啡等兴奋性饮料。

4．用药护理

（1）中药每日1剂，饭后温服。

（2）服用中药后，安静休息，注意观察药物疗效及不良反应。

5．畅情志

（1）保持良好的心态，避免因挫折致心理失衡；建立有规律的作息模式，保持正常的睡眠规律。

（2）避免恐慌、焦躁等不良情绪刺激，尤其是情志扰心者，当节情志，戒怒防躁，以免加重病情。

（3）保持情绪平和、神气清净、乐观豁达，以利于气血流畅。

（4）欣赏喜爱的音乐，或者选择旋律悠扬而舒缓的乐曲。

（5）多与亲朋好友谈心，从而减轻心理上的压力。

（6）做到起居有常，注意调养，加强锻炼，可打太极拳以调畅气血，调节阴阳平衡。

● 2021年4月12日二诊

睡眠浅较前稍改善，梦多、口臭明显减轻，大便黏腻不畅好转，舌红，苔薄黄，脉弦滑。守方续服。

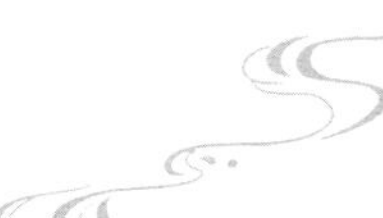

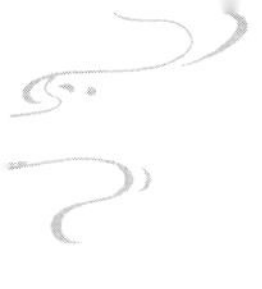

【护理措施】

1．导引疗法

（1）三线放松法。第一条线：头顶百会→面部→前颈部→胸部→腹部→两大腿前面→两小腿前面→两脚脚背和脚趾放松。第二条线：头顶百会→后枕部→后颈部→背部→腰部→臀部→两大腿后面→两小腿后面→两脚跟和脚心涌泉。第三条线：头顶百会→两侧颞部→两侧颈部→两肩→两上臂→两前臂→两手→意守两手心劳宫片刻。再重复做。

（2）分段放松法。头部放松→颈部放松→肩与上肢放松→胸背放松→腹腰放松→大腿放松→小腿放松→足放松。一般反复做3～5遍即可。

（3）局部加强放松法。整体放松后，通过意念的调节，有侧重地放松身体某一局部。例如，过于紧张、疼痛的部位或某一穴位加强放松数分钟，乃至30min。

（4）默念词句放松法。通过默念词句帮助放松。通过默念美好的词句，不仅可以帮助排除杂念，放松入静，而且这些词句对大脑皮质还是一种良性刺激，通过第二信号系统，能对病人起到很好的心理治疗作用。默念的词句可根据具体情况有针对性地选择，如有高血压或兴奋占优势的神经官能症病人，易焦虑，紧张，可以默念“松、静”等。默念词句一般与呼吸配合，如吸气时默念“静”，呼气时默念“松”，同时随意念向下放松。

2．情绪—睡眠剥离技术

失眠虽与人的情绪密切相关，但不等于情绪一定会影响睡眠。也就是说，大多数人一般的情绪如思虑、兴奋或烦恼并不会影响睡眠。虽然在以前发生的事件中，当时的思虑、兴奋或焦虑烦恼曾经给你带来失眠，但那些事件毕竟已经过去，不会再影响你现在的睡眠。即使你白天遇到各种烦恼的事件，有着各种不良的情绪，那也是正常的。只要睡眠前能够做到“先睡心，后睡眼”，理性排除各种情绪的干扰，使大脑“非理性”地认为失眠与情绪关系并不相关，这样对改善睡眠更为有益。情绪—睡眠剥离技术可以作为认知疗法，通过对话的形式进行，但如果在低阻抗状态下进行导入型治疗效果会更好。

- **2021年4月26日三诊**

病人睡眠浅逐渐好转，梦少，口臭已不明显，大便畅顺；舌红，苔薄黄，脉弦滑。

【护理措施】

（1）嘱病人注意精神调摄，喜怒有节，心情愉快。

（2）注意生活起居，按时作息，白天适度进行体育锻炼，有助于晚上尽快入睡，但不宜过劳，劳则耗伤气血，注意适当休息，顾护心神。

（3）创造有利于入睡的条件，如睡前30min洗热水澡、泡脚、喝一杯牛奶等，只要长期坚持，就会建立入睡条件反射。

（4）养成良好的睡眠卫生习惯，如保持卧室清洁、安静，远离噪声，避开光线刺激等；避免睡觉前喝茶、饮酒等。

（5）限制白天睡眠时间，白天可适当午睡或打盹片刻，但午睡时间不宜过长，以0.5～1h为宜。

（6）接受睡眠监测治疗前，做好病人宣教，按要求完成相关准备，严密观察导线连接的有效性。发现异常，及时汇报医师，及时处理。

◉ 临证体会

龙骨牡蛎汤见于《伤寒论》107条："伤寒八九日，下之，胸满烦惊，小便不利，谵语，一身尽重，不可转侧者，柴胡加龙骨牡蛎汤主之。"由条文可知，伤寒八九日后，误用攻下治法，导致邪气内陷。若邪滞胸中，可见胸闷不舒；邪气扰心，则心烦；误下伤心胆之气，可导致心虚胆怯；少阳枢机不利、三焦决渎失职，可出现小便不利；若邪气弥漫，致阳气内郁，宣达不畅，可见一身尽重，不可转侧。

平素工作繁忙，压力大，锻炼少，逐渐出现睡眠浅，梦多，口臭，大便黏腻不畅，精力较之前下降；舌红，苔薄黄，脉弦滑有力。予柴胡加龙骨牡蛎汤调畅气机、镇静安神。其中，柴胡为少阳专药，轻清升散、疏邪透表，

调畅气机；黄芩性味苦寒，善清泄胆腑之邪热，与柴胡配合，一清一散，解少阳邪热；龙骨、牡蛎能镇静安神；熟大黄能活血化瘀、荡涤积滞，使邪有出路；另加远志及菖蒲，能补心肾、利九窍、除痰消积。病人用药后自觉精神和体力明显好转，心情随之开朗。运用柴胡类方治疗，可疏肝解郁、调畅气机。

柴胡加龙骨牡蛎汤为少阳枢机不利、三焦壅滞不畅而设，运用范围主要是以神志症状为突出表现的少阳病。清代医家徐灵胎在《伤寒论类方》中说："此方能下肝胆之惊痰，以之治癫痫必效。"现代经方家黄煌教授也认为，柴胡加龙骨牡蛎汤可以看作"神经精神镇静剂"，且具有双向调节作用，对于亢奋型精神异常可以起到镇静作用，对于抑郁型精神异常可以起到疏肝解郁作用。

《素问·灵兰秘典论》云："三焦者，决渎之官，水道出焉。"说明三焦是人体水液流通的路径。《难经》云："三焦者，原气之别使也，主通行三气，经历于五脏六腑。"由此可知，三焦还是人体元气升降出入的道路，元气通过三焦到达五脏六腑和全身各处。足少阳胆经和手少阳三焦经同气相求，如少阳枢机不利，则气机郁结，如果作为人体水火运行的通道不畅，则容易酿湿生热，扰乱心神，表现为以精神紊乱为主的少阳病，以柴胡加龙骨牡蛎汤主治。

施行中西医结合护理，中医护理方面应用耳穴贴压结合中药穴位贴敷，西医护理方面应用引导疗法及情绪—睡眠剥离技术。

（1）耳穴疗法。通过疏通经络，推动、驱散病灶中郁滞的气血和邪气，调节脏腑气血功能，促进机体阴阳平衡，以达到治疗疾病的目的。主穴取神门、心、脾、肾、皮质下，配穴取枕、交感、内分泌、神经衰弱点。神门耳穴，取其镇静安神的功能。心耳穴，取其益心安神的功能。脾耳穴，取其益气助正、和胃通络的功能。肾耳穴，取其益精气、渗水湿的功能。皮质下耳穴，取其益心安神、清热利湿的功能。枕耳穴，取其清热解表、升清利窍、止痛安神的功能。交感耳穴，取其滋阴清热、益心安神、调整胃肠的功能。内分泌耳穴，取其疏肝理气、利清窍的功能。神经衰弱点，取其利眠的功能。

（2）穴位贴敷。夜交藤能养心安神、祛风通络；白芷能祛湿活血，败酱草能清热解毒。夜晚睡前将上药末贴敷于太阳、神门、涌泉。太阳是头部的重要穴位，《达摩秘方》中将按揉此穴列为“回春法”，认为常用此法可保持大脑青春活力。人们长时间连续用脑后，太阳处往往会出现重压或胀痛的感觉，这就是大脑疲劳的信号。这时施以按摩，改善效果会非常显著。按摩太阳，可以给大脑以良性刺激，能够解除疲劳、振奋精神、止痛醒脑，并且能继续保持注意力集中。神门的功能作用为帮助入眠，调节自主神经，补益心气，安定心神；辅助治疗心烦、失眠等心与神志病证。涌泉的主要功能是散热生气。诸穴合用，共奏起疏肝理气、清热祛湿、镇静安神利眠之效。

对于失眠病人，应先仔细了解其睡眠状况：入睡是否困难，是否容易醒，是否早醒，是否做梦；做何种梦——噩梦，惊恐的、悲伤的还是连续性的？易醒指睡眠浅，多为心肾不交，或由心火上亢致早醒。心肾不交，则多梦。恐怖梦属肾，惊怒梦属肝，悲哀梦属肺，连续性的梦属脾。古代医师也记载梦境与内脏的关系：“肝气盛则梦怒；肺气盛则梦恐惧哭泣飞扬；心气盛则梦喜笑恐畏；脾气盛则梦歌乐，体重身不举；肾气盛则梦腰脊两解不属。”（《诸病源候论·虚劳病诸候下·虚劳喜梦候》）导致失眠的原因很多，可累及各个经络、脏腑。凡阳不入阴，皆可导致失眠。入睡困难一般为肾阴不足、阴不纳阳。《诸病源候论·虚劳病诸候上·虚劳不得眠候》载：“昼行于阳，夜行于阴。其入于阴，常从足少阴之分肉间，行于五脏六腑。今邪气客于脏腑，则卫气独营其外，行于阳，不得入于阴；行于阳则阳气盛，阳气盛则阳跷满，不得入阴，阴气虚，故目不得眠。”

本案例方证相应，并将中西医护理措施有机结合、交替使用，取得明显效果。

本章参考文献

鲍艳举，花宝金，侯炜.胡希恕伤寒论讲座[M].北京：学苑出版社，2008.

冯运华，裘月娟.中医护理诊断手册[M].长沙：湖南科学技术出版社，2003.

郝万山.郝万山伤寒论讲稿[M].北京：人民卫生出版社，2022.

李培生.伤寒论讲义[M].上海：上海科学技术出版社，1985.

刘文俊.中医内科护理学[M].北京：学苑出版社，1995.

南京中医药大学.伤寒论译释[M].4版.上海：上海科学技术出版社，2009.

王爱荣，刘静，秦凤华.仲景护理学·伤寒卷[M].北京：中国中医药出版社，2016.

王居易.经络医学概论[M].北京：中国中医药出版社，2019.

徐桂华，张先庚.中医临床护理学：中医特色[M].2版.北京：人民卫生出版社，2017.

《伤寒杂病论》与临证护理

第四章 太阴病

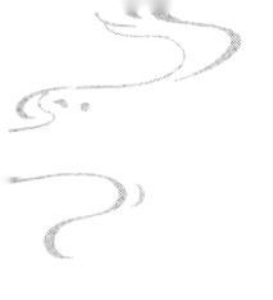

第一节 太阴病概述

一、太阴病的概念

中医学理论中关于太阴的认识，主要源于《黄帝内经》。《素问·阴阳离合论》中如“阴阳之变，其在人者，亦数之可数”等语句，阐述了阴阳理论在古代作为分类法的一种方式，可用来解释一定的规律。太阴在脾的认识，主要源自《素问·金匮真言论》“阴中之至阴，脾也”的论断，因阴中之至阴代表其阴气盛大，在三阴三阳的分类中，太阴又代表阴气盛大，故太阴在脏腑理论中与脾相联系。在《素问·太阴阳明论》《素问·诊要经终论》《素问·五常政大论》以及《素问·六元正纪大论》等章节中，古人又将太阴与五行土相联系。“土爰稼穑”，五行之土在中医学中寓意中焦，故关于太阴病的立论，多以脾脏、脾经、中焦、脾胃等病变切入。

太阴属于中医学中的特有用语，根据张仲景论述太阴的特点，其基本含义有三个方面：①太阴即月亮，以“月亮”代表阴暗中有光明，即阴中含阳。②太阴即极盛阴气，即阴以制阳。③《易经》中的“四象之一”——艮坤为太阴。艮为山，山可化藏万物；坤为地，地可生长万物。从中医角度认识与理解太阴，太阴具有统摄人体之阴气，阴中含阳，阴以制阳，生长万物，化藏万物的特性。这些特性基本上代表了太阴脾和太阴肺的生理特性。

太阴病就是太阴脾或肺病。太阴病具有三层含义：一是深究疾病发生的根本原因，太阴病的原因是太阴没有有效地行使阴中含阳、阴以制阳、生长化藏万物的功能，以此变生为太阴病；二是探求疾病发生的病变证机，太阴未能有效行使阴中含阳、阴以制阳、生长化藏万物的功能，或行使太过以演变为邪热，或行使不及以演变为寒邪，病变的证机是太阴阴中含阳之气与邪气相斗争；三是辨清疾病发生的演变规律，太阴受邪而为病，既要及时调动太阴阴中之阳气以抗邪，又要调动阳明之阳气以抗邪，再由太阴统摄协调以抗邪。

太阴阴中含阳之气在抗邪的过程中有四个演变规律：一是太阴受邪，积极调动阴中之阳气积极抗邪，邪气不胜阴中之阳气而退散，病可不药而自愈；二是太阴受邪，积极调动阴中之阳气奋起抗邪，邪气盛实，阴中之阳气未能及时将邪气退散，正邪相互斗争，并且胶结不解，病变以邪实为主；三是太阴受邪，积极调动阴中之阳气，阴中之阳气若有失调，未能积极抗邪于外，邪气留结于太阴，日久不愈，病变演变为虚实夹杂，以实为主；四是太阴受邪，虽积极调动阴中之阳气和阳明之阳气以抗邪，但阴中之阳气和阳明之阳气因虚弱而未能有效地抗邪于外，邪气留结于太阴，日久不愈，病变演变为虚实夹杂，以虚为主。可见，张仲景不言脾病或肺病而言太阴病，既包含病变部位在脾或肺，又包括病变证机是正气抗邪，需要调动阴中之阳气和调动阳明之阳气协调统一，更包含太阴病的演变过程始终是以阴中之阳气与邪气相斗争为主的过程。太阴病是张仲景《伤寒论》中“三阴三阳病”，即“六经病”之一。太阴为三阴之首，包括手太阴肺和足太阴脾。本论太阴病篇所述不包括手太阴肺，因肺主皮毛，主卫，其病变已见于太阳病篇。

足太阴脾有运化水谷精微与输布水湿的功能，与胃相表里，胃司纳而脾司运，脾主湿而胃主燥，脾喜升而胃喜降，脾与胃燥湿相济，升降协调，相辅相成，以共同完成对水谷的受纳、运化、吸收及输布任务。故脾胃同属“仓廪之官”，脾胃健运，则气血生化有源，故又称为“后天之本”。太阴病就是邪入太阴，病变部位在足太阴脾脏、足太阴脾经和四肢。其病变多表现为脾阳不足、寒湿内聚之证，故太阴病的性质主要是里虚寒证（亦有虚中夹实之证）。病机是脾阳虚弱，运化失职，寒湿内停，或三阳误转属。

《伤寒论》273条为太阴病总提纲：“太阴之为病，腹满而吐，食不下，自利益甚，时腹自痛。若下之，必胸下结硬。”277条：“自利不渴，属太阴，以其脏有寒故也。当温之，宜服四逆辈。”由以上两条条文可知，太阴病当属“脏有寒”，即由内脏有寒所致。太阴病之“脏有寒”，实为机体产热减少后导致的消化、泌尿、生殖器官温度降低，并出现功能障碍的一

种病理状态。因消化功能障碍，故“腹满而吐，食不下”；因肠道吸收功能障碍，故“自利益甚”；因肠道低温，“脏有寒”，寒主收引，致肠道痉挛，故“时腹自痛”；因无内热、无脱水、无津亏，故“自利不渴”。此时治疗“当温之，宜服四逆辈”。若误用通下之法，使肠道津液丧失，阳气更虚，温度更低，则消化吸收功能更差，腹满更甚，出现腹部痞满，即“胸下结硬”。

《伤寒论》277条提出了太阴病的病机为脾胃虚寒，治则为温法，宜服理中汤、四逆汤一类的方子。诸多医家认为，理中汤是温中散寒、补益脾胃的名方，用于治疗中焦脾胃虚寒证，理当为太阴病主方。张仲景却以少阴病寒化证之主方四逆汤为太阴病篇主方，此为何意？这当是张仲景以疾病发展的眼光来确立的。太阴病为三阴病初起阶段，若进一步发展，脾病及肾，则为少阴病，出现“脉微细，但欲寐”等全身阳虚，甚至阴阳两虚的表现。至此，若只用理中汤，显然力量是不够的。因此，在太阴病治则中就提出“宜服四逆辈”。

太阴病代表方理中汤中的人参、白术、炙甘草、干姜及四逆汤中的甘草、干姜，均是温中和胃之品。

运用太阴病辨证论治体系诊治临床各科常见病、多发病及疑难病，必须重视研究三大内容：一是太阴病本证辨证论治体系有6大证型，即太阴热证、太阴寒证、太阴虚证、太阴血证、太阴气郁证、太阴痰湿证等；二是太阴病兼证辨证论治体系有太阴病本证与太阴病本证相兼、太阴病本证与太阳、阳明、少阳、少阴、厥阴病证相兼等；三是太阴病类似证辨证论治体系，如某些阳明病证、某些肝胆病证、某些心肾病证等。对此，只有深入研究太阴病辨证论治体系，才能在临床中辨治各科常见病、多发病及疑难病，并取得更好的治疗效果。

二、分类、症状、治则、预后

1. 分类、症状、治则

太阴病病位主要在足太阴脾脏、足太阴脾经和四肢。太阴本指手太阴肺、足太阴脾，但《伤寒论》中的太阴病，只涉及足太阴脾脏的病变。而手太阴肺的病变，在太阳病篇中已多有涉及。这是因为，太阳主表，肺主皮毛，在外感病初期阶段，即可见肺的病变。太阴病成因，一是脾阳素虚，寒湿直中；二是太阳病、阳明病误治，或少阳病失治、误治导致脾阳受损，外邪内侵。太阴生理——经：足太阴脾经起于足大趾内侧端，上行过内踝前缘，沿小腿内侧，交厥阴经脉前，沿大腿内前侧上行，入腹，属脾络胃，沟通了太阴与阳明的表里关系。由于足太阴经脉行于腹部，故有“脾主大腹”的说法。太阴生理——脏：足太阴脾脏主运化，主升清，主肌肉，主四肢。脾与胃相表里，两者以膜相连，经脉相互络属。胃主受纳，脾主运化，纳化相依。脾主升清，胃主降浊，升降相因。脾主湿，胃主燥，燥湿相济，共同完成人体的消化吸收、营养输布和糟粕排泄的功能，而为气血化生之源、人体“后天之本”。

（1）太阴脾脏虚寒证：以脾脏阳气虚衰，运化失司，升降紊乱，寒湿内盛为主要特征，症见腹满时痛，呕吐，食不下等。治疗“当温之”，服理中汤（丸）、四逆汤一类方剂。

（2）太阴经脉气血不和证：邪伤太阴经脉，症见腹满时痛，或大实痛。当疏通经脉，调和气血，宜服桂枝加芍药汤或桂枝加大黄汤。

（3）太阴表证：由于脾主四肢，而四肢在人体外周末梢，所以把太阴病篇所记述的风寒邪气侵袭四肢，症见四肢剧烈疼痛、脉浮的证候，称作太阴表证。本证可以自愈，如果不能自愈，当解肌发表、疏通经脉，用桂枝汤。

2. 预后

太阴病的证候不同，预后也各不相同。太阴表证，四肢烦疼，可以自愈。以正虚为主的太阴脾脏虚寒证，则易内传少阴。以邪盛为主的太阴腐浊不化证，可以通过下利而将腐浊排出体外，从而自愈。如果腐浊没有排出体外，在体内存留日久，也可以从阳明化燥而出现大便硬，这就是太阴外出阳明的证候，也叫阴病出阳，脏邪还腑。

第二节 太阴病与护理相关条目

一、病情观察与饮食调护

（一）条文与释义

273条 太阴之为病，腹满而吐，食不下，自利益甚，时腹自痛。若下之，必胸下结硬。

释义：太阴虚寒证的辨证提纲。脾主运化，当外受寒邪或内伤生冷，脾阳伤而运化失职，致寒湿停滞，胃肠气机不畅，则腹满时痛。脾伤而升降机能失常，浊阴上逆，影响胃气则吐。清阳不升，脾气下陷则利。脾失健运，食入不能运化，势必“腹满益甚”，因而“食不下”。所谓“自利益甚”，是与食不下相较而言，“时腹自痛”乃太阴虚寒腹痛的特点，足见张仲景审证的精细。证属虚寒，误用下法，则中阳更伤，中气虚而不运，故“胸下结硬”。本条是脾虚寒证的典型证候，所以为太阴病的审证提纲。不论外感、杂病，只要具有上述证候，就可确诊为太阴虚寒证。

274条 太阴中风，四肢烦疼，脉阳微阴涩而长者，为欲愈。

释义：本证成因为风邪侵袭四肢末梢。四肢烦疼，烦犹剧也。四肢烦疼，就是四肢剧烈疼痛，这是由于风寒邪气侵袭四肢，四肢气血失和，筋脉拘挛所致。脾主四肢，四肢为太阴之表，因而张仲景把风寒邪气侵袭四肢之证称作“太阴中风证”。有人说“三阴病”皆为阴证、里证，不能有表证。其实表证与里证与阳证，皆是相对而言的。就太阴病来说，脾脏为里，经脉相对来说偏于表，而四肢末梢就更属于表，阳微阴涩而长，是言脉轻取由浮转微，提示四肢末梢的风寒邪气已衰。也就是《素问·离合真邪论》所说的“大则邪至，小则平”中的小则平；脉沉取由涩而转长，说明里气已经恢复。这就是《脉要精微论》所说的脉“长则气治”。从脉象变化来看，提示邪退正复，故“为欲愈”。这是太阴中风证将要自愈的表现。

277条 自利不渴，属太阴，以其脏有寒故也。当温之，宜服四逆辈。

释义：太阴病虚寒下利的证治。自利就是自发的下利，而且下利很严重，如果不渴，就是太阴病，病在中下焦，不属于少阴。“三阴病”都有下利，太阴下利不渴，言外之意，就是少阴下利口渴，是下焦虚寒的下利。少阴下利，一般是少阴肾阳虚，阳气不能蒸化津液，所以下利口渴说明气化功能受到影响。太阴下利越下越腹胀，是脾气虚，所以不口渴。这是脾阳虚，升降失调，不能运化，所以见腹胀，腹痛、下利。

“四逆辈”者，包括理中，为什么不直说“某汤主之”？因为太阴下利，自利益甚，随着下利的加重，病情可能由开始的太阴脾阳虚衰，逐渐发展至脾肾两虚，最后可能导致少阴下利。因此，在治疗上应当视病情的轻重程度，斟酌用方，轻则宜用理中汤（丸），继而用理中汤加附子；再重者，则直接用四逆汤，甚至用通脉四逆汤等化裁。由此可见，太阴病易传少阴，也提示，临床应当根据病情的缓急轻重灵活选方，而不可刻舟求剑，固守一方。

278条 伤寒脉浮而缓，手足自温者，系在太阴。太阴当发身黄；若小便自利者，不能发黄。至七八日，虽暴烦，下利日十余行，必自止，以脾家实，腐秽当去故也。

释义：患伤寒病脉搏浮缓，腹泻而手足温暖，这是肠炎的太阴证。肠炎症常常出现黄疸，假使小便畅通，胆色素随尿排泄了便不会持续地发黄。如到了七八天以上，突然现烦躁，并一连腹泻了十多次，这是正气逐渐增进，大肆排除肠道里的有毒物质的自洁作用，一经排除干净，腹泻便会自然停止。

279条 本太阳病，医反下之，因尔腹满时痛者，属太阴也，桂枝加芍药汤主之。大实痛者，桂枝加大黄汤主之。

释义：太阳病误用攻下，邪传太阴经脉，致使太阴经脉气血失和。“腹满时痛”，为太阴经脉受邪的表现。足太阴脾经行于腹部，当邪传太阴经脉时，经气壅滞则腹满，血脉拘急则腹痛。“大实痛”，则是指腹部剧烈，疼痛拒按，这是由于太阴经脉气滞血瘀，不通则痛所致。本证病变在太阴经

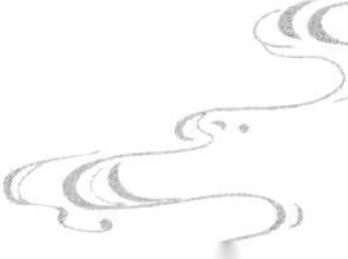

脉，是经脉气血不和，非脾脏阳虚寒盛，故虽腹满腹痛而不伴有吐利。

桂枝加芍药汤由桂枝、白芍、生姜、大枣、炙甘草组成，具有调和气血、缓急止痛的作用，主治太阳病误下所致腹痛、时有胀满。其方剂的意义是外解太阳之表，内调太阴之虚。

桂枝加大黄汤由桂枝、大黄、芍药、生姜、炙甘草、大枣组成，具有解肌发表、调和营卫、通腑泻实的作用，主治太阳病表证未解，内有实热积滞所致，腹满实痛、大便不通等。

（二）中医护则

温中健脾。

（三）护理方法

1．病情观察的护理方法

太阴病的性质以脾脏的虚、寒、湿为特点，主要表现为脾胃功能失调，患者通常表现为腹满，时有腹痛、呕吐、食欲不振、腹泻等症状。

太阴病分为太阴表证和太阴里证。太阴病表证，除上述典型症状外还有脉浮、发热恶风、肢体痛楚的证候表现。太阴病里证，又分为里虚证和里实证。里虚证见自利不渴，里实证见腹满时痛、大实痛。因为太阴病本质上为里虚寒证，不可以用吐法、下法治疗。

（1）腹满：注意与阳明病相鉴别，太阴病腹满虽大便通下但腹满症状没有缓解，阳明病腹满大便通利症状缓解。

（2）腹痛：患者表现为腹部胀痛、痛处固定，伴有恶心、呕吐、腹泻等症状。注意观察患者腹痛性质、部位，持续时间，疼痛程度等。定期进行腹部检查，及时发现并处理腹部问题，适当采取止痛措施，如热敷，使用止痛药等，同时应保持饮食清淡，避免刺激性食物，保持心情舒畅。

（3）腹泻：表现为大便次数增多，大便稀溏，腹痛，腹胀。密切观察病情变化，及时调整护理措施。注意观察大便的量、色、质、气味及次数，有无里急后重等情况；观察体温、脉搏、舌苔、口渴、饮水、尿量和皮肤弹性等变化；泄泻严重、眼窝凹陷、口干舌燥、皮肤干枯无弹性、腹胀无力时，报告医师，并配合处理；呼吸深长、烦躁不安、精神恍惚、四肢忽冷、尿少或无尿时，报告医师，并配合处理。腹泻时调整饮食，避免生冷、油腻食物，多饮水，补充电解质。根据病情，使用止泻药、抗生素等治疗。注意腹部保暖，避免受凉。注意做好肛周皮肤护理。注意患者心理变化，做好情志护理。

（4）呕吐：病人呕吐时应仔细观察呕吐情况，如呕吐物的性质、数量及呕吐次数，并作好记录。呕吐时病人感觉眩晕无力，护士须在旁照顾及扶助。如病情允许可扶坐起，用手托住病人前额，使呕吐物吐入容器中。仰卧者，应将头偏向一侧，避免呕吐物呛入呼吸道而致窒息及引起吸入性肺炎。呕吐后要给病人漱口，并清理容器及周围环境。擦干汗液，更换污染衣服，整理床铺，使病人躺卧休息。

（5）食欲不振：注意观察患者每次的进食量，腹胀和恶心等消化道症状，如果长期厌食、食物摄入减少、能量摄入不足，患者可能会出现消瘦、贫血、疲劳等营养不良，严重者可出现思维迟钝、抑郁、心悸、失眠等并发症。患者治疗期间，饮食多样化，需要清淡饮食，不要吃辛辣食物，如辣椒等。

2. 饮食调护的护理方法

（1）现代人多喜食瓜果，贪凉饮冷，造成寒邪伤中；或是暴饮暴食，饮食不节，损伤脾土，致阴寒内生；抑或是其他原因使太阴脾土功能受损，寒饮水湿内生，中焦气机升降失常，引起餐后饱胀不适、早饱、纳呆等一系列症状。

（2）饮食不易过饱，宜少量多餐，以温性易消化食物为主，如山药小米粥、芡实莲子银耳羹、南瓜糯米粥、姜枣茶等。禁食寒凉、产气多、增加肠道蠕动的食物，如绿豆、薏苡仁、冬瓜、黄瓜、苦瓜、芹菜、茅根、荷叶、芥蓝、红薯、板栗等。

（3）忌食煎炸、烧烤、油腻、辣椒、火锅等，这类食物都容易增加内热。忌食黏滑（指用糯米做的食物及月饼等）、生冷（多数寒凉水果、冰激

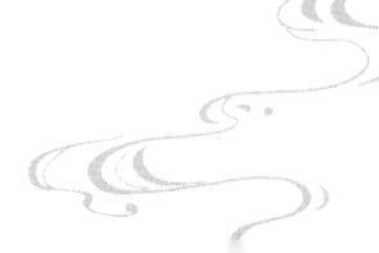

凌、刚从冰箱取出的食物饮料等）等食物，这些食物容易损伤脾阳，脾阳虚弱则运化无力，容易生湿。

（4）建议多素少肉饮食。俗话说“鱼生火，肉生痰”，多素少肉，可以避免生火生痰，当然也能避免生湿。长期坚持素食的人，往往很少有湿热体质。还有就是不饮酒，或少饮酒。除了戒除肥甘厚味之品，不饮酒外，还需要戒除暴饮暴食和进食过快等内生湿浊的不良习惯。

二、用药护理

（一）条文与释义

275条 太阴病欲解时，从亥至丑上。

释义：太阴病欲解时，从亥时至丑时，即亥、子、丑3个时辰（为当日晚9:00至次日凌晨3:00）。

276条 太阴病，脉浮者，可发汗，宜桂枝汤。

释义：患太阴病，脉搏现浮脉，而有太阳病证候时，可以服用桂枝汤。

280条 太阴为病，脉弱，其人续自便利，设当行大黄、芍药者，宜减之，以其人胃气弱，易动故也。

释义：太阴为病，脉弱，是言如果太阴经脉受邪，出现气血失和的证候，伴见脉弱，则提示病人尚有中气不足。其人续自便利，是说中虚日久，继而可能出现下利。“设当行大黄、芍药者，宜减之，以其人胃气弱，易动故也”，此时假设见有太阴经脉气血不和所致的腹满时痛或大实痛等症，如果选用桂枝加芍药汤或桂枝大黄汤，其大黄和芍药的用量要适当减少，但并不是去掉。这是因为其人中气较弱，容易被苦寒阴柔的药物所伤而引起下利。

（二）中医护则

用药方法需因时制宜，视病情及时调整。

（三）护理方法

（1）药宜温服，每日3服，脾胃虚弱者不宜使用。

（2）本证腹满时痛与提纲中所述的腹满、时腹自痛，虽然都属太阴病，但性质不全同，所以治宜桂枝加芍药汤以温阳和络。桂枝加芍药汤与桂枝加大黄汤相比较，桂枝加芍药汤所主病证较轻，病以发热、汗出、恶风、腹满时痛、喜按、固定不移为辨证要点，治疗重在活血通络；而桂枝加大黄汤所主病证较重，病以发热、汗出、恶风、腹胀痛、拒按、便秘为辨证要点，治疗重在祛瘀通络。再次重申提醒279条的鉴别意义，强调太阴病禁用芍药、大黄。大黄苦寒沉降，力猛善行，能攻积、清热泻火，为治胃肠积滞之要药，尤善治热结，但脾胃虚弱者勿用。芍药微苦寒，可缓急止痛、除实攻积，阳衰虚寒下利之证慎用或不用。胡希恕认为："真正太阴病，脉必定弱，为虚弱之脉，此弱脉之类有脉沉微、脉沉弱。'其人续自便利'类似太阴病提纲条文中提到的'自利益甚'，假设又有'时腹自痛'，不可用芍药、大黄，'宜减之'非减量，是减去不用。""以其人胃气弱，易动故也"，太阴病，里虚寒，胃气弱，苦寒药会致使下利不止或"胸下结硬"。

（3）如果太阴表证，四肢烦疼，不能自愈，当如何处理？这就是276条所说的"太阴病，脉浮者，可发汗，宜桂枝汤"。此所言太阴病，当是指274条的太阴中风证，四肢烦疼，脉见浮象而不沉，说明里气不虚，正气能抗邪于外。邪在四末之表，故用桂枝汤疏通经脉，以祛四末之风寒邪气。用桂枝汤加减治疗痹证的肢节疼痛、不安腿综合征的下肢酸痛等本于此。桂枝汤可以解肌发汗，又能调和脾胃，所以适合于太阴中风之脾阳气虚证，湿浊内生，感受风寒，以表证为主者；桂枝人参汤适合于太阴中风以脾阳虚为主，兼有表证，即七分里、三分表者，所以治疗必须以温补脾阳为主，兼顾解表。

（4）太阴中风证，其自愈的最有利时间段是"从亥至丑上"，也就是从晚上9:00至次日凌晨3:00。这个时段是阴尽阳生的阶段，为太阴正气驱邪创造了有利时机。根据"六经病欲解时"理论，因时制宜，不仅"因时"

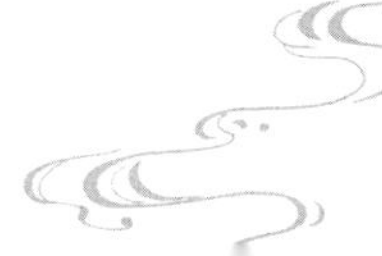

因经遣方用药，还要“因时”服药，即在起病前1h服药，发力治之，竟收全功，也是“毋逆天时，是谓至治”（《灵枢·百病始生》）及“审察病机，无失气宜”（《素问·至真要大论》）精神的体现。

总之，临床辨证不可忽视诊脉，必须脉证合参，才能全面认识病情，处方选药不仅要符合病机，还要兼顾体质，是治病因人而异的原则。体质素弱者，剋伐药的用量不可太大。

三、中医护理技术应用

（一）条文与释义

277条　自利不渴，属太阴，以其脏有寒故也。当温之，宜服四逆辈。

释义：患慢性腹泻而不伴有口渴的病证，属于太阴病。这是因为太阴脾脏有虚寒，应当用温里的方法治疗，适宜服用四逆汤或理中汤这一类的方剂。

（二）中医护则

温阳健脾，散寒除湿。

（三）护理方法

（1）用中医外治法艾灸来温补中焦脾胃，如热敏灸、悬灸、雷火灸、火龙罐、隔姜灸、脐灸等，穴位宜选择神阙、关元、天枢、中脘、气海、足三里、三阴交等。

（2）通过艾灸的方法刺激相关穴位，其热效应将药物透达相应穴位，而起到温中补虚、温阳通络、活血化瘀、调和脾胃、消肿止痛、养生保健的作用。其中中脘为胃之募、腑之会，穴居胃脘部，温灸此穴，可健运中州、调理胃气。神阙位于脐窝正中，温灸此穴，具有培元固本、回阳救脱、和胃理肠之功效。

（3）同时可以运用穴位贴敷疗法，选用温胃贴（由炮附子、吴茱萸、肉桂、炒白芥子、细辛、延胡索、公丁香、甘松、荜茇、花椒、干姜、白芷12味药物制成），所选用的贴敷穴位中脘是脾胃升化疏布之枢纽。《难经》中云："腑会中脘。疏曰：腑病治此。"本穴可用于治疗一切腑病，尤其是胃疾，有健脾助运、疏利中焦气机之功。足三里又称下陵、鬼邪，为土经之土穴、经气之枢纽，具有升清降浊、化积行滞之功效，是调理胃肠、温养元阳之要穴。气海属任脉之经穴，为生气之海、元气之所会，主一身气机，多用于治疗真气不足、脏气虚惫。加上脾胃的背腧穴脾俞、胃俞合用进行贴敷，可共同起到调节脾胃气血之功效。

第三节 护理临证案例选录

案例一

刘×，男，58岁。

主诉：右下腹反复疼痛30年。

现病史：右下腹反复疼痛30年，以隐痛为主，痛点固定，伴早上腹胀闷不适，大便后减轻，口干欲饮，喜温饮，二便调，无寒热；精神尚好，高大体壮，骨肉结实；舌淡嫩，舌边齿印，苔薄白，脉沉细。

查体：全腹平软，无压痛，未扪及包块。

中医诊断：太阴病。

证型：脾胃虚寒。

西医诊断：腹痛。

治法：健脾温中，散寒止痛。

- **2021年9月30日首诊**

方剂：附子理中汤加味

黑顺片10g（先煎），干姜10g，熟党参15g，麸炒白术15g，炙甘草5g，蒸陈皮10g，桂枝10g，白芍15g。

煎服法：7剂，每日1剂，温服。配合雷火灸治疗。

【护理评估】

注意辨证分析本病症病机、病性、病位，详细询问病人腹痛时间、腹痛的性质。观察伴随症状，察舌象、脉象，以辨别证候虚实和病位。

【主要护理问题】

腹痛：与脾胃虚寒有关。

【护理目标】

病人腹痛较前缓解或消失。

【护理措施】

予雷火灸治疗。以"面罩位带腧穴"为治疗原则，使用单条赵氏雷火灸灸条，横向灸或纵向灸胃脘部及其周围组织。施灸过程中，火头距离施灸部位4～6cm，速度中等，热度应以病人感到舒适为宜，时间为10～15min，灸至局部皮肤发红，禁止出现灼痛感；以雀啄灸法灸疗腧穴，穴位取上脘、中脘、神阙、脾俞、胃俞、足三里、十宣。火头距离施灸部位1～2cm，每壮8下，每穴8壮。灸疗时保持火头通红，注意防止艾灰烫伤皮肤。每日治疗1次，连续治疗15天。治疗过程中严密观察病人表情，并根据病人耐受程度及时调整雷火灸火头距离及时间，注意保暖，保护病人隐私。

- **2021年10月8日二诊**

右下腹痛明显减轻，早上稍口干欲饮；舌淡红，苔薄白，脉沉细。继续予以上方案进行雷火灸治疗。

● 2021年10月14日三诊

右下腹痛感较前好转，腹胀闷不适感减轻，口干也好转；舌淡红，苔薄白，脉沉细。

◉ 临证体会

太阴病以吐、利、腹痛、腹满、纳差为特征，属太阴脾虚寒证。张仲景提示治法是“当温之”和“宜服四逆辈”。理中汤是治疗太阴脾虚寒证的主方，由人参、白术、干姜、炙甘草组成，当属四逆辈。脾居中州，依赖脾阳的运化功能而升清降浊，运化水谷精微而为“后天之本”。若中阳虚衰，脾阳不运，则寒湿不化，升降不利，即为太阴病，治用理中汤，以温中散寒，健脾运湿。

本案例腹痛长达30年，时发时作，疼痛绵绵，喜热饮，属太阴虚寒。气血虚弱，寒凝经脉而腹痛时发，既有气血不荣而痛，又有寒凝不通而痛，而以前者为主。加附子振奋脾肾之阳，温阳散寒，补火暖土，脾阳得温，精微得化，气血得生，寒凝消解而腹痛自止。加桂枝，倍白芍与炙甘草相配，构成小建中汤的基础，予调和气血，缓急止痛。加陈皮理气化痰，消食散积，使补而不滞、温而不燥。

理中汤、小建中汤与厚朴生姜半夏甘草人参汤均可治疗脾阳虚弱证。理中汤具有温中散寒、补益脾胃之功，用于治疗脾阳不足、脾胃升降失常之证，证虽有腹痛，但以腹泻为主；小建中汤则功在温中健脾，调和气血，用于治疗脾阳不足、气血不和之证，证以腹痛为主，兼见虚怯少气，面色无华等；厚朴生姜半夏甘草人参汤则用于治疗以腹胀满为主之脾胃气虚、运化失职、气滞于腹之证，故其有健脾温运、宽中除满之功。三者虽均有温阳健脾之功，但存温中祛寒、调和气血、宽中除满之异，故临证宜审证用之。

理中汤的加味方很多，一热一寒两味药的加入最为重要。一是理中汤加附子，即附子理中汤，也可以看作理中汤与四逆汤的合方。加入附子后，温补脾阳之力更强，兼能温肾，适用于腹部冷痛、下利清谷、形寒肢冷等症。

二是理中汤加黄连，即连理汤，出自朱丹溪《证固脉治》，适用于脾胃虚寒而又夹肠热者，脾虚为本，兼有郁热之象，临床运用本方的机会不少，但疗效卓著。

外用雷火灸治疗，其药物的主要成分为乳香、硫黄、麝香、没药、红花等。施灸过程中，雷火灸灸条可有效释放超强热力与红外线辐射，通过热传导，将高浓度药效释放于施灸区域，减轻局部组织、器官疼痛，改善组织缺氧，促进病灶愈合；灸疗胃部，可疏通胃部经络血脉而温中散寒；灸疗神阙、胃俞、脾俞、足三里，可通理脾胃经，增强卫气，疏通脏腑，调和脾胃；灸十宣，可促进脏腑气血通畅，实现通则不痛。

案例二

王×，女，39岁。

主诉：右下腹痛反复发作3年。

现病史：右下腹痛反复发作3年，不发作时如常人，平时恶寒，纳可，二便调；舌淡红，苔薄白，脉细弱。

既往史：无特殊。

辅助检查：妇科及外科检查排除附件及阑尾病变。

查体：腹软，无压痛，无反跳痛，隐痛喜按。

中医诊断：腹痛。

证型：太阴病。

西医诊断：功能性腹痛。

治法：益气健脾。

● 2022年4月7日首诊

方剂：小建中汤

桂枝10g，白芍20g，黑枣15g，炙甘草5g，炒麦芽30g，山药20g。

煎服法：7剂，每日1剂，水煎温服。配合火龙罐治疗。

【护理评估】

注意辨证分析本病症病机、病性、病位，详细询问病人腹痛时间、腹痛的性质。观察伴随症状，察舌象、脉象，以辨别证候虚实和病位。

【主要护理问题】

腹痛：与脾胃虚寒有关。

【护理目标】

病人腹痛较前缓解或消失。

【护理措施】

经络穴位火龙罐综合疗法。（1）病人俯卧：选取大小合适的火龙罐，在其背部（重点为肝俞、脾俞、胃俞、至阳区域）涂抹蕲艾精油后，双手握空拳，为其松筋推拿约3min。艾炷熏罐口，待温度适宜，用手掌小鱼际先接触皮肤再落罐，结合点、刮、推、揉、熨等不同手法，正旋、反旋、摇拨、摇振罐体，作用于上述区域皮肤肌肉组织，操作约15min。（2）病人仰卧：按顺时针按摩病人腹部6圈后，转逆时针按摩6圈，将火龙罐边缘悬于肚脐上方，另一边沿着肚脐在任脉、胃经区域施罐，重点在中脘、神阙、天枢、关元穴上运罐，手法同上，最后在足三里重点运罐。此区域共操作约25min。（3）此疗法每2日1次，每次35～40min，7次为1个疗程（病人出院后继续门诊治疗，随访）。

- **2022年4月14日二诊**

右下腹痛明显减轻；舌淡红，苔薄白，脉细弱。继续予以上方案。

● 2022年4月21日三诊

右下腹痛消失，无恶寒；舌淡红，苔薄白，脉细弱。继续予以上方案。

◉ 临证体会

病人的病证特点是：右下腹痛反复发作，不发作时如常人，平时恶寒，舌淡红，脉细弱。辨证可从八纲入手，层层推进。在表里方面偏里，在寒热方面偏寒，在虚实方面偏虚，因此本案辨证为里虚寒证，六经辨证属太阴病。因无下利、呕吐、腹满等太阴脏证，故属太阴经证，方用小建中汤。方证相应，效果理想。小建中汤证多由中焦虚寒、肝脾失和、化源不足所致，治疗以温中补虚、和里缓急为主。中焦虚寒，肝乘脾土，可见腹中拘急疼痛或时发隐痛，多喜温喜按。脾胃为气血生化之源，中焦虚寒，化源匮乏，以致气血俱虚，可见面色无华、心悸、发热、口燥咽干等症。小建中汤中六药合用，能温中、补虚、缓急，蕴柔肝理脾、益阴和阳之意，用之可使中气强健，阴阳气血生化有源，故以“建中”名之。因一般药房不备方中饴糖，市场不易购买，所以小建中汤中的饴糖常用炒麦芽、山药代替，同样具有温补中焦之效。

火龙罐治疗有机结合艾灸、推拿、刮痧三种方法，选择主穴脾俞，具有健脾和胃、利湿升清之功能；胃俞为胃之背俞穴，具有和胃健脾、理中降逆之功能；中脘为胃之募穴，又为八会穴之腑会，善治胃腑病证，其穴位下正好是胃体中部，可加强调理脾胃、化湿降逆的功效；神阙为经络之总枢、经气之汇海，是人体任脉上的要穴，起到温阳救逆、利水固脱之功效；胃之合穴足三里，是治疗胃病的要穴，刺激此穴，可缓解或治疗因受寒或饮食不当而引起的胃痛，其可合治内脏病证，具有升清降浊、培补后天、益气升阳的功效；至阳穴为阳中之至阳之意，位于背部第7胸椎棘突下凹陷中，第6、第7胸椎对应的神经系统正好发挥支配胃、小肠等消化系统的功能。脾胃虚寒型腹痛加强关元、至阳穴的使用，饮食伤胃型加强推拿按摩的使用。诸穴合用，诸法同用，共奏理气和胃、疏通脾胃之效。

案例三

杨×，女，35岁。

主诉：反复失眠，伴疲劳乏力1年。

现病史：病人1年来无明显诱因下出现反复失眠，表现为难入睡，眠浅易醒，梦多，白天头晕，昏沉欲睡，疲劳乏力；手足怕冷，纳差，二便调，月经基本正常；舌淡，舌体胖大、有齿痕，苔白，脉沉细弱。

中医诊断：不寐。

证型：脾虚寒湿。

西医诊断：睡眠障碍。

治法：温中散寒，健脾祛湿。

● 2022年2月20日首诊

方剂：理中汤合五苓散加减

干姜10g，白术10g，猪苓10g，泽泻15g，茯苓2g，桂枝10g，党参10g，炙甘草10g，龙骨30g（先煎），牡蛎30g（先煎）。

煎服法：7剂，每日1剂，水煎服。配合脐灸治疗。

【护理评估】

注意辨证分析本病症病机、病性、病位，详细询问病人睡眠时间、睡眠形态和睡眠习惯。观察伴随症状，察舌象、脉象，以辨别证候虚实和病位。

【主要护理问题】

不寐：与脾虚寒湿有关。

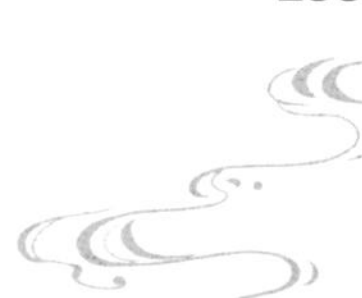

【护理目标】

病人可在10min内入睡。

【护理措施】

予脐灸治疗。（1）令病人仰卧于床上，暴露腹部，在腹部上铺防烫伤垫。（2）取约130g脐灸粉做成厚约2.5cm、直径10cm的圆形面饼，面饼中间留出一个空洞（约一元硬币大小）用来填药粉，用微波炉加热至45°C左右。（3）将面饼放在脐灸盒里（空心竹筒，底端用纱布包裹），在面饼中间填入药粉（健脾祛湿的药粉）；药粉上置一个艾塔，然后平铺上艾绒，点燃。（4）在病人的神阙上填满药粉，将点燃的脐灸盒放于其上，然后罩上脐灸专用罩子。

- 2022年2月26日二诊

自述仍入睡困难，但易醒、梦多明显好转，疲劳乏力、手足怕冷较前改善，胃纳好转；舌淡、苔白、舌体胖大、有齿痕，脉沉细。医师改用桂枝加龙骨牡蛎汤合理中汤加减。

方剂：

桂枝10g，白芍10g，黑枣15g，生姜10g，炙甘草10g，龙骨30g（先煎），牡蛎30g（先煎），茯苓10g，党参10g，麸炒白术10g，北柴胡5g，桑叶5g。

煎服法：7剂，每日1剂，水煎服。

继续予脐灸治疗1次。

- 2022年3月2日三诊

睡眠正常，诸症好转。继续予脐灸治疗1次。

◉ 临证体会

此案中，病人反复失眠1年，表现为难入睡，眠浅易醒，梦多。从舌脉来看，舌淡、苔白为寒，舌体胖大、有齿痕为阳虚水饮之象，脉沉细弱为虚寒之征；再看病人症状，手足怕冷，白天头晕，昏沉欲睡，纳差，考虑为脾胃虚寒，中阳不足，阳虚无以温养四肢，故见手足怕冷；脾主运化、主升清，脾虚则清阳不升，无力上荣清窍，故见头晕、昏沉欲睡、纳差。病人一年来待业在家，生活压力大，到外院就诊，服用抗焦虑西药。考虑为思虑伤脾，阳虚不纳，心神失养，而致难入睡，眠浅易醒，梦多。脏腑辨证为脾虚寒湿，六经辨证属太阴病。

《伤寒论》273条曰："太阴之为病，腹满而吐，食不下，自利益甚，时腹自痛。若下之，必胸下结硬。"观此案病人之舌脉，揭示了根本病机，而无腹满痛泻、呕吐之象，提示病人太阴病的症状还不明显。《伤寒论》277条曰："自利不渴，属太阴，以其脏有寒故也。当温之，宜服四逆辈。"揭示太阴病，脾阳不足、寒湿阻滞为病机，需采用温中散寒、健脾燥湿之法。

方药采用理中汤合五苓散加减。方中干姜辛热，温中焦脾胃，助阳祛寒，为君药；党参益气健脾，培补"后天之本"，助运化，为臣药；白术健脾燥湿，泽泻、猪苓、茯苓淡渗利水，使中焦脾胃气机升降得利、运化有常；加龙骨、牡蛎引阳入阴，重镇安神；炙甘草益气和中，缓急止痛，调和诸药，为使药。五苓散证、理中丸证，在《伤寒论》386条中共同出现："霍乱，头痛，发热，身疼痛，热多欲饮水者，五苓散主之。寒多不用水者，理中丸主之。"两证病机共为水气内停、津液不化；《金匮要略》云："病痰饮者，当以温药和之。"饮停治宜温阳化饮，健脾利湿。诸药共奏温中散寒、健脾祛湿之功。考虑病人忧思过虑，情志内郁，临证时重视与病人的沟通，以温和言语安抚病人，给予心理辅导，减轻病人思想负担。

二诊时，病人眠浅梦多好转，精神较前改善，胃纳亦有好转，症状仅表现为入睡困难、稍疲乏，改予桂枝加龙骨牡蛎汤合理中汤加减。白芍配伍桂

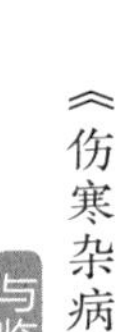

枝，重在调和营卫，生姜、大枣与炙甘草益气健脾。木能疏土，加少量入肝经之柴胡、桑叶疏肝理气。脾健肝疏，则气血生化有源，气机升降有序，运化得法，营卫和谐。同时，配合脐灸治疗，调气行血、舒筋通络。

三诊时，病人睡眠正常，诸症好转。

不寐有多种原因，临证时需谨守中医整体观念与辨证论治法则，重视舌脉，抓住主症，突出重点。此类病人在门诊较为常见，平时运动较少，生活较为安逸。当病人合并情志因素时，医师的态度和言语也是一种治疗手段，临证时医师应注重人文关怀，设法让病人增强治疗信心，“气血调则阴阳和，阴阳和则脏腑顺，脏腑顺则神魂安，神魂安则自能寐”，值得重视。

脐与奇经八脉中的任脉、督脉、冲脉、带脉直接相连。脐（神阙）本为任脉穴位，《针灸甲乙经》载“足三阴经与任脉会于关元、中极”。此外，带脉“横绕腰腹周围，前平脐，后平十四椎”，能约束纵行诸经。《灵枢·经别》又写到“足少阴之正……至肾，当十四椎出属带脉”，脐通过任脉、带脉加强了与足厥阴肝经、足太阴脾经、足少阴肾经的联系。《素问·骨空论》言“冲脉者，起于气街，并少阴之经，挟脐上行”。《难经·二十八难》载“冲脉者，起于气冲，并足阳明之经，挟脐上行”，脐通过冲脉，加强了与足阳明胃经、足少阴肾经的联系，又因脾经与胃经为表里经，且脾经之公孙通于冲脉，脐通过冲脉间接加强了与足太阴脾经的联系。因而，脐疗可通过奇经八脉，进一步加强对肝、脾、肾三脏的调节，改善肝、脾、肾三脏功能。又因任脉为“阴脉之海”，督脉为“阳脉之海”，冲脉为“十二经脉之海”，脐通过任、督、冲三脉，总揽全身阴经与阳经经气。

脐灸治疗除了艾本身的作用，也有所隔药物健脾祛湿的作用，研究指出，隔物灸产生的红外辐射光谱与传统艾条灸相比，更接近人体穴位的红外辐射光谱。根据匹配吸收原理，穴位的红外辐射越接近机体辐射时，穴位就越容易产生最佳辐射共振吸收，作用也就越强，越使能量能穿透皮肤至深层组织，增加各分子间的平均动能。因而脐灸能速开脐部腠理，加速脐部血液循环，使药力加速进入人体，调整肝、脾、肾三脏，行气活血，开脏腑经络之瘀滞，达到疏经活络、温经散寒、健脾祛湿的功效。

案例四

刘×，男，50岁。

主诉：肢体麻痛不舒3月余。

现病史：病人右侧前臂麻木，右膝关节酸痛，连及臀部；微恶风寒，汗出较多，汗后身凉，时有头晕，晨起眼胞略肿，纳差，寐差，疲乏身重。大便溏，日2次，小便可。下肢轻度浮肿，舌淡红，苔薄腻，脉弦细。

中医诊断：痹症。

证型：太阴中风证。

西医诊断：肢体麻木查因。

治法：温通血脉，调畅营卫。

- **2021年4月6日就诊**

方剂：黄芪桂枝五物汤

黄芪18g，生白芍9g，赤芍9g，桂枝18g，生姜36g，大枣24g。

煎服法：7剂，每日1剂，水煎，分3次温服。

配合火龙罐治疗，每周2次。

【护理评估】

注意辨证分析本病症病机、病性、病位，详细询问病人肢体麻木疼痛时间、疼痛的性质。观察伴随症状，察舌象、脉象，以辨别证候虚实和病位。

【主要护理问题】

肢体麻木：与脾胃虚寒有关。

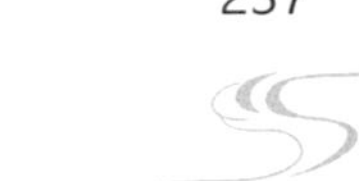

【护理目标】

病人肢体麻木较前缓解或消失。

【护理措施】

火龙罐治疗。（1）病人俯卧，选取大小合适的火龙罐，在其背部（重点为肝俞、脾俞、胃俞、至阳区域）涂抹蕲艾精油后，双手握空拳，为其松筋推拿约3min。艾炷熏罐口，待温度适宜，用手掌小鱼际先接触皮肤再落罐，结合点、刮、推、揉、熨等不同手法，正旋、反旋、摇拨、摇振罐体，作用于上述区域皮肤肌肉组织，操作约15min。（2）病人仰卧，按顺时针按摩病人腹部6圈后再逆时针按摩6圈，将火龙罐边缘悬于肚脐上方，另一边沿着肚脐在任脉、胃经区域施罐，重点在中脘、神阙、天枢、关元穴上运罐，手法同上，最后在足三里重点运罐。此区域共操作约25min。（3）病人仰卧或者坐位，将火龙罐在肢体麻木部位进行施罐，此区域共操作约10min。（4）此疗法每周2次，7次为1个疗程，共治疗4个疗程。

第一周服药加火龙罐后肢体麻痛好转，右前臂麻木消失，右膝关节、臀部略有酸痛。已不恶寒，汗出较前减轻，头晕未作，晨起眼胞已无水肿，胃纳稍有好转，仍寐差，精神可，略疲乏，下肢浮肿减轻；大便日2次，成形。后以此方加减加火龙罐治疗1月余，肢体麻痛消失，其余伴随症状基本消失。

◉ 临证体会

此案中，病机为里虚津亏，不能荣养，风邪外袭与水相搏，故肢体关节疼痛麻木。里虚则纳差；津亏不能固表，腠理疏松，外受风邪，故微恶风寒、汗出较多、汗后身凉；津亏不能养神，故神疲乏力、寐差；水饮上逆，则时有头晕、晨起眼胞略肿；水饮下流，则大便溏，日2次，下肢轻度浮肿，水饮困表，则身重疲乏。脉弦细为水饮津亏之象。病人一派里虚饮重、津亏血弱、营卫不和之象，故辨为太阴中风证。

黄芪桂枝五物汤是太阴中风证的主方。黄芪桂枝五物汤出自《金匮要略·血痹虚劳病脉证并治第六》2条："血痹，阴阳俱微，寸口关上微，尺中小紧，外证身体不仁，如风痹状，黄芪桂枝五物汤主之。"黄芪桂枝五物汤由黄芪18g、生白芍9g、赤芍9g、桂枝18g、生姜36g、大枣24g组成。方为桂枝汤去甘草、倍用生姜、加黄芪18g。黄芪甘温补益胃气、宣发表里水饮；生姜温中化饮、健胃解表，助桂枝通阳行痹、补中解外；芍药养血和营、除血痹；大枣补益中州、调和营卫。五药相合，共奏补中去饮、和营祛风之效，恰解太阴中风证之里虚饮重、津亏血弱、风邪袭表的病机。正如《金匮要略·方论本义》云："黄芪桂枝五物汤，在风痹可治，在血痹亦可治也。以黄芪为主固表补中，佐以大枣；以桂枝治卫升阳，佐以生姜；以芍药入营理血，共成厥美。五物而营卫兼理，且表营卫、里胃肠亦兼理矣。推之中风于皮肤肌肉者，亦兼理矣，固不必多求他法也。"

经络为气血及脏腑肢节，构建了体内上下及内外的通路，《灵枢·海论》曰："夫十二经脉者，内属于腑脏，外络于肢节。"充分说明经络不仅仅是外邪入侵道路，同时也是驱邪外出的主要途径。《素问·皮部论》："邪客于皮，则腠理开，开则邪入客于经脉。经脉满，则入舍于腑脏也。"由此可见，若要消灭病邪，则需通畅经脉。

火龙罐是刘伟承在综合推拿、拔罐、艾灸、刮痧的基础上研制出的一种特殊罐，罐内置艾炷，以1：3配比为花瓣形。结合揉、碾、推、按、点、震、叩、熨等多种手法交替运用，操作40min左右，以皮肤红润、出汗为度。火龙罐结合多种手法进行运罐，按照人体十二条经络走行进行运罐，遵循经络走向，且手法要求旋转，正转反转，自转公转，兼以艾灸近红外线辐射电磁波和光电化学作用，以达到调理脏腑、疏通经络、行气活血、滑利关节、温补阳气、驱寒除湿的目的。"温"，以火攻邪，祛寒散滞，促进血液循环；"通"，通经活络，改善局部供血；"调"，平衡脏腑气机，调节神经机能，健脾养阳；"补"，扶正祛邪，补益强身，提高免疫系统功能。通过火龙罐的温、通、调、补作用，可有效改善病人症状。

案例五

郭××，女，54岁。

主诉： 腹痛腹泻3日。

现病史： 病人3日前外出吃饭，食肥甘辛辣及饮冷后出现腹痛泄泻，大便日行10余次，色黄清稀，伴发热，脘闷纳差，嗳气，口苦，胸胁苦满，恶风，每次泻时腹痛甚，肠鸣，少腹拘急，泻后痛减；舌淡红，苔薄黄，脉弦滑。

中医诊断： 泄泻。

证型： 湿热伤中，兼肝风内动。

西医诊断： 腹泻。

治法： 疏肝理气祛风，健脾清热利湿。

- **2022年3月7日就诊**

方剂： 葛根芩连汤合痛泻要方加减

葛根15g，黄芩10g，黄连10g，甘草10g，白头翁10g，陈皮10g，白芍15g，防风10g，延胡索10g，白术10g。

煎服法： 每日1剂，水煎服。予健脾祛湿方贴神阙，每日1次，共3日。

3日后病人痊愈。

【护理评估】

注意辨证分析本病症病机、病性、病位，详细询问病人腹泻时间、大便的性状。观察伴随症状，察舌象、脉象，以辨别证候虚实和病位。

【主要护理问题】

腹泻：与饮食不节有关。

【护理目标】

病人腹泻较前缓解或消失。

【护理措施】

中医外治法：中药贴敷疗法。予健脾祛湿方，取神阙，时间约4h，每日1次，共3次。1个疗程后，病人大部分症状缓解，自诉偶有腹痛、腹泻，饮食、精神、睡眠皆可。按原方法巩固治疗5次，病人症状完全消失。

◉ 临证体会

本病属中医学腹痛和泄泻等范畴，其病位在肠，与肝、脾（胃）关系密切，病人食肥甘辛辣及饮冷等为饮食所伤，食肥甘辛辣，损伤脾胃，湿热阻滞中焦，症见脘闷纳差，嗳气，口苦，胸胁苦满，泻下色黄、清稀。饮冷易招至风邪入侵，症见恶风、发热。肝旺脾弱，可见泻时腹痛，肠鸣，少腹拘急，泻后痛减等证候，故治疗以疏肝理气祛风、健脾清热利湿主要原则。方用葛根芩连汤合痛泻要方加减，痛泻要方出自《景岳全书》，由白术、白芍、陈皮和防风组成。方中白术健脾补虚燥湿，白芍柔肝缓急止痛，陈皮疏肝健脾，防风散肝疏肝兼升阳止泻。《医方考》所云："泻责之脾，痛责之肝，肝责之实，脾责之虚，脾虚肝实，故令痛泻。"葛根芩连汤中的葛根辛凉，既能解肌表之邪，又能升津液，起阴气而治下利；黄芩、黄连苦寒，善清热燥湿，厚肠胃而治利；甘草和胃安中、补气调味。此病中另加入延胡索以加强理气止痛之功，加入白头翁以加强清热利湿止泻之效。两方合用，切中病机，故临床疗效确切。

湿热型肠炎是急性肠炎较为常见的类型。本穴位贴敷使用健脾祛湿方，具有清热、利湿、行气之功效，临床常用于湿热蕴结肠胃所致的腹泻和消化不良。因为经络有"内属脏腑、外络肢节、沟通表里、贯穿上下"的作用，所以不仅能治疗局部病变，而且可通过外敷，达到治疗全身性疾病的目的。神阙，即肚脐，又名脐中，是人体任脉上的要穴。通过按摩该穴位，可起到治疗腹痛、泄泻、脱肛、水肿和虚脱的作用。此外，该部位皮肤较薄，神经、血管丰富，透皮吸收效果好。药物外敷于该穴，不仅可以刺激该穴位，改善脏腑功能，透皮吸收的药物还能够通过经络而起到局部和全身的治疗作用。

案例六

吴××，女，30岁。

主诉：胸腔积液2个月，反复咳嗽、寒战、腹泻1月余。

现病史：2个月前因天寒受凉，于夜间出现发热症状，体温38.6℃，服复方氨酚烷胺片后热退。次日晨起体温正常，夜间再次发生低热，体温37.6℃，余未见不适。2日后出现咳嗽，并逐渐加重，全身无力。其间自服阿莫西林胶囊、抗病毒口服液、川贝枇杷膏等，未再服用退热药物，体温白天正常，夜间升高至37.8℃。2021年1月30日因咳嗽、胸痛、夜间发热（就诊时体温正常），睡时呼吸困难，于当地医院查胸部CT平扫示：双侧胸腔见积液，余无异常，诊断胸腔积液。治疗1周余，发热、呼吸困难症状消失，咳嗽稍减，但咳嗽、寒战、腹泻症状持续存在。刻下症见频发寒战发冷，披衣不减，时有干咳，夜间尤重，咳时胸痛，无汗，面色稍暗，精神萎顿，全身乏力，手足欠温，腹泻，纳可，小便可；舌质淡白、胖大、有齿痕，脉缓弱。

中医诊断：悬饮、太阴病。

证型：肺脾虚寒。

西医诊断：胸腔积液。

治法：健脾益肺，温阳化饮。

- **2021年3月27日就诊**

【护理评估】

注意辨证分析本病症病机、病性、病位，详细询问病人胸腔积液发生的时间，观察伴随症状，察舌象、脉象，以辨别证候虚实和病位。

【主要护理问题】

悬饮：与脾胃虚寒有关。

【护理目标】

病人胸腔积液较前缓解或消失。

【护理措施】

中医外治法：

（1）灸法。取足三里，时间约20min。

（2）隔姜灸。方案一：灸膻中、神阙、气海、关元；方案二：灸肺俞、脾俞、胃俞。每穴灸5壮，以皮肤潮红为度。两个方案交替进行。以上治疗均每日1次，10次为1个疗程。

1个疗程后，病人大部分症状缓解，自诉偶有干咳、半身发冷、腹泻，饮食、精神、睡眠皆可。按原方法巩固治疗5次，病人症状完全消失。

◉ 临证体会

胸腔积液属中医学“悬饮”范畴。《高注金匮要略》记载：“悬饮起于肺冷气结，而不能呵嘘，成于脾寒气滞。”可见肺脾功能失调是导致悬饮的重要原因。病人平素畏寒怕冷，复感外寒，随寒化饮，发为悬饮。治病之药，多偏寒凉，两寒相搏，克脾伐阳，致清阳不升，肺失宣肃。故原病虽减，却有阳虚加重之象，出现咳嗽、寒战、腹泻等太阴肺脾虚寒之证。

任脉上系肺金，中连脾土，膻中位于任脉之上，治疗肺系疾病，疗效颇佳，主治“咳逆上气，唾喘短气不得息”，亦为肺病之常用穴。气海为元气之海，与膻中相配，畅达全身气机。关元为任脉与足三阴经之交会穴，可健脾补虚、培元固本。现代研究表明，气海、关元同灸，可以益气固本，平衡阴阳，提高机体免疫功能。灸神阙，可以调节脾胃升降之气，使清阳得升，

浊阴得降，泄泻自止。艾灸足三里，可以加强健脾和胃、补益正气的作用。《金匮要略》记载："病痰饮者，当以温药和之。"生姜温中散寒、温肺止咳，隔姜灸以温助行，共达健脾益肺、温阳化饮之功。肺俞、脾俞、胃俞三穴同灸，可以调补相应脏腑，达到祛邪散寒、振奋阳气之目的。本案之病乃前期多用寒凉之品致太阴肺脾虚寒，以温法治之，共奏健脾益肺、温阳化饮之效，故使"阴凝自散"，疾病自愈。

本章参考文献

陈珍珍，刘伟承.刘伟承火龙罐综合疗法治疗月经过少验案举隅[J].中国民族民间医药，2019，28(7)：63-64.

何丹丹.基于《伤寒论》六经辨证体系的神志异常病症证治规律研究[D].福州：福建中医药大学，2022：1-53.

刘渡舟.湿证论[J].北京中医药大学学报，1998(1)：3-8.

王付.解读太阴病本证辨证论治体系[J].中医药通报，2019，18(6)：7-10.

王军凤.用艾灸法治疗40例胃脘痛患者的疗效观察[J].当代医药论丛，2014，12(2)：157.

张朝佑.人体解剖学[M].北京：人民卫生出版社，2009.

张奇云.肠炎宁外敷神阙穴辅助治疗小儿急性肠炎疗效观察[J].新中医，2014，46(10):152-153.

钟永英，钟锡新.雷火灸治疗慢性非萎缩性胃炎的疗效观察及护理体会[J].中医外治杂志，2017，26(5)：43-44.

第五章 少阴病

第一节 少阴病概述

一、少阴病的概念

少阴病是指少阴心肾阳虚，虚寒内盛所表现的全身性虚弱的一类临床证候。少阴病证为六经病变发展过程中最危险的阶段。病至少阴，心肾机能衰减，抗病能力减弱，或从阴化寒，或从阳化热，因而在临床上有寒化、热化两种不同证候。就伤寒病而言，临床少阴病以阳虚寒化类型为多见。

少阴病即阴气较少之意，故少阴又称阴中之“小阴”。少阴包括手足少阴经和心、肾两脏，心为君主之官，肾为先天之本，为水火之脏、人身之根本。心主火，肾主水，心火下蛰于肾以暖肾水，使水不寒；肾水上济于心，以制心火，使火不亢。心肾交通，水火既济，可保持人体的阴阳平衡。反之心肾虚衰，水火不交，则产生少阴病。

二、分类、症状、治则、预后

水火不交又有水虚、火虚或水火两虚的不同，因而其症状表现和治则也就不同。同时，因少阴病也是由外感引起的，所以往往会有一般表证期。另据少阴经络之循行，凡牵连少阴经络的病理变化，又称经络病。因而，少阴病合理分为少阴表证、少阴里证、少阴咽痛证及症状性少阴病证。其中，少阴里证又分为少阴寒化证与少阴热化证。

1. 少阴里证—少阴寒化证

指病邪深入少阴，心肾阳气虚衰，从阴化寒，阴寒独盛所表现的虚寒证。

（1）症状。

无热恶寒，但欲寐，四肢厥冷，下利清谷，呕不能食，或食入即吐，脉微细，甚或欲绝，或见身热反不恶寒，甚则面赤。辨证要点：无热恶寒，四肢厥冷，下利清谷，脉微细。证候分析：多由素体阳弱，病邪直中少阴；或为他经病久，渐入少阴，损伤心肾之阳，阳虚阴盛而成。少阴阳气衰微，阴寒独盛，失于温养，故无热恶寒；心肾阳气衰微，神失所养，故见但欲寐，呈衰惫之态；四肢为诸阳之本，阳衰失于温运，故四肢厥冷；肾阳虚衰，火不暖土，脾胃纳运升降失调，故下利清谷，呕不能食，或食入即吐；若阴寒盛极，格阳于外，虚阳外浮，则表现出身热，反不恶寒，或面红如妆的假热之象；心肾阳衰，无力鼓动血行，故脉微细，甚则欲绝。

（2）治则。

①温肾通阳法：适用于阳气陷而不举，阳被阴闭，自利脉微者，以白通汤为主方。

因少阴虚寒，初病时除无热、恶寒外，还兼有欲吐不吐、心烦但欲寐等症状。这是因为少阴脉从肺出络心，注胸中，寒邪循经上逆，胸中阴津无阳以化，故欲吐不吐，心烦欲寐。此时虽然尚未出现下利等症，但已可以肯定是寒在少阴，最好趁里证尚未成典型之际，急用四逆汤扶阳抑阴，抑制其发展。如此时不急温之，至五六日寒邪更深，就会自利而渴，形成典型的少阴病。自利表示阳衰于下，口渴则表示阳虚不能蒸腾津液上达，也表示不但阳虚，阴津也不足。这是阴阳两虚证，是少阴病中最危重者。应予温肾通阳，以白通汤为主方。方中附子启下焦之生阳，干姜温中焦以接之，又加葱白之辛开阴寒之闭而引阳上达。

②温中回阳法：适用于中气虚寒、阳气衰少，致四肢逆冷、脉象沉迟，或吐利交作、汗出恶寒者，以四逆汤为主方。

四逆汤是少阴病的常用方剂，重点在于恢复脾胃之阳，由中焦助阳外达，以四肢逆冷为主症，以沉迟为主脉。方中以干姜温中，炙甘草补中，附子温肾中之生阳以养脾土。如少阴病膈上有寒饮，干呕者用之；少阴病脉沉，预防其发展，用本方急温之。症见下利清谷、虚寒胀满，更是本方的适应证。

③急追亡阳法：凡在四逆汤证的基础上，兼脉微欲绝，或四肢厥逆，同时又周身汗出，或格阳于外热身，反不恶寒。若有这三者之一的病人，必须改用通脉四逆汤，即于四逆汤中倍加干姜，附子改用大附子，以驷马之势，急追将亡之阳。如病人颜面色赤，是格阳于上，可加葱白，温通表里之路，使阳返舍；腹中痛是阴寒凝结，脾络不通，当加芍药于干姜中以温通脾络；寒邪上逆致呕吐，加辛温散水之生姜，以和胃止呕；咽痛是寒邪迫于少阴经络，可加桔梗以散结止痛；若服汤后下利已止，而脉搏不出，是津液大伤，阴血不足，予本方再加人参以生津益血。

④补阳化湿法：适用于素秉阳虚，病后兼内湿者，方宜附子汤。

少阴病，初得时，背恶寒者，当用附子汤补阳化湿，兼用灸法以通阳。补阳药不宜刚燥，所以不用干姜，附子也宜炮用，又配以生津之芍药、人参，加上茯苓、白术以化湿。阳虚夹湿，表现为身体痛、手足寒、骨节痛、脉沉者，凡身体痛、骨节痛，都是气血不畅所致，但也有因表邪郁闭而致者，其脉搏必浮，全身手足当热。今脉不浮而沉，手阳通，则诸症自愈。足不热而寒，为寒湿痹阻所致，也应当用附子汤补阳化湿，使湿去阳通，则诸症自愈。

⑤扶阳镇水法：适用于脾肾两虚，已形成水气，出现呕、咳、下利等症状者，方宜真武汤。

方以附子补阳，白术、茯苓健脾利水，生姜散水。凡病至少阴，不是急于回阳者，扶阳须兼顾其阴，故又加芍药。肾阳不振，不能镇水，同时不能温脾以散水，致水气泛滥，就会出现以下症状：脾主四肢，脾不胜湿，就会四肢沉重疼痛；水气阻滞，脾络不通，就会腹痛；肾主二便，肾阳一衰，既不能温养脾土，又不能蒸动膀胱，必致小便不利，但在肾阳大虚时，下焦不能固摄，小便反能自利；水趋大肠，又会下利。同时，用药得随证加减：呕是水气犯胃，无需附子温下，可增加生姜的用量以和胃气、散水；咳是寒水射肺，宜加干姜温肺，细辛散水，五味子敛肺。若小便利则无需茯苓；若小便不利，则去苦泄之芍药，并加干姜以温脾。

⑥温灸升阳法：以上通阳、回阳、补阳等法，大都离不开干姜、附子一

类的药物，但是干姜、附子是燥烈劫阴之品，在阴虚血少的情况下，仍不宜用。因此，有时可改用灸法。

⑦燥湿固肠法：少阴寒湿郁滞于小肠，出现大便脓血的变证，且常伴腹痛、小便不利等症，可用桃花汤主治。以赤石脂固肠燥湿，干姜止血，粳米固护肠胃。少阴病下利便脓血证，有偏于热者，不宜用桃花汤，可改刺法以泄其邪，可刺幽门、交信，以及少阴的井、荥、输、经、合等穴，临床可作参考。

2．少阴里证—少阴热化证

指病邪深入少阴，心肾阴虚，从阳化热所表现的虚热证。

（1）症状。

心烦不得眠，口燥咽干，或咽痛，舌尖红，少苔，脉细数。辨证要点：心烦失眠，口燥咽干，舌尖红，脉细数。证候分析：邪入少阴，从阳化热，灼耗真阴，不能上承，故口燥咽干；心肾不交，水火失济，水亏则不能上济于心，致心火独亢，心神不宁，故心烦不得眠；阴不制阳，虚火循肾经上而攻咽喉，故咽痛；少阴心肾阴虚，虚火内炽，故见舌尖红，少苔，脉细数等虚热之象。

（2）治则。

少阴热化证的心烦不得眠，属于里热，且兼有水虚的因素，所以不可泻下，只可育阴泄热，以黄连阿胶汤为主方。

方中黄连清心热，鸡子黄补心阴，阿胶、芍药滋水以济火，使水升火降，心烦自愈。同时，少阴病是里病，热化证也是里热，不当有表热，但有的少阴热化证者，却在八九日之后，一身手足尽热，脉沉细数，舌赤少苔。这是少阴移热于膀胱所致。膀胱主一身之表，热势外燔，所以一身手足尽热。另外，热入膀胱，血为热迫，必出现下血的变证，本证属于少阴热化证，故仍以黄连阿胶汤主治。

3．少阴表证

表证是指肤表有发热症状。少阴病的本质是里阳久虚，一般不能引起发热。

（1）症状。

初病时，无热恶寒或轻微发热，脉沉；二三日后其热即消退，转而出现里证的症状表现。

（2）治则。

少阴病若出现表证发热，应当发汗，不过其热既轻微，短暂，脉搏又沉，不可用麻黄汤、桂枝汤等方剂。而当发汗之中兼以温经，初得时可用麻黄附子细辛汤，用附子温经的同时，又用细辛协同麻黄，从少阴之中直达肤表。若初得时未予发汗，延至二三日，其热必更轻。但此时还在三日以内，一般不至于出现里证，所以仍可发汗。为了使发汗力更轻微，可于前方中去掉气味雄烈的细辛，加入甘缓和中的甘草，名“麻黄附子甘草汤”。

4．少阴咽痛证

少阴咽痛证，亦即少阴经络之为病。因为手少阴经上挟咽，足少阴经循喉咙，所以邪中少阴经，可出现咽痛。

（1）症状。

胸满、心烦、咽痛、咽干、下利、腹痛等。

（2）治则。

少阴咽痛有因里证而出现的，有未见里证，外邪直中于少阴经络的。如“病人脉阴阳俱紧，反汗出者，亡阳也……法当咽痛而复吐利”，就是少阴里寒循经上逆所致，里寒上逆，当温其里，如通脉四逆汤加桔梗就是其例。此外，也有由于下利，津液下脱，以致虚热循经上逆的，当用凉润之剂。如咽痛兼见下利胸满、心烦，用猪肤汤即是。由于手少阴经上挟咽，足少阴经循喉咙，挟舌本，其支者从肺出络心，注胸中，所以虚热循经上逆会出现胸满、心烦、咽痛等症。既然是虚热，应禁用芩、连、栀、柏一类苦寒伤阳、苦燥伤阴的药物，故用性凉除热、质润能补的猪肤，加入粳米粉以和脾止泻，并应用甘缓能润之白蜜，使药性逗留于上而不速下，以达到利止、咽痛愈的效果。

5．症状性少阴病

少阴受病后所出现的症状，如但欲寐、不得眠、吐、利、咽痛、心烦、厥逆等，至为繁多，但是这些症状的出现，其病机不一定都在心、肾本身，不少是由其他疾病影响少阴而出现的，所以其出现的少阴病症状的治疗实质是标，而治疗时必须治本，所以把这一类少阴病称为“症状性少阴病”。具体类型包括以下五个方面。

（1）阳明腑实，真阴将竭。

宿食燥屎内结，本是阳明病，但若燥实过甚，土实克水，就会累及少阴，从症状上看，少阴比阳明处于更重要的地位。宿食内结，口干燥为主诉，实质是病人津液素亏又加阳明里实，使津液更伤，少阴有迅即不支之势，当急用大承气汤攻下燥屎，以防真阴内竭。又有宿食燥屎内结，肠欲传导下出，但燥屎不动，其泻下的只是清水，颜色纯青，毫无粪便，故津液大伤，口干舌燥，心下仍痛；甚至痛一阵，清水就下一阵，津液有不尽不止之势，亦当用承气汤急下。还有的燥屎内结，一连六七日仍不大便，腹胀难忍为其主诉。这也是津液将竭的表现，医学上将其比作无水舟停，亦当用大承气汤急下。若稍一延缓，可能下亦不及，致死。

（2）浊涎阻塞，水火不交。

少阴病，心火不能下交则烦，肾水不能上济则躁。但烦躁一证，既有出于心肾两虚，水火将竭，也有非少阴病本身所致，而是邪壅中焦，水火被阻。痰浊壅塞中焦的病人，见吐利，手足逆冷，烦躁欲死，且呕吐，常兼有黏液丝，吐不尽，也扯不断。这是胃寒生浊所致，必须温胃止吐，以吴茱萸汤主治。吴茱萸苦温滑利，温胃降浊，使寒浊一开，阳气畅达，清升浊降，水火相交，吐、利、厥、冷、烦躁等症则自愈。

（3）痰结胸中，肢寒欲吐。

浊痰停聚胸中，阻碍胸阳外达，使病人手足厥寒；正气欲排痰上出，能使病人欲吐不吐；寒痰格拒，饮食难下，又能使病人饮食入口即吐。这些症状都极似少阴里寒循经上逆，但治疗原则是胸中停痰当吐，少阴里寒当温，所以必须鉴别清楚二者。痰停胸中，应当是一得病就手足寒，脉象也必弦迟有力。此属胸中邪实，当用吐法，使痰去阳通，病即痊愈。而少阴里寒证，手足是逐渐转寒的，并且由于阳气虚衰，脉必沉微。阳衰不能化饮，饮上凌

膈，病人会有干呕的症状，但不是饮食入口即吐。此乃少阴里寒，属于虚寒，当用四逆汤温之。阳回则寒饮自化，不可误用吐法。痰结胸中用吐法，以瓜蒂散为主方。

（4）阳被湿郁，厥逆泄利。

湿邪内郁，阻遏阳气的升举，能使病人四肢逆冷；湿滞小肠，不能泌别水液以入膀胱，使小便不利；湿滞大肠，传导不畅，能致腹中作痛，或泄利下重；湿重形成水气，又能犯肺作咳，凌心作悸。这些症状都极似少阴虚寒证，但是少阴虚证，一般是小便当利，其下利是水谷杂下，腹痛是痉挛拘急。而湿郁的病人常见小便不利，尤其不同的是，其湿性黏着，下出不爽，所以其腹痛是绵绵下坠，其下利是重坠难出，都与真正的少阴病不同。治宜升阳导滞，以四逆散主之。方中柴胡升阳，枳实破滞气，芍药破阴结、利小便，甘草和药性。阳被湿郁，其症见不一，所以用四逆散亦当随证加减。小便不利的加茯苓淡渗利小便；咳加干姜、五味子以温肺敛肺。二药能温脾固肾，所以下利者亦可酌用；悸加桂枝，壮心阳以镇水；腹中痛加附子助阳化湿；泄利下重加薤白通阳。

（5）下焦湿热，水气上凌。

此证是在下利、咳、呕、渴的同时，兼心烦不得眠，这些都是少阴病常见的症状。但少阴病在出现下利、呕、咳等有水气的症状时，大都是阳虚里寒，既然是阳虚里寒，就绝不至于心烦到不得眠的程度。如果少阴热化，症见心烦不得眠时，那是火炽水虚，不当有呕、咳、下利等水气的病变。把这些症状综合分析，只可用膀胱湿热，下窍不利，水气不能出下窍，反而上凌来说明。呕、咳、渴、下利、心烦不得眠等症状，都不是少阴心肾本身的病变所致，所以专治少阴，就是逐末忘本，必须清利下焦湿热。湿热一清，下焦通利，水气有出路，诸症自愈，方宜猪苓汤。

6. 少阴病的预后

（1）自愈。

少阴热化证没有死证，其病理即心火盛、肾水虚，所以脉象必表现为寸脉洪而不微，尺脉沉而不浮。若阳脉转微，为心火下降；阴脉转浮，为肾阴上济。这样一来，水升火降，心烦不得眠等症即可自愈。少阴寒化证也有自愈的可能，在条文中有举例说明。少阴病之自愈多在子时至寅时这一段时间内。这是阳生于子，至寅而渐盛，阳气前进，阴邪必退的缘故。

（2）可治。

三阴寒证以有阳为可贵，所以在少阴寒证的发展过程中，病人如有时自觉心烦，欲揭衣被，这是心阳渐盛的“吉兆”，为可治。但应与暴发烦躁、暴去衣被者相区别，因为那是阴阳离决，回光返照的死证。脾为后天之本，是心肾的中继，所以少阴病脾阳未绝时可治。又如吐利交作的病人，如果手足不逆冷，就是脾阳有根，因脉始于肾，肾之源出于太溪，故可灸太溪。

（3）死证。

病至少阴，已伤及先天元阴元阳，所以死证最多。如下利、恶寒、蜷卧，再加手足逆冷，服药后也不转温的，为脾阳已绝；吐利、四逆，最后又出现烦躁的，为阴阳离决；四逆、恶寒、蜷卧、无脉，不烦而躁的，为阴阳俱竭；下利虽止，有时反觉昏冒，神志不清的，为阴竭阳脱；呼吸浅表，气不归根的，为肾气已绝。以上都是死证。

第二节 少阴病与护理相关条目

一、病情观察

（一）条文与释义

281条 少阴之为病，脉微细，但欲寐也。

释义：本条论述少阴病脉证提纲。少阴为病，阳气虚，鼓动无力，见微脉；阴液虚，阴血虚，脉道不充，见细脉。心虚神不充，则精神萎靡；肾虚精不足，则体力疲惫。因此病人呈似睡非睡、闭目倦卧的衰弱状态。

300条 少阴病，脉微细沉，但欲卧，汗出不烦，自欲吐，至五六日，

自利，复烦躁，不得卧寐者，死。

释义：病人脉微细而沉，但欲卧，这是典型的少阴寒证，自觉欲吐不吐，这是寒邪循经上逆所致；不烦是阴寒已极，阳气欲熄所致；汗出是阳气外亡所致。此时当急温之，宜四逆汤。如果此时不治，延至五六日，由不利演变为自利，由不烦演变为烦躁，由但欲卧演变为不得卧寐，就是阳亡于外，阴脱于下，阴阳离决的表现，便属死证。

（二）中医护则

既病防变，密切观察病情变化，救病人于垂危。

（三）护理方法

因少阴病涉及人体根本，病情复杂多变，病多沉重，故临床治疗少阴病时应掌握其病机本质，灵活运用。对于危急重症，需熟练掌握常见危急症状，加强病情观察，出现异常，及时汇报和处理。若发现病人出现变证、疑似证和危重症，要做好其生活起居、饮食、情志的护理，如病室选择、光线强度、温度高低及饮食的寒热温凉，服药时注意药物的煎煮方法、时间、温度及药后饮食调护，严密观察药后病情变化。

少阴病的转归与体质强弱、感邪程度、治疗方法、护理措施是否得当有密切关系。少阴病多属危重病证，如治护得法及时，病可转危为安，但由于本病涉及人体根本，与他经病相比，预后多不良，尤其是少阴寒化证，阳气的存亡情况，常常是决定预后的关键，其基本规律是阳回则生、阳亡则死。因此，对于少阴病的护理，应密切观察病情变化，根据四诊所搜集的临床资料进行准确辨证，采取恰当的治疗和护理措施，防止变证、危候的发生，促使病人尽早康复。

（1）少阴病是六经中最后的层次和最危重的阶段，多出现精神极度衰惫、欲睡不得、似睡非睡的昏迷状态。少阴病是邪在心肾的病变，分寒化、热化两种。少阴病的治疗原则，以扶阳育阴法为主。寒化则扶阳，宜用温补法；热化则育阴，宜兼用清热法。少阴兼表，用温经发汗法；实热内结，用急下存阴法。

（2）寒化证在少阴病中较多见，其症状是无热恶寒，脉微细，但欲寐，四肢厥冷，下利清谷，呕不能食，治疗当以回阳救逆为急务，宜四逆汤。护理上应安排病人居向阳房间，避免潮湿阴冷，绝对卧床休息。定时观测生命体征，密切观察面色、神志、寒热、食欲、四肢温度、舌脉等情况。出现精神恍惚、四肢厥冷、血压下降等异常现象时，应及时通知医师，配合处理。饮食宜清淡、易消化、富含营养。宜多食温热助阳之品，如羊肉、狗肉、韭菜等。忌辛辣、肥甘厚味、烟酒等刺激之品。

（3）热化证以阴虚阳亢和阴虚火热相搏为主。心烦、不得卧、口燥咽干、舌尖红、脉细数，属阴虚阳亢，宜用清热育阴的黄连阿胶汤；下利、小便不利、咳嗽、呕吐、口渴、心烦不得眠，用猪苓汤滋阴清热，分利水气。护理上应安排病人居于清洁、安静的房间卧床休息，保持温度、湿度适宜。定时观测生命体征，密切观察病人神志、睡眠、口渴、舌脉等情况。如出现烦躁不安、精神恍惚、神昏谵语、欲睡不能等异常情况时，应及时通知医师，配合处理。饮食宜清淡、易消化、富含营养。宜多食滋阴益肾安神之品，如山药、枸杞子、大枣等。忌辛辣、肥甘厚味、烟酒等刺激之品。

（4）若出现危重症状，按危重病护理常规进行护理。病人取平卧位，头偏向一侧，给予氧气吸入，保持气道通畅。密切观察神志、生命体征、舌脉等情况，若出现汗出肢冷、血压下降、呼吸急促或表浅、脉细微等情况，应及时报告医师进行抢救。二便自遗时，应做好病人皮肤护理，经常擦洗、更衣，保持床单清洁、干燥，还应做好褥疮的护理，必要时行留置导尿管术。必要时，遵医嘱给予参附汤温服或艾灸关元、神阙、足三里等穴。给予高营养、易消化的流质或半流质饮食。

二、用药护理

（一）条文与释义

311条　少阴病，二三日，咽痛者，可与甘草汤。不瘥者，与桔梗汤。

释义：外感邪热客于少阴经脉，经气不利故致咽痛，病之初起，邪热轻浅，仅见咽喉轻微红肿疼痛，用甘草汤清热解毒而止咽痛。若服甘草汤而咽痛不除，是肺气不宣而客热不解，用桔梗汤清热解毒，开肺利咽。

312条 少阴病，咽中伤，生疮，不能语言，声不出者，苦酒（即米醋）汤主之。

释义：邪热与痰浊阻闭咽喉，致使咽部损伤，局部肿胀或溃烂，痰热闭阻，波及会厌，局部肿胀，则不能语言，声不出。治以苦酒汤，清热涤痰、消肺散结、敛疮止痛。

313条 少阴病，咽中痛，半夏散及汤主之。

释义：当为寒邪客于咽喉，邪气闭郁，痰湿阻滞所致。因属寒邪痰湿客阻咽喉，故咽部一般不见红肿，同时可伴见恶寒、痰涎多、气逆欲呕、舌淡苔润等。治用半夏散及汤，通阳散寒，涤痰开结。

（二）中医护则

用药方法需因时制宜，视病情及时调整。

（三）护理方法

（1）病室应安静、整洁，温度、湿度适宜，嘱其顺应四时调阴阳，保持生活作息规律，起居有常，劳逸结合。病人饮食宜清淡、易消化、富含营养，多食蔬菜、水果，补充营养。忌食辛辣、煎炸等刺激之品。对病人进行情志疏导，向病人详细讲解疾病的相关知识，使其积极配合，早日康复。

（2）甘草汤和桔梗汤煎服法。①甘草汤煎服法：药一味（甘草），加水600mL，煮取300mL，去滓，温服140mL，日二服。《伤寒论》中诸方甘草皆炙，炙则助脾土而守中，唯本方生用，生则和经络而流通，旨在取其清热解毒之效，治少阴客热咽痛。②桔梗汤：药二味（桔梗、甘草），加水600mL，煮取200mL，去滓，分2次温服。甘草汤宜温服。服药后观察咽喉肿痛是否减轻。若服后咽痛仍在，是为邪热不去，咽喉不利，可服用桔梗汤。

（3）苦酒汤煎服法：药二味（半夏，鸡子），纳半夏于米醋中，另纳鸡蛋清，三味置鸡蛋壳内，煮三沸，去滓即成，宜温服，少少含咽之。服药后观察咽喉肿痛及肿塞不得出声是否减轻，不愈，同法再服3剂。

（4）半夏散服法：药三味（半夏、桂枝、炙甘草）各等份，分别捣、筛、合治之，取1.5～1.8g以白米汤送服，日三服。若不能服散者，上三味，加水2000mL，煎七沸，纳散3～3.6g，再煮三沸，放温后，少少含咽之，使药物持续作用于咽部，以增强疗效。药宜温服。服药后观察咽痛、恶寒是否减轻。当病人仍咽喉肿痛，甚至溃烂时，需及时调整服药方式，以减轻其痛苦。

三、生活起居护理

（一）条文与释义

301条 少阴病，始得之，反发热，脉沉者，麻黄细辛附子汤主之。

释义：“始得之，反发热”，“始得”的“始”字意味着这是少阴病开始期的发热，不会持久。“反发热”的“反”字，提示此热本不当发，不当发热而反发热，尤其是脉沉，这显然不是太阳病脉，而是少阴病本质的暴露。

302条 少阴病，得之二三日，麻黄附子甘草汤，微发汗。以二三日无里证，故微发汗也。

释义：“以二三日无里证，故微发汗”，从“微发汗”的“微”字可知二三日之热较始得时第一日之热为更轻，再从“二三日无里证”可知，二三日过去之后，就能出现里证。“伤寒三日，三阳为尽，三阴当受邪”“至五六日自利而渴者，属少阴也”“少阴病二三日不已，至四五日，腹痛、小便不利”等，都在提示我们：少阴里证的出现在三日以后。这也就证明了，少阴表证实质是在少阴病厥冷、下利等典型里证出现之前，体现在肤表的早期反应。

324条 少阴病，饮食入口则吐，心中温温欲吐，复不能吐，始得之，手足寒，脉弦迟者，此胸中实，不可下也，当吐之。若膈上有寒饮，干呕者，不可吐也，当温之，宜四逆汤。

释义：说痰停胸中，应当是一得病就手足寒，脉象也必弦迟有力。此属胸中邪实，当用吐法，使痰去阳通，病即痊愈。而少阴里寒证，手足是逐渐转寒的，并且由于阳气虚衰，脉必沉微。阳衰不能化饮，饮上凌膈，病人就会有干呕的症状，但不是饮食入口即吐。此乃少阴里寒，属于虚寒，当用四逆汤温之，使阳回则寒饮自化，但不可误用吐法。

（二）中医护则

少阴病的症状不同，治则和护理方法都不同，需视病情及时调整，做好生活起居护理。

（三）护理方法

少阴病根据不同分类，其症状护理和生活起居护理不同，具体原则包括以下三个方面。

（1）宜温。

少阴病虽然有热化、寒化两种类型，但以寒化证为典型且常见，且病在三阴，都以有阳为可贵，所以若不及时治疗少阴寒化证，多转归死亡，而热化证一般不致死。因此，总的来说，少阴病是以温法为正治，少阴病用温法，只要见到脉沉，就当急温；否则，寒邪会逐渐深重，治疗就愈加困难，甚至还会陷入无法救治的地步。

对于此类病人，护理方面应注意指导避居湿地，防御外邪侵袭，饮食宜清淡、富有营养，忌油腻辛辣，注意精神调养，清心寡欲，避免过劳，保持生活规律。生活自理者，可适度散步、打太极拳、做五禽戏。病情较重者，可进行四肢屈伸锻炼。病情危重、吞咽呛咳、呼吸困难者，要常助其翻身拍背，鼓励其排痰，以防止痰湿壅肺和发生褥疮。

（2）忌汗。

少阴病为里病，脉必沉，寒化证脉沉细而迟，热化证脉沉细而数，即为在里不在表。除了寒化证初得反发热时可用麻辛配附子温经兼发汗外，其余均绝对禁汗。少阴病误汗，可能有以下几种后果：①格阳证，汗后阳脱即死；②热化证，强发其汗，无津作汗，必动其血，迫血出上窍，即为难治的坏病。

汗出明显者，应及时用干毛巾将汗擦干。出汗多者，需经常更换内衣，并注意保持衣服、卧具干燥清洁；并指导病人加强体育锻炼，注意劳逸结合，避免思虑烦劳过度，保持精神愉快，少食辛辣厚味之品。汗出之时，当避风寒，以防感冒。

（3）忌下。

少阴病虽然是里证，但不是里实，所以禁用下法。即使阳明有燥屎，累及少阴，必须急下时，亦须以脉象不弱不涩为条件。如果脉弱而涩，尤其是尺脉弱涩者，乃真阴将竭，下之只会加速其死亡，仍不可挽救。

呕吐病人应少食多餐，以清淡、流质饮食为主，并注意营养均衡。忌食肥甘厚腻、生冷粗硬、腥膻异味及辛辣刺激之品，必要时禁食。对呕吐不止的病人，应嘱其卧床休息，密切观察病情变化。重症、昏迷或体力差的病人要侧卧，防止呕吐物进入气道。嘱病人吐后用温水漱口，清洁口腔。同时指导病人养成良好的饮食习惯，不暴饮暴食，不食变质腐秽食物；脾胃素虚者勿过食生冷、肥甘腻滞等食品；胃中有热者忌食辛辣、香燥之品；保持心情舒畅，避免精神刺激，肝气犯胃者尤当注意。要积极治疗可能引起呕吐的原发疾病。

四、情志护理

（一）条文与释义

283条　病人脉阴阳俱紧，反汗出者，亡阳也，此属少阴，法当咽痛而复吐利。

释义：本条论述少阴病阴盛阳亡的脉证。脉阴阳俱紧，阴阳是对寸关尺而言，阴阳俱紧，泛指寸关尺三部脉俱紧，紧脉主寒，如属太阳伤寒，其脉当浮而阴阳俱紧，并见无汗、恶寒、头痛、身痛等症。今不见太阳表寒的特

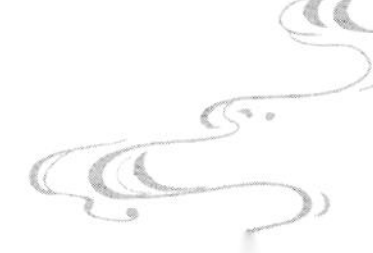

征，应为寒邪伤于少阴之里的表现，因此，其脉当寸关尺三部脉俱沉紧。反汗出，为寒盛伤阳，阳不摄阴所致。咽痛，为寒伤少阴之经的表现，足少阴之脉循喉咙，夹舌本，阴寒循经郁结于咽喉，故咽痛。吐利，为寒伤少阴之脏的表现，寒盛伤阳，阴寒内盛，升降紊乱，故见吐利。

（二）中医护则

回阳救逆。

（三）护理方法

（1）本条论述少阴病阴盛阳亡的脉证，为阴寒内盛、虚阳外越之证。虚阳外越与“戴阳”“格阳”的病机、证候相同，缘由肾阳衰微，阴寒内盛，阴盛于下（内），致微弱的阳气浮越于上（外），是阳气浮越而不得潜藏的一种证候。

（2）少阴病之虚阳外越，属于重症而非危候，病人常有恐惧、忧虑、烦躁不安的心理，应加强情志护理，及时进行心理疏导，消除其悲观、绝望情绪，增强病人战胜疾病的信心，以充满信心，配合治疗，达到事半功倍的治疗效果。

（3）对于虚阳外越之病人，应给予清淡、易消化之温热饮食，忌予生冷、油腻、硬固之品。

五、中医护理技术应用

（一）条文与释义

325条 少阴病，下利，脉微涩，呕而汗出，必数更衣，反少者，当温其上，灸之。

释义：少阴病阴虚血少，“脉微涩”，微为阳虚，涩为津血少。阳虚不能固摄，故频频入厕；又无粪便可下，便形成“数更衣，反少”；“呕而汗出”，呕是阴寒上逆，汗出为阳欲脱。这本是四逆汤证，但因脉涩，不宜予姜附之品以燥烈伤阴，且粪便不多，却频频入厕，这是阳虚气陷，故适用灸法。

（二）中医护则

“病在下，取之上”；温经升阳，举陷止利。

（三）护理方法

（1）少阴病，阳气下陷，阴寒上逆，但脉涩津少，不宜用燥烈伤阴之品，可采用温灸法升阳举陷，当温其上，取穴百会，灸之。其作用在于回阳救逆、升阳举陷，既有姜附回阳之功，又无辛燥伤阴之弊。

（2）百会位于前发际线正中直上5寸，即头顶正中线与两耳尖连线的交叉处。百脉之会，贯达全身。头为诸阳之会、百脉之宗，百会则为各经脉气会聚之处。穴性属阳，又于阳中寓阴，故能通达阴阳脉络，连贯周身经穴，其具有升阳举陷、益气固脱、调节机体阴阳平衡的作用，日常也可指导病人每日进行穴位按摩，以提举阳气，改善症状。

（3）温灸法操作要点。协助病人取适当体位，暴露施灸部位，注意遮挡和保暖。施灸时将艾条的一端点燃，对准施灸部位的腧穴或患处，距离皮肤2～3cm进行熏灸，以病人局部皮肤有温热感而无灼痛为宜。一般每穴或患处施灸10～15min，至局部皮肤出现红晕为度。对于局部知觉减退的病人或昏厥者，操作者要将食指、中指两指分开，置于施灸部位两侧，通过操作者的手指来感知病人局部受热的温度，以便随时调节施灸距离，掌握施灸时间，防止病人皮肤烫伤。施灸过程中要密切观察病人的病情及对施灸的反应。施灸后若局部皮肤出现灼热微红，属正常现象，无须处理。若局部出现小水疱，注意勿擦破，可自行吸收。若水疱较大，可用消毒的毫针刺破，放出水液，或用无菌注射器抽出水液后再涂红花油，覆盖消毒纱布，保持干燥，防止感染。灸后，应密切观察下利、呕吐、脉象等变化，加以覆被保暖，服热饮，以温中散寒，补充阴液。

（4）《伤寒论·少阴篇》中的针灸疗法，主要作用在于温经散寒、复阳通脉、升阳举陷等。针药的灵活应用，是单纯药物治疗所不及的。进行针灸治疗的同时，应加强饮食调理和生活起居护理，注意保暖，以助阳气恢复。

第三节 护理临证案例选录

案例一

吴××，男，62岁。

主诉：上腹部胀痛3年余。

现病史：病人上腹部胀痛3年余，神疲乏力，体瘦虚弱，畏寒肢冷，胃脘部隐隐作痛，喜温喜按，食后脘闷，饮食入口则吐，干呕且无物可吐，小便调，大便溏薄；舌质淡嫩，边有齿痕，苔薄，脉沉细。

查体：腹部平坦，腹肌软，中上腹轻压痛，余腹无压痛及反跳痛。

中医诊断：少阴病。

证型：脾肾阳虚。

西医诊断：慢性胃炎。

治法：温肾回阳，温胃散寒止痛。

- **2022年3月17日首诊**

方剂：

吴茱萸、干姜、川芎、桂枝、苦杏仁、厚朴、砂仁、黄柏炭、炙甘草各10 g，白附片30 g，麸炒白术、佛手、盐小茴香各15 g，茯苓20 g。

煎服法：7剂，每日1剂，温服。

联合火龙罐治疗。

【护理评估】

注意了解与本病证相关的诱发和缓解因素，详细询问饮食习惯、发病经过、发作规律、疼痛部位、性质、持续时间、发病程度及伴随症状等，察舌象、脉象，以辨明证候虚实。

【主要护理问题】

（1）腹部疼痛：与脾肾阳虚有关。

（2）干呕：与脾胃失和有关。

【护理目标】

（1）病人腹部疼痛缓解。

（2）病人无干呕。

【护理措施】

1．中医护理技术

予火龙罐治疗。（1）病人俯卧：选取大号火龙罐，在其背部督脉、膀胱经区域涂抹精油后，双手握空拳，为其松筋推拿约3min。艾炷熏罐口，待温度适宜，用手掌小鱼际先接触皮肤再落罐，结合点、刮、推、揉、熨等不同手法，正旋、反旋、摇、拨、摇振罐体，作用于督脉、膀胱经区域皮肤肌肉组织，重点在脾俞、胃俞、肾俞、至阳上运罐，操作约15min。（2）病人仰卧：按顺时针按摩病人腹部9圈后，再按逆时针按摩9圈，将火龙罐边缘悬于肚脐上方，另一边沿着肚脐，在任脉、胃经区域施罐，重点在中脘、神阙上运罐，手法同上，最后在足三里重点运罐。此区域共操作约15min。

治疗过程中严密观察病人反应，注意保暖，保护病人隐私。施治后嘱病人喝淡盐水200mL。

2．慎起居

（1）病人宜多休息以培育正气，避免过度劳累而耗伤正气。

（2）居室宜温暖，注意胃脘部保暖，避免风寒侵袭。

3．调饮食

（1）饮食以易消化、富有营养、定时定量、少量多餐为原则，忌食粗糙、辛辣、肥腻、过冷过热及难以消化的食物；禁食不鲜、不洁之品。

（2）宜进食健脾理气、补脾温肾之品，如桂圆、羊肉、狗肉、山药、黄芪、党参等，食疗可选桂圆羊肉汤。

4．用药护理

（1）做好用药护理，指导病人按时服用中药汤剂，每日1剂，饭后温服。

（2）疼痛发作时，遵医嘱予解痉止痛剂，片剂、丸剂应用温开水送服，注意观察不良反应。

5．畅情志

由于病情反复，病人易出现紧张、忧虑等不良情绪，而引起肝气郁滞，又可致胃痛发作或加重，故应积极疏导病人，消除其不良刺激，保持情志舒畅，以促进疾病康复。

● 2021年3月26日二诊

上腹部胀痛、畏寒肢冷减轻，无干呕；舌淡白，苔薄白，脉沉细。继续予以上方案治疗。

● 2021年3月28日三诊

上腹部胀痛、畏寒肢冷明显减轻；舌淡红，苔薄白，脉沉细。继续予以上方案治疗。

● 2021年3月31日四诊

上腹部胀痛好转，无畏寒肢冷；舌淡红，苔薄白，脉沉细。病人痊愈。

◉ 临证体会

少阴病以胃脘隐隐作痛，喜温喜按，食欲不振，食后脘闷，饮食入口则吐，干呕且无物可吐为特征，属少阴寒化，肾阳虚衰，气化失职，以致寒饮不化，停于膈上。少阴为病，阳虚为本，寒饮为标，其干呕是由于肾阳虚不能温养脾胃，使胃失和降，胃气上逆，而胃中又无物可吐所致。据此，可判定为少阴寒化证，因此决不能用吐法；如误用吐法，则更伤正气，致虚虚之变。此证当温之，宜选用四逆汤温阳化饮，阳复饮去则病愈。

本方剂以四逆汤加减，方中附子补火助阳、破阴散寒，吴茱萸温胃散寒、开郁化滞，二者共为君药。干姜温脾散寒以壮"后天之本"，与附子合用，附子可温先天肾阳以生后天脾阳，干姜可温后天脾阳以养先天肾阳，先天后天同治，共奏温补脾肾、助阳散寒之功。炙甘草健脾益气，还有调和药性之力。全方共奏温肾扶阳、补火生土、温脾和胃、行气止痛之效。

本案例病人上腹部胀痛3年余，隐隐作痛，喜温喜按，属少阴虚寒证，肾阳虚衰，气血虚弱，阳虚则寒凝，寒凝经脉而腹痛时发。茯苓配桂枝，一利一温，可温阳化饮，增强化滞行气之力；麸炒白术健脾利湿；川芎为血中气药，祛寒凝血瘀，配合佛手，共奏理气消滞之功；盐小茴香芳香醒脾，散寒止痛，理气和胃；厚朴、杏仁为药对，可下气、消湿、除满。结合该病人年过六旬，体瘦虚弱，加黄柏炭、砂仁、炙甘草，是取郑钦安"封髓丹"伏火坚阴之意。

火龙罐综合疗法有机结合艾灸、推拿、刮痧等，充分利用艾灸的温补作用——得热则通，得灸则通。选择主穴脾俞，具有健脾和胃、利湿升清之功能；胃俞为胃之背俞穴，具有和胃健脾、理中降逆的功能；中脘为胃之募穴，又为八会穴之腑会，善治胃腑病证，其穴位下正好是胃体中部，可加强调理脾胃、化湿降逆的功效。神阙为经络之总枢、经气之汇海，是人体任脉上的要穴，起到温阳救逆、利水固脱之功效；足三里具有培补后天、益气升阳的功效。至阳为阳中之至阳之意，位于背部第7胸椎棘突下凹陷中，胸椎第6、第7的神经系统正好发挥支配胃、小肠等消化系统的功能。肾俞穴具有温肾固阳的功效。诸穴合用，诸法同用，共奏温肾回阳、理气和胃、疏通经络之功。

案例二

孙×，女，38岁。

主诉：产后尿频，伴有排尿不尽感1月余。

现病史：病人产后尿频，伴排尿不尽感1月余，神疲乏力，少腹胀痛，畏寒肢冷，纳食量少，小便点滴而出，大便正常；舌淡胖，苔薄白腻，脉沉细。

中医诊断：癃闭。

证型：脾肾阳虚。

西医诊断：尿潴留。

治法：温补肾阳，化气行水。

● 2022年4月7日首诊

方剂：

熟附子15g（先煎1h），茯苓15g，白术15g，生姜15g，芍药8g，炙甘草3g，黄芪15g，益母草10g，大腹皮10g，肉桂6g，怀牛膝6g，鸡内金15g。

煎服法：5剂，每日1剂，温服。

联合雷火灸治疗。

【护理评估】

注意辨证分析本病证病机、病性、病位，详细询问病人排尿情况，观察病人排尿难易度及尿色、尿量，有无尿频、尿急、尿痛，察舌象、脉象，以辨明证候虚实。

【主要护理问题】

癃闭：与脾肾阳虚有关。

【护理目标】

病人尿频缓解，可排尽小便。

【护理措施】

1．中医护理技术

予雷火灸治疗。（1）病人俯卧：将雷火灸点燃，对准穴位命门、肾俞，悬于穴位以上2～3cm处施温和灸，每穴位灸15min，灸至皮肤发红且病人可忍受为度。（2）病人仰卧位：点燃雷火灸并吹红火头，置于雷火灸专用灸盒内，竖放灸盒，使火头对准气海、关元、水道穴位，盖上大毛巾保暖；灸治过程中，询问病人感受，注意观察皮肤情况，避免烫伤病人皮肤。施治时间20～25min，使皮肤微微发红为宜。

治疗过程中严密观察病人反应，注意保暖，保护病人隐私。施治后嘱病人喝淡盐水200mL。

2．慎起居

（1）病室要安静，保持空气流通，注意保暖，并避免噪声干扰。

（2）起居有常，劳逸结合，鼓励病人积极进行力所能及的医疗体育锻炼，如太极拳、医疗保健操，以调整阴阳平衡，增强体质，达到促进康复的目的。

3．调饮食

（1）饮食要清淡、易消化，禁忌食用辛辣刺激、油甘厚腻之品。

（2）嘱病人多食温阳利水、健脾益肾之品，如羊肉、桂圆肉等。

（3）对于癃闭病人，要准确记录其出入水量，以判断治疗效果。无尿者应限制钾、钠的摄入，少饮含钾过多的果汁饮料，以免出现腹胀、恶心、心悸、气喘、抽搐、神昏等尿毒症状。

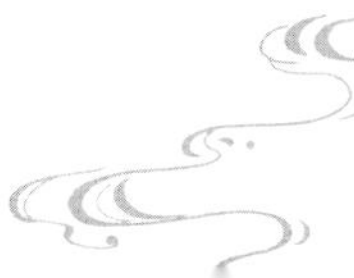

4．用药护理

做好用药护理，指导病人按时服用中药汤剂，每日1剂，饭后温服。

5．畅情志

由于癃闭病人容易感到痛苦和失望，常意志消沉，精神紧张，所以要多关心体贴和安慰病人，做好健康宣教，告知其疾病发生的原因、治疗及注意事项，介绍医师治疗此类病例的成功个案，耐心解答病人提出的问题，学会倾听病人的主诉，使病人保持乐观的态度，增强与疾病斗争的信心。

● 2022年4月9日二诊

少腹胀痛、畏寒肢冷减轻，纳可，小便仍有不尽感；舌淡胖，苔薄白腻，脉沉细。继续予以上方案治疗。

● 2022年4月10日三诊

少腹部胀痛、畏寒肢冷明显减轻；舌淡红，苔薄白，脉沉细。继续予以上方案治疗。

● 2022年4月11日四诊

少腹部无胀痛，无畏寒肢冷；舌淡红，苔薄白，脉沉细。病人痊愈。

◉ 临证体会

本案例病人属于高龄产妇，禀赋薄弱，元气不足，加之分娩时损伤肾气，致肾阳不足，命门火衰，所谓“无阳则阴无以生”，致膀胱气化失司，引起小便不利；命门火衰则不能生气，故病人有少气懒言、畏寒肢冷等一派阳虚气微之象。故用真武汤以温命门之火，使阴得阳生，膀胱、三焦气化有度，则小便通利。熟附子辛热，峻补肾阳，助阳之力专，壮气化之源，启气化之机，壮肾阳以制水；加生姜、肉桂，以加大补火助阳之力。三药合用，能壮元阳以消阴翳，逐留垢以清水道。黄芪、茯苓、白术共为臣药，功在补气健脾除湿，兼以利水，在附子温阳基础上，培土治水，共奏利水之功。方中用酸甘敛阴的芍药和平补肝肾的怀牛膝，乃为阴中求阳之意。“欲补阳者，必于阴中求阳，则阳得阴助而生化无穷。”芍药为养肝调肝的要药，入肝，肝不足用其补之，肝太过用其抑之。只有肝气疏泄正常，肾气开合有度，才能保证水液代谢循常道而不乱，膀胱开阖有度而畅通。怀牛膝兼有利水消肿及引药下行的作用，用之一箭三雕，无往而不利。水为阴邪，易阻滞气机，且久病必瘀，故再加大腹皮、益母草以行气化瘀，帮助水液排泄；鸡内金健脾消食，助后天之本对药物的吸收利用。

雷火灸是指结合现代医学与古代雷火神针，在艾绒里加入麝香、防风、沉香、黄芪、苍耳子、木香等名贵中药材，具有芳香开窍、活血化瘀、温补脾肾等功效。雷火灸药力峻猛，火力强，燃烧时可达240℃。治疗时采用悬灸，使其热效应激发经气，局部皮肤腠理张开，药物透达相应穴位，起到疏通经络、调和气血的作用。所选穴位为中极、关元、气海，均属任脉腧穴，水道属足阳明胃经之腧穴，主治小便不利。用雷火灸灸中极、关元、气海，使腑气畅通，可调节膀胱气机紊乱，通利水道，有助于改善膀胱气化功能。

命门位于督脉之上，督脉为奇经八脉之一，行一身之阳，分支两络于肾，肾为元阳，内寓命门之火，故命门对督脉阳气的调节，乃至全身阳气的统摄，都有着至关重要的作用。命门两边为肾俞，肾俞为足太阳膀胱经之腧穴，膀胱经主一身之表，可影响肺的宣发肃降；且肾俞又属背腧穴，背腧穴是脏腑之气输注于体表的的穴位，对脏腑、经络、气血的通调都具有很好的调节作用。艾灸上述二穴，可疏通经络、调理气血及温补肾阳。

案例三

郭×，女，52岁。

主诉：病人失眠1年余，加重3周。

现病史：缘病人1年余前出现入睡困难、心悸健忘，3周前加重，遂来门诊就诊。现神疲乏力，心烦不寐、健忘，入睡困难，卧床1h以上才能入睡，睡后易醒，每晚醒3次以上，睡眠3～4h；匹兹堡睡眠质量指数量表评分

（PSQI）16分；焦虑不安，焦虑自评量表评分66分；伴头晕耳鸣，腰膝酸软，眩晕评定量表（DARS）评分2分；五心烦热，潮热盗汗，已绝经，咽干少津；舌红，少苔，脉细数。

中医诊断：不寐。

证型：阴虚火旺。

西医诊断：失眠。

- **2022年3月20日首诊**

病人自诉卧床后40min才入睡，夜间醒2次，匹兹堡睡眠质量指数量表评分12分，头晕、耳鸣稍减轻，眩晕评定量表评分1分，腰膝酸软，五心烦热稍好转，无潮热、盗汗，焦虑较前减轻，焦虑自评量表评分60分；舌红好转，苔白，脉细数。

酉时，继续予虎符铜砭刮痧。晚9:00交替按摩涌泉60～100次，吴茱萸膏敷贴涌泉，次晨取下。

【护理评估】

注意辨证分析本病证病机、病性、病位，详细询问病人睡眠时间、睡眠形态和睡眠习惯。观察伴随症状，察舌象、脉象，以辨别证候虚实和病位。

【主要护理问题】

不寐：与阴虚火旺有关。

【护理目标】

病人可在10min内入睡。

【护理措施】

1．中医护理技术

择枢选穴，联合虎符铜砭刮痧治疗。酉时，予虎符铜砭刮痧，开四穴。

按溪谷论操作如下。（1）点：心俞、肾俞、神门、三阴交、太溪、照海；（2）线：督脉、膀胱经、心包经、肾经；（3）面：风府至安眠，百会至四神聪，腰背部。用徐而和的手法，其中肾经及涌泉、太溪、照海、心俞等穴采用平补平泻的手法，心经及神门、三阴交、肾俞采用补法，膀胱经采用泻法。

2．慎起居

（1）病人的睡眠环境应远离强光、噪声、异味刺激，床位应舒适、整洁。

（2）指导病人养成按时就寝的良好睡眠习惯，就寝前避免剧烈活动。

（3）衣被不宜过厚，汗出后及时更换。

3．调饮食

（1）多食养心安神、调和阴阳之品，如百合、莲子、银耳等；忌食辛辣、刺激之品。晚餐不宜过饱，睡前禁饮用咖啡、碳酸饮料、浓茶等醒神之品。

（2）食疗可选用滋阴降火之品，如用鲜桑葚制成的桑葚膏。

4．用药护理

（1）中药宜睡前温服，禁止用药后活动或外出，避免长期依赖安眠药物。

（2）指导温服黄连阿胶汤加减，每日1剂，水煎分2次服，下午3:00服药1次，晚20:00睡前服药1次。

5．畅情志

对情绪不宁者，睡前做好其情绪疏导，避免紧张、兴奋、焦虑、惊恐、恼怒等情绪的影响；亦可聆听轻音乐、催眠曲等以宁心安神，促进睡眠。

● 2022年3月21日二诊

病人自诉卧床20min内入睡，匹兹堡睡眠质量指数量表评分8分，无头晕、耳鸣，腰膝酸软、五心烦热明显好转，焦虑自评量表评分＜50分，无焦虑；舌淡红，苔薄白，脉细。

● 2022年3月22日三诊

病人自诉卧床10min内入睡，匹兹堡睡眠质量指数量表评分5分，无腰膝酸软、五心烦热；舌淡红，苔薄白，脉细。

◉ 临证体会

从六经而言，三阴经中，太阴为开，厥阴为阖，少阴为枢，少阴为三阴开阖之枢。就脏腑而言，少阴分属心肾二脏，心肾分居上下之焦。心火下降于肾，以温肾阳，使肾水不寒；肾水上济于心，以济心阴，使心火不亢。心肾相交，阴阳调和，得卧安。同时少阴对人体五脏之气化有着重要的影响，起到气化之枢的功用。由于枢机可枢转阴阳之气的运化，使气机升降自如、交接有序、开合有度，并保证人体阴阳气血的和合。

《伤寒论》曰："少阴病，得之二三日以上，心中烦，不得卧，黄连阿胶汤主之。"从少阴病的角度辨治失眠，此乃少阴肾水不足，病邪从阳化热，热灼阴津，肾水更亏，心火独亢，水火不济，心肾不交，以致心中烦，不得眠。《伤寒贯珠集》云："成氏所谓阳有余，以苦除之；阴不足，以甘补之是也。"治疗这类失眠时，在下，总不离滋养肝肾，壮水以制阳光；在上，总不离平抑亢盛之心阳。

2022年3月19日下午5:00，病人初次接受中医护理干预时，神疲乏力，心烦不寐、健忘，入睡困难，均为肾阴不足，不能上济于心，心火独旺，心肾不交，以致心中烦，不得眠。头晕耳鸣，腰膝酸软，均为肾精亏耗，髓海失养之象。潮热盗汗，五心烦热，咽干少津，舌质红，少苔，脉细数，均为少阴肾水不足之象，病邪从阳化热，热灼阴津。治疗应滋肾水之不足，泻心火之有余，使其水升火降，水火既济，心肾相交。

予铜砭刮痧滋阴降火，交通心肾。运用李氏砭法的溪谷论，充分结合点、线、面，选取心俞、肾俞、百会、四神聪、神门、三阴交、照海、风府、安眠。《灵枢》曰："心者，神之舍也。"故而神门能调养心神，为治疗心神疾病的要穴。百会位于巅顶，属于督脉，《黄帝内经灵枢注证发微》

曰："脑为髓之海，其腧穴在于其盖，即督脉经之百会。"刮拭百会，可醒脑开窍、安定心神。四神聪是经外奇穴，直接作用于督脉穴和头部穴位，可改善脑部神经功能。三阴交为足三阴经交会之处，交通足太阴脾经、足厥阴肝经、足少阴肾经经气，具有滋养肝、脾、肾三阴的作用。照海为足少阴肾经穴，为八脉交会穴，可通阴跷脉和阳跷脉，滋阴潜阳。安眠为经外奇穴，可安神利眠，为治疗失眠的经验效穴。涌泉为足少阴肾经井穴，为足少阴肾经的起始处，是人体位置最低的穴位，可引气血下行。督脉主一身之阳气，膀胱经是脏腑经气输注之处，刮之可振奋阳气，扶正，方能驱邪。酉时，是气血流注于肾经的时辰，选取合适的干预时机，将人体与自然有机地结合在一起，因势利导，协调阴阳，调和气血。

此案例病人首诊时神疲乏力，心烦不寐、健忘，入睡困难，舌红，少苔，脉细数。我们予黄连阿胶汤，以芩、连直折心火，用阿胶以补肾阴，鸡子黄佐芩、连于泻心火中补心血，芍药佐阿胶于补阴中敛阴气。黄连配肉桂交通心肾，水升火降，故可主治本证。莲子味甘，养心、益肾。百合味甘，归心经，可清心安神。指导病人多食用莲子百合粥，可以巩固疗效。

本案例病人治疗的关键措施是从"枢"入手，借助"枢"在人体中枢转斡旋阴阳的功能，通过调理少阴枢机，恢复人体阴阳气血平衡。利用铜砭刮痧、按摩、敷贴等中医适宜技术，配合饮食、药物疗法，复人体之开阖、畅人体之气化、通人体之气血，以恢复阴阳二气的协调。同时根据疾病所处的状态，以及病人的身体状态，因时、因人制宜地调少阴枢，从而达到恢复枢机、重建人体正常昼夜节律的目的。故调理少阴枢机，亦是治疗顽固性失眠的另一个基本法则。

案例四

王×，女，18岁。

主诉：反复鼻塞、流涕、喷嚏1年余，加重1周。

现病史：神疲，四肢畏寒，腰部酸痛，遇冷鼻塞、流清涕、喷嚏不断，鼻甲水肿，小便清长，大便溏；舌淡，苔薄白，脉沉。

中医诊断：鼻鼽。

证型：肾阳亏虚。

西医诊断：过敏性鼻炎。

治法：温阳解表。

- **2022年8月11日首诊**

方剂：

麻黄15g（先煎），制附片10g（先煎），细辛5g，炙甘草15g，红参15g，生白术15g，干姜15g。

煎服法：5剂，每日1剂，温服。

【护理评估】

注意辨证分析本病证病机、病性、病位，详细询问病人有无过敏史及家族史，发作的形式以及发作时间、症状，寻找诱因，察舌象、脉象，注意与伤风鼻塞相鉴别。

【主要护理问题】

鼻塞流涕：与肾阳亏虚有关。

【护理目标】

病人无鼻塞流涕。

【护理措施】

1．中医护理技术

予雷火灸治疗。指导病人直坐在椅上接受治疗，维持头部直立，禁止后仰，以防艾灰掉落到面部，造成烫伤。选取印堂、迎香、大椎为主穴。肾阳不足型加命门、肾俞穴为配穴。将点燃的雷火灸艾条对准相应穴位，距离皮肤2～3cm，施以回旋灸法，灸至局部皮肤微红，深部组织发热为止，随时吹掉艾灰，保持火头红火状态。过程中注意观察病人的情况，随时询问病人灸感，每个穴位持续熏灸3min，完成全部过程约20min。施灸期间，需对病人反应加强观察，当其发生恶心、头晕眼花以及颜面苍白等情况时，提示出现晕灸反应，须立即停止施灸，协助病人取平卧位，让其饮下100mL温开水，休息片刻后多能缓解。结束施灸后，须嘱病人休息片刻，没有任何不适反应才能离去。告知病人，施灸后禁止进入低温空调房间或者迎风而立，避免遭受二次风寒侵袭。

2．慎起居

（1）锻炼身体，增强体质。

（2）加强个人防护，避免或减少尘埃、花粉、化学性气体等刺激。

（3）注意观察，发现诱发因素，应尽量去除或避免。

3．调饮食

避免过食生冷、油腻、鱼虾等腥荤之物。

4．畅情志

对病人进行有关过敏性鼻炎及相关知识的教育。劝说病人积极配合治疗，对待病情要有信心，克服自卑心理，以稳定情绪；同时结合中西医治疗，让病人掌握一些自我诊断、自我防治的方法。

● 2022年8月14日二诊

病人神疲，四肢畏寒、腰部酸痛、鼻塞、流清涕、喷嚏等症状较前减轻，鼻甲仍有水肿，小便清长，大便溏；舌淡，苔薄白，脉沉。继续予以上方案治疗。

● 2022年8月19日三诊

病人精神可，无四肢畏寒，腰部酸痛、鼻塞、流清涕、喷嚏等症状明显减轻，鼻甲水肿明显减轻，小便调，大便溏；舌淡，苔薄白，脉沉。继续予以上方案治疗。

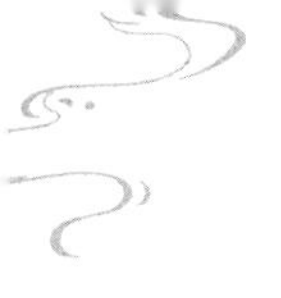

● 2022年8月21日四诊

病人精神可，无四肢畏寒、腰部酸痛，无鼻塞、流清涕、喷嚏、鼻甲水肿等症状，大小便调；舌淡红，苔薄白，脉沉。

◉ **临证体会**

在中医范畴中，过敏性鼻炎属于鼻鼽，主要与脾肺肾亏虚、卫气不固、异物侵袭等有关。四诊合参，本案例属于肾阳亏虚型鼻鼽，肾气亏虚使其摄纳无权，风寒外邪侵袭鼻窍，最终导致病情加重，外因为标，内因为本，本虚标实，虚实夹杂而致病。病机关键主要为脏腑虚损，阴阳失于调和，致使卫表不固，外邪侵袭机体。本证属少阴阳虚里寒，然未见呕吐、下利清谷等症，表示里阳虚不甚，故宜温阳解表，表里同治，用加味麻黄细辛附子汤。

《素问·宣明五气篇》曰："五气所病……肾为欠为嚏。"本案例病人病情反复，遇寒而发，从发病的特点看，与《伤寒论》中的麻黄细辛附子汤证很相符，即"太、少两感证"，少阴阳虚不足而复感风寒。由于肾阳不足，气之根本不固，摄纳无权；气不能输布，肺与鼻之功能失调而病。从首诊所开方剂组成来看，干姜温中散寒、扶阳抑阴；红参补气益脾；白术健脾祛湿、温阳助运；附子温肾助阳；麻黄、细辛祛风散寒、宣肺通窍；炙甘草调和诸药。综合作用，共奏温肺实卫、升清散寒、益气健脾、助阳解表、通窍止嚏之功。

中医学认为，过敏性鼻炎属于"鼻鼽"的范畴，同时病变多位于肾、脾、肺，主其肺，枢其脾，根其肾。运用雷火灸治疗肾阳亏虚型鼻炎病人时，我们以中医经络学说为基础，选取的主穴及配穴主要归属手阳明大肠经、督脉和足太阳膀胱经等，包括迎香、合谷、印堂、大椎、肾俞、命门等穴。关于迎香治疗鼻病的记载很多，《针灸甲乙经》中记载："鼻鼽不利，窒洞气塞，㖞僻，鼽衄有痈……迎香主之。"迎香位于鼻唇沟中，独特的解剖位置使其精气直接与鼻部相通，有很好的通利鼻窍作用。《四总穴歌》有"面口合谷收"的针灸经典理论，合谷是通调头面五官气血的重要穴位。印堂、大椎、命门位于督脉，督脉乃阳脉之海，其主干循行经过鼻部，有通阳解表、固护营卫、疏通诸阳经经气的关键作用。肾俞为足太阳膀胱经之腧穴，膀胱经主一身之表，可影响肺的宣发和肃降；且肾俞又属于背腧穴，背腧穴是脏腑之气输注于体表的的穴位，对脏腑、经络、气血的通调都具有很好的调节作用。

雷火灸亦属于热敏灸的一种，燃烧时温度可达到200~240℃，燃烧时产生的大量远近红外线具有很强的热辐射作用，使灸疗过的局部皮肤附着浓郁的药物因子，其产生的热辐射能力可以促使药物因子更好地渗透于深部组织，进入体内循环。因此，雷火灸兼具温阳扶正、辛香通窍的作用。

案例五

刘×，女，42岁。

主诉：声哑咽痛5日，加重1日。

现病史：病人声哑咽痛5日，加重1日，就诊。双侧咽部刺痛，吞咽不利，进食加重疼痛，声音沙哑，会厌部肿胀、有堵塞感，咽干不渴；舌淡暗，苔白腻，脉浮有力。

中医诊断：咽痛。

证型：痰热壅阻。

西医诊断：急性咽炎。

治法：清热涤痰，敛疮消肿。

● 2022年7月26日首诊

方剂：

生半夏14枚（洗1遍，破如枣核），鸡子白1枚，苦酒（醋）2勺。

煎服法：上药纳于小碗内搅散，置微火上，边煮边搅拌，令三沸，去滓。服时，取少少含咽之，令药汁停留咽部片刻，使药物直接、持久地作用于咽部。以1勺药汁咽尽作1服，每日3次。3剂为1个疗程。

同时联合刮痧治疗。

【护理评估】

（1）评估咽痛的性质、程度、发作规律。

（2）评估是否与病情变化有关。

（3）观察有无发热等生命体征变化，察舌象、脉象。

【主要护理问题】

声哑咽痛：与痰热壅阻有关。

【护理目标】

病人声音正常，无咽痛。

【护理措施】

1．中医护理技术

予刮痧治疗。（1）病人取坐位：背部涂抹李氏砭法刮痧精油，操作者用双手涂擦精油，按摩皮肤。（2）首开四穴：大椎、大杼、膏肓、神堂。（3）开阳脉，采用面刮法刮拭足太阳膀胱经，重点刮拭风门、肺俞、命门、腰阳关。（4）刮拭足少阴肾经，用摩法打摩太溪、照海。（5）揪痧，用食指和中指第二指节提捏病人天突之表皮，把皮肤和肌肉揪起，迅速用力向外滑动再松开，一揪一放，直至皮肤出现紫红色或瘀点。

2．慎起居

（1）锻炼身体，增强体质。

（2）加强个人防护，避免或减少尘埃、花粉、化学性气体等刺激。

（3）注意观察，发现诱发因素，应尽量去除或避免。

3．调饮食

（1）病人应该进食清淡、易消化的食物，保持口腔清洁。

（2）避免烟、酒、辛辣、过冷、过烫、带有腥味的刺激性食物。

（3）饮用可清热解毒的凉茶，如野菊花茶。

4．用药护理

（1）观察药物疗效及可能出现的副作用。

（2）指导病人正确使用含漱方法。

5．畅情志

（1）密切观察躯体情况的变化，应不失时机地为病人做心理护理，以安慰、镇定病人的情绪。

（2）给病人讲明情绪激动会对身体造成不良的影响，让病人能从主观上控制情绪。

（3）运用良好的护理交流技巧，注意倾听病人的主诉，允许病人有适量的情绪宣泄。

● 2022年7月28日二诊

双侧咽部刺痛、声音沙哑、会厌部肿胀明显减轻，可适当进食半流质饮食；舌淡暗，苔薄白，脉浮有力。

● 2022年7月29日三诊

双侧咽部无刺痛，声音正常，会厌部肿胀已无，吞咽不利感已无，纳可；舌淡红，苔薄白，脉浮有力。

◉ 临证体会

本案例病人邪热与痰浊阻闭咽喉，致使咽部损伤，痰热闭阻，累及会厌，局部肿胀，使声门不利，则不能言语，声不出。治以苦酒汤，清热涤痰，消肿散结，敛疮止痛。苦酒汤由半夏、鸡子白、苦酒组成。方中半夏涤痰散结，鸡子白甘寒清热消肿，苦酒消肿敛疮。半夏得鸡子白，有利咽之功

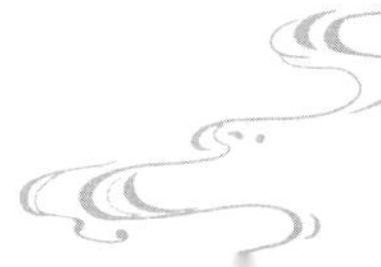

而无燥津之弊；半夏得苦酒，更能辛开苦泄，以增涤痰敛疮之力。本方的服用方法为少少含咽之，意在使药物直接持久地作用于咽部，以提高疗效。

首开四穴，大椎属督脉，行于背部正中，其脉多次与手足三阳经及阳维脉交会，总督一身之阳经，可通一身之阳气。刮拭大椎，能够直接地使郁火得发，阳关重开，痹络得通，通则不痛，从而有效地、即时地缓解咽痛。督脉行于脊里，上行于脑，并出脊里分出属肾，与脑髓和肾有密切关系。大杼、膏肓、神堂属足太阳膀胱经，膀胱经主一身之表，“腠里毫毛其应，外邪侵袭，首当其冲”。

开阳脉，刮拭足太阳膀胱经，五脏六腑之背俞穴均位于膀胱经上，故刮拭膀胱经之腧穴可通调膀胱之经气而调五脏六腑之功能。命门位于督脉之上，督脉为奇经八脉之一，行一身之阳，分支两络于肾。肾为元阳，内寓命门之火，调节督脉阳气，统摄全身阳气。命门两边为肾俞，肾俞为足太阳膀胱经腧穴，膀胱经主一身之表，可影响肺的宣发肃降；且肾俞又属于背腧穴，背腧穴是脏腑之气输注于体表的穴位，调节脏腑、经络、气血。

刮拭肾经，《灵枢·经脉》曰：“肾足少阴之脉，起于小趾之下……其直者，从肾上贯肝膈，入肺中，循喉咙，挟舌本……是主肾所生病者，口热，舌干，咽肿，上气，嗌干及痛。”刮拭肾经，可疏通气血、祛除邪气。太溪是足少阴肾经的输穴，具有补肾气、滋肾阴、通冲任的作用。照海具有滋阴降火的作用，可治疗咽喉干痛。

天突在任脉的循行路线上，《针灸甲乙经》载“天突穴具有疏通气血，调节气机之功”。天突位于颈前部正中线上，胸骨上窝中央，咽喉部的前方，其上连咽喉，下通于肺，揪痧天突，可促进咽喉部位血液循环，消除组织充血、水肿，刺激咽喉部位分泌津液，调动颈部淋巴系统的防御功能，驱邪外出。

本章参考文献

陈燕.浅析《伤寒论》下利证治[J].光明中医，2019，34（6）：840-843.

邓贤，闻向晖，嵇丽娜，等.四逆散方证争议浅析[J].新中医，2019，51（4）：83-85.

段治钧，胡希恕.胡希恕越辨越明释伤寒[M].2版.北京：中国中医药出版社，2017.

李灿东.中医诊断学[M].北京：中国中医药出版社，2016.

李登岭，李乔，赵红霞.论四逆散证为少阴病本证[J].国医论坛，2021，36（1）：1-3.

李花，王仁媛.少阴病欲解时的中医研究[J].现代医学与健康研究电子杂志，2020，4（13）：101-104.

林荣清，钟升华，杨璧璘，等.从扶阳结合少阴病论治焦虑抑郁症[J].新中医，2020，52（8）：191-193.

刘渡舟.刘渡舟伤寒论讲稿[M].北京：人民卫生出版社，2008.

梅国强.伤寒论讲义[M].北京：人民卫生出版社，2003.

王付.解读少阴病辨证论治体系[J].中医药通报，2020，19（1）：13-16.

王余扬帆，张国骏.《伤寒论》第282条之探析[J].浙江中医药大学学报，2019，43（5）：393-395.

熊曼琪.伤寒论[M].北京：人民卫生出版社，2000.

杨晓琼.《伤寒论》第304条灸法应用的内涵与外延[J].江西中医药，2019，50（6）：14-15.

张凯歌，谷松，吕阳婷，等.从《伤寒论》少阴病探讨不寐主要病机及治疗原则[J].辽宁中医药大学学报，2021，23（5）：93-96.

张琦.中医经典中少阴里证证治分类研究[D].南昌：江西中医药大学，2021.

郑祎，章浩军.章浩军运用附姜四逆散治疗少阴病“四逆”经验探析[J].江西中医药，2021，52（11）:20-22.

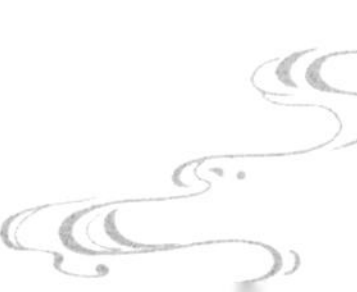

第六章 厥阴病

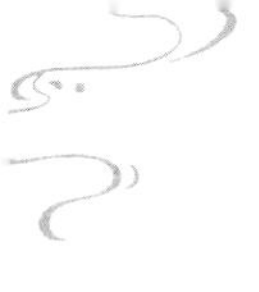

第一节 厥阴病概述

一、厥阴病的概念

欲明厥阴病，需先明厥阴生理。厥阴生理包含两层含义：一是阴中含阳，阴尽阳生；二是肝脾相连。

厥阴乃阴气最少之意，《黄帝内经》云“两阴交尽，谓之厥阴”，故厥阴又称“一阴”。《素问·阴阳类论》说“一阴至绝作朔晦”，阳生是朔，阴尽是晦，可见厥阴的生理特点为阴中含阳。《素问·六微旨大论》更明确地指出：“厥阴之上，风气治之，中见少阳。”《伤寒论》中描述厥阴病欲解为从丑至卯上，少阳病欲解时为从寅至辰上，可见厥阴主病的时辰与少阳有两个时辰重叠，亦说明厥阴风中必含少阳之火，才为和风。结合人体脏腑经络，包括足厥阴肝经与手厥阴心包经。厥阴，上接心火为母子相应，下连肾水为乙癸同源，此为寒热病变的基础。同时，木克脾土，易产生肝脾不和之病变。

《伤寒论》的厥阴病是阴尽阳生，生理失常产生的病变，表现为寒热错杂、厥热往来，或者肝脾不和产生的肝脾功能病变。推而广之，即使不是厥阴本经自病，凡由于久病耗阴、阴亏化热出现的属于伤寒杂病，但是因其符合阴中有阳、阴尽阳生之一的概念，有与厥阴相对比的价值，都归属在厥阴病中论述。

二、分类、症状、治则、预后

1. 分类及症状

厥阴病证型分类。（1）寒热错杂：消渴，气上撞心，心中疼热，饥而不欲食，食则吐蛔，下之利不止；（2）热化：泻利下重；（3）寒化：干呕、吐涎沫；（4）肝脾不和：消渴、吐、利、易怒等。

2．治则

寒热错杂者，治宜寒热并用；厥阴寒证者，治宜温里寒；厥阴热证，治宜清下热；肝脾不和者，治宜调和肝脾。

（1）消渴，气上撞心，心中疼热，饥而不欲食，食则吐蛔，下之利不止，是寒热错杂证，治疗应当寒温并施。乌梅丸是厥阴病寒热错杂证的主方，又善治蛔厥证与厥阴久利证。

（2）吐逆自利，食入即吐，气味酸臭浑浊。本证也是上热下寒，症情比较复杂，故也当寒热并投。上热宜清，下寒宜温，正虚宜补，用干姜黄芩黄连人参汤治之。

（3）下利不止，手足厥逆，咽喉不利，唾脓血。邪热当清，寒邪当温，正虚当补，郁阳当宣，寒热杂呈，故用药也当温凉补散兼施，用麻黄升麻汤。

（4）利下黏腻脓血，腹痛，里急后重，肛门灼热，口渴，脉数有力，是热性下利，故以大苦大寒的白头翁汤治之。

（5）血虚受寒，正气被郁，手足厥冷，脉细欲绝，当归四逆汤最为适用。

（6）干呕、吐涎沫、头痛，为寒饮呕吐，用吴茱萸汤。

（7）情绪激动后产生呕吐、下利等病变，为肝木横克脾土，用培土疏木法，可根据乌梅丸加减。

3．预后

阴极阳生，病有自愈的可能，但在伤阴情况下的阳回，必须适可而止，阳回太过，就有灼伤阴血，出现化痈脓、便脓血的可能。阳不回或阳回不及，则会加重病情，甚至死亡。出现以上几种不同情况的关键，与其说是取决于阳回的程度，不如说是取决于阴伤的程度。即伤阴不重者，阳一回，阴阳即可恢复平衡而痊愈；伤阴极重者，阳一回即伤阴灼血，就会化痈脓、便脓血。

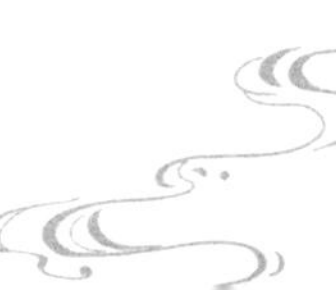

第二节 厥阴病与护理相关条目

一、病情观察

（一）条文与释义

333条 伤寒，脉迟六七日，而反与黄芩汤彻其热。脉迟为寒，今与黄芩汤，复除其热，腹中应冷，当不能食。今反能食，此名除中，必死。

释义：伤寒脉迟，证属里寒，治疗上当用扶阳抑阴一类的方剂，医者反用苦寒清热的黄芩汤，这是以寒药治疗寒证，必然大伤阳气而致里寒更甚。腹中应冷，应当不能食，今反而能食者，这绝不是胃和，而是胃气将竭的反常现象，乃除中危候，预后不良，故曰“必死”。脉迟为寒，不难认识，为什么会误用黄芩汤呢？可能因六七日阳气初回，利尚未止，已见微热而渴，医者误认为热利而用黄芩汤，以致发展成为除中死候。上条疑似除中，尚须食以索饼法，以进一步辨证。本条症情明显，所以断为必死。

344条 伤寒发热，下利，厥逆，躁不得卧者，死。

释义：厥阴虚寒证，见到发热，一般为阳复之征，但也有属于虚阳浮越之象，必须具体分析。阳复发热，则厥回利止。本证虽发热而厥利依然，可见不是阳复，而是阴盛阳浮，加之躁不得卧，表明阳气将绝，所以为死候。

345条 伤寒发热，下利至甚，厥不止者，死。

释义：本条和上条病理相同，唯没有躁不得卧的现象，但下利厥逆较上条更为严重。从“下利至甚，厥不止者”来看，发热不是阳气回复，而是阴盛格阳的假热表现。如果发热为阴证转阳，厥利应当自止。

346条 伤寒六七日，不利，便发热而利，其人汗出不止者，死。有阴无阳故也。

释义：伤寒六七日，不利，指手足虽厥冷而不下利，说明原来病情不甚严重。从发热来看，可知六七日间没有发热。六七日后，忽然发热，而又下利，且汗出不止，是病情发生了新的变化。根据发热，似乎为阳复之象，但是阳复不应有下利与汗出不止，足以证明病势不是减轻，而是趋于严重。凡先有厥逆下利后见发热，而利自止的，多为阳气回复，寒邪渐散的欲愈之候。现发热与下利同时并见，这种发热不是阳气来复，而是阴邪太甚、真阳外亡的表现。因为阳虚不能卫外，腠理失却固密，所以汗出不止。因为汗出不止，则阳气尽脱，故为死候。所谓“有阴无阳”，即是病机特点的概括。

347条 伤寒五六日，不结胸，腹濡，脉虚，复厥者，不可下，此为亡血，下之死。

释义：此条为腹诊与脉诊相结合的辨证方法。伤寒五六日，如热传里，与痰水结于胸膈，则成结胸。其人必心下坚满石硬，或连及少腹，痛不可近，其脉亦当沉紧。若热邪结聚于肠胃而成里实，其脐腹必当胀满而疼痛拒按。今胸部无结胸见证，腹部亦按之柔软，加之脉见虚弱，可知里无实邪结聚，其脉虚肢厥，是阴血亏虚，不能荣养于四肢的缘故。此种厥冷与阳气被郁，热深厥深的肢厥，有天壤之别。里实的厥逆，须用攻下，其脉必沉实有力，同时必有潮热、腹满痛等见证。本证的厥逆，虽亦可能有大便秘结，但非燥屎壅滞，而是由肠中枯燥，失却濡润所致，所以没有腹满硬痛、潮热等征象，而脉虚无力，腹部柔软，故不可用攻下治疗。本证与阳微阴盛的厥逆亦有不同，阳微阴盛的厥逆，每兼下利，其治疗着重于回阳救逆。本证的病机症结在于血液亏虚，故治当养血补中，如归芪建中一类方剂，才为合拍。所谓“诸四逆厥者，不可下之，虚家亦然”，指的就是这一类病例。若妄用攻下，则必犯虚虚之误。故文中指出“下之死”，以告诫后人。

348条 发热而厥，七日，下利者，为难治。

释义：本条与344条、345条同为阴寒内盛，阳气外浮而呈现的发热厥利。但344条“躁不得卧”，为神气外越，故主死。345条“下利至甚，厥不止者”，为阴寒独甚，故亦主死。本条虽然也是真寒假热证，但没有上述情况严重，所以不言主死，而云难治。

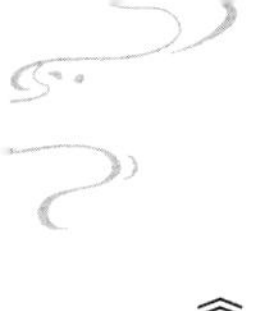

（二）中医护则

察阴阳消长，救病人脱危。

（三）护理方法

（1）原文333条指出厥阴病阴阳胜复的特点，同时在阴阳胜复过程中要严密观察阴阳消长、胃气存亡，果断作出合理的施治。对于厥阴病的虚寒证，不仅要注意先天之阳气，还要顾及后天之阳气的盛衰、胃气的存亡，这关系到人体生命之安危。

（2）护理时应密切观察病人面色、神志、睡眠、舌脉、二便、发热、汗出等情况，定时监测生命体征，并详细记录。观察病人进食情况，如出现食后即吐，应当注意呕吐物的性状。若病人出现下利不止，烦躁不得卧，汗出不止，无脉或脉实，说明不但阳衰阴盛，且虚阳浮越，有将脱之象，应当立即报告医师，积极协助抢救。

（3）动态观察病情变化，辨别病情之进退，判断疾病之顺逆，挽救病人于垂危。如高热病人体温骤然下降，常为正气虚衰的表现，久病、重病、精气极度衰竭的病人突然出现“精神好转”，表现为神志转清，食欲增进，食不知饱，言语不休，面色苍白，两颧泛红如妆，是正气将脱，阴不敛阳、虚阳外越的危重表现，临床上要高度重视。

二、饮食调护

（一）条文与释义

329条　厥阴病，渴欲饮水者，少少与之，愈。

释义：厥阴虚寒证，出现口渴想喝水时，是阴寒邪去、阳气回复的征象，可以让病人少喝些许汤水，则可痊愈。

332条　伤寒始发热六日，厥反九日而利。凡厥利者，当不能食，今反能食者，恐为除中（一云消中），食以索饼，不发热者，知胃气尚在，必愈，恐暴热来出而复去也。后三日脉之，其热续在者，期之旦日夜半愈。所以然者，本发热六日，厥反九日，复发热三日，并前六日，亦为九日，与厥相应，故期之旦日夜半愈。后三日脉之而脉数，其热不罢者，此为热气有余，必发痈脓也。

释义：如果进食后不出现突然发热又突然退去的症状，可断定胃气仍然存在，其能食是阳复的表现，就一定会痊愈。“伤寒始发热六日，厥反九日而利”，发热六日，厥九日，厥大于热，是阳虚阴盛，故利。此等厥利，阳气不足，脾阳不能运化水谷，应当纳差而不能饮食。现在病人反而纳强欲食，要考虑除中的可能性。除中，即中气或胃气将绝之意。病人虽欲食，但食之反而消耗最后一点胃气，胃气绝则死。除中要与阳气来复，食欲恢复相鉴别。若是阳气来复，胃气转佳而欲食，则食后不发热而脉平和，这是向愈之机。如果食后暴见大热，这是残阳暴脱的表现，是病人将死之危象。

339条 伤寒，热少厥微，指（一作稍），头寒，嘿嘿不欲食，烦躁，数日小便利，色白者，此热除也，欲得食，其病为愈；若厥而呕，胸胁烦满者，其后必便血。

释义：伤寒，热不甚高，微有厥冷，仅是指头寒，病人神情沉默，不想进食，但又心烦躁扰。几日以后，小便清利，这是里热已经解除，如感到饥饿，想吃东西，则疾病将向痊愈。如果厥冷加重，并且呕吐，同时胸胁烦闷胀满的，以后必发生大便下血。

380条 伤寒，大吐大下之，极虚，复极汗出者，以其人外气怫郁，复与之水，以发其汗，因得哕。所以然者，胃中寒冷故也。

释义：伤寒病经过大吐大下后，胃气已经极度虚弱，可是病人体表无汗而有郁热的感觉。医师误认为表邪未解，反给予饮水发汗的方法，以发其汗，遂引起哕逆。所以会发生这样的变化，是胃中寒冷的缘故。

（二）中医护则

辨证施食，饮食有节。

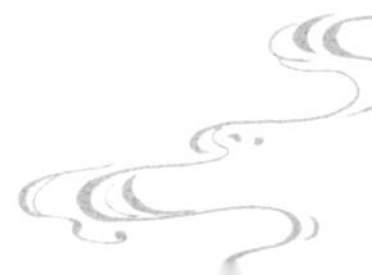

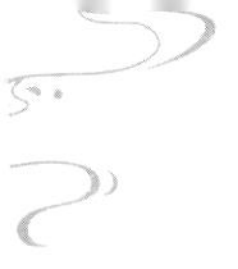

（三）护理方法

（1）对于久病而突然欲食的病人，切不可进食难以消化的食物，亦不可多食，免伤胃气。或胃气将绝，得谷气微助，尚有一线生机，给用药救命留下机会。如果得食暴食，则命在顷刻。

（2）护理中应注意观察病人的进食情况，食欲是否良好，有无口渴等。如病人出现食后即呕吐，注意观察呕吐物的性状。观察病人胃脘部疼痛情况，疼痛的诱因、部位、性质、程度、持续时间、缓解方式等。

（3）病人呕吐时宜侧卧位，轻拍其背部，吐后用温开水漱口，不宜立即进食。观察和记录呕吐物的内容、颜色、气味及呕吐时间等，并根据需要及时送检。如病人频频呕吐，可给予口嚼生姜片，或针刺双侧内关，以减轻呕吐。胃中虚冷者，可给予中药热罨包热敷胃脘部，以补中益气、健脾和胃。

（4）注意饮食宜忌，呕吐势暴者暂停进食；病情好转后，进全流质或半流质饮食，逐渐恢复为软饭、普食。一般宜食软烂、容易消化的食物，呕吐期病人以素食为宜。缓解期病人宜进食熟食，对于有过大吐大下的病人，胃气已经极度虚弱，应适度饮水，减少因饮水而致发汗，可食用银耳、百合、小米粥少量以助脾胃之气，并适量进食汤水。新鲜水果蔬菜宜加热后食用，忌食暴饮暴食，忌辛辣煎炸之品，以减少对胃肠道的刺激。

三、用药护理

【乌梅丸方的用药护理】

（一）条文与释义

338条 伤寒，脉微而厥，至七八日，肤冷，其人躁，无暂安时者，此为脏厥，非为蛔厥也。蛔厥者，其人当吐蛔。令病者静，而复时烦者，此为脏寒。蛔上入其膈，故烦，须臾复止，得食而呕，又烦者，蛔闻食臭出，其人常自吐蛔。蛔厥者，乌梅丸主之。又主久利方。

乌梅丸方

乌梅三百枚　细辛六两　干姜十两　黄连十六两　当归四两　附子六两（炮，去皮）　蜀椒四两（出汗）　桂枝六两（去皮）　人参六两　黄柏六两

上十味，异捣筛，合治之。以苦酒渍乌梅一宿，去核，蒸之五斗米下，饭熟，捣成泥，和药令相得，内臼中，与蜜，杵二千下，丸如梧桐子大。先食饮，服十丸，日三服，稍加至二十丸。禁生冷、滑物、臭食等。

释义：乌梅丸不只治蛔厥，久利有虚寒的情况也可用。既要用附子、蜀椒、干姜、细辛诸大温大热之药，以温中祛寒。又要用黄连、黄柏解烦治利。黄连、黄柏虽然苦寒，但燥，能治下利，蛔厥有烦，故也解烦。厥阴病津液虚、血虚，需要健胃，借用诸温性药，又加人参、当归来补益其气血。乌梅，性酸，收敛解渴，酸敛既能够制诸温，如细辛、干姜、附子、蜀椒，避免辛散太过，治阴虚证，同时与黄连一起，更能治下利。故本方以乌梅为君药，以蜜和为丸，安中补虚。

（二）中医护则

缓肝调中，清上温下。

（三）护理方法

（1）厥阴病病情寒热交错，阴阳对决。脏厥者，真阳虚衰，脏气衰败，其病凶险。要严密观察病情变化，如发现病人有神志不清、谵语等，应立即报告医师，采取有效措施。蛔厥时，观察病人胃脘部疼痛的情况，疼痛的诱因、部位、性质、程度、持续时间、缓解方式等。若病人出现食后即吐，应观察呕吐物的色、质、量及伴随症状，并根据需要，保留呕吐物进行化验。

（2）保持病室环境安静、整洁，空气清新，温度、湿度适宜，光线不宜太强。蛔厥者，要特别注意清洁、卫生，养成良好的卫生习惯，饭前便后

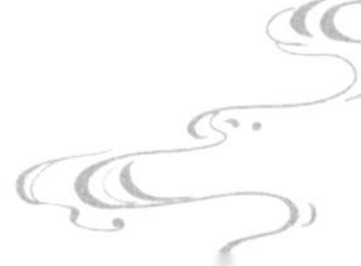

洗手，勤剪指甲。

（3）厥阴病病人上热下寒，饥而不欲食，食则呕吐（吐蛔），所以饮食应软烂，少量多餐，切忌饱食，注意饮食卫生，吃熟食，生食的蔬菜、瓜果要洗净。

（4）根据具体情况，向病人详细讲解本病的发展转归及治疗方案，通过说理开导法、释疑解惑法对病人进行情志调理，鼓励其增强信心，使其积极配合治疗。

（5）煎服法。药十味，分别捣碎，筛出细末，乌梅加醋，浸泡一宿（去核），上加米蒸熟，捣成泥，与诸药相合，加蜂蜜适量，做丸如梧桐子大小即可。饭前温开水送服，初服时先服10丸，日三服，以后逐渐加量至20丸。

（6）如有蛔虫感染者，除使用乌梅丸温脏安蛔外，亦可选用中药使君子仁、苦楝根皮、南瓜子或西药甲苯达唑等进行驱虫治疗，使虫体排出。若蛔痛剧烈，亦可直接服米醋一二勺，疼痛可暂时缓解。

【干姜黄芩黄连人参汤证的用药护理】

（一）条文与释义

359条　伤寒本自寒下，医复吐下之，寒格，更逆吐下；若食入口即吐，干姜黄芩黄连人参汤主之。

干姜黄芩黄连人参汤方

干姜　黄芩　黄连　人参各三两

上四味，以水六升，煮取二升，去滓。分温再服。

释义：本条论述上热下寒相格拒的证治。伤寒，泛指外感病。本自寒下，是指平素有脾胃虚寒下利，本虚寒下利而复感外邪，医者不察虚实，反用吐、下之法，不但脾胃阳气更伤，下利更甚，且易引起表邪内陷，入里化热，邪热被下寒所格拒，形成上热下寒证。上热则胃气不降，故呕吐或食入即吐；下寒则脾气不升，故下利。治用干姜黄芩黄连人参汤，寒温并用，辛开苦降，调和肠胃，则寒热格拒得除，呕利自止。

干姜黄芩黄连人参汤药物组成同方名。方中黄芩、黄连苦寒以清胃热，干姜辛热温脾以散寒，人参甘温扶脾以益中气。上热清则呕吐止，下寒消则下利除，中气复则升降有序。诸药合用，清上温下，调和脾胃，而诸症自消。

（二）中医护则

清胃温脾。

（三）护理方法

（1）本证见病人食入即吐，下利便溏，腹胀腹痛，喜暖喜按，舌边尖红，舌苔黄白，既非纯热之证，又非纯寒，而是“胃热脾寒、寒热相格”之证。

（2）病室环境要求安静、整洁，空气清新，温暖向阳。病人大吐则伤上焦之阳，大下则伤下焦之阴，故极虚，应卧床休息，勿劳累，加强保暖。

（3）病人呕吐时宜取侧卧位，轻拍其背部；嘱病人吐后用温水漱口，卧床休息，不宜立即进食。下利频繁者要加强肛周皮肤护理，可在每天睡前用温水坐浴，局部涂抹氧化锌软膏或护臀膏。下利严重者要及时补充水分。饮食欠佳者可通过静脉输液，及时补充循环血量。

（4）胃热脾寒，食入即吐，腹胀腹痛。饮食以软、烂为宜，少量多餐，切忌饱食。呕吐严重者可进食流质或半流质饮食，如米汤、面条、肉末、薏苡仁、山药、大枣、莲子等。

（5）病邪侵及厥阴，肝失条达，影响肝的疏泄功能，易出现情志抑郁、烦躁易怒、嗳气叹息等情志变化。护理人员应关心、体贴病人，帮助病人消除紧张、恐惧心理，使其心情舒畅、情绪稳定，心肝之气得以畅和调适，病势得以缓解，则可早日恢复健康。

（6）煎服法。药四味，加水1200mL，煮取400mL，去滓即成，温服200mL，日二服。若汤水不得入口，去干姜，在煎好的药汁中加适量姜汁服

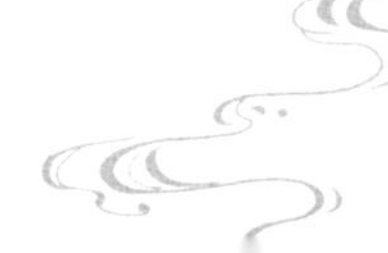

用。可针刺双侧内关、合谷，艾灸中脘，以缓解呕吐。

（7）药后观察病人呕吐、下利、腹痛、腹胀等症状是否缓解。

【麻黄升麻汤证的用药护理】

（一）条文与释义

357条 伤寒六七日，大下后，寸脉沉而迟，手足厥逆，下部脉不至，喉咽不利，唾脓血，泄利不止者，为难治。麻黄升麻汤主之。

麻黄升麻汤方

麻黄二两半（去节） 升麻一两一分 当归一两一分 知母十八铢 黄芩十八铢 葳蕤十八铢 芍药六铢 天门冬六铢（去心） 桂枝六铢（去皮） 茯苓六铢 甘草六铢（炙） 石膏六铢（碎，绵裹） 白术六铢 干姜六铢

上十四味，以水一斗，先煮麻黄一两沸，去上沫，内诸药，煮取三升，去滓。分温三服。相去如炊三斗米顷，令尽，汗出，愈。

释义：本条论述正虚阳郁、上热下寒的证治。伤寒六七日，有表证未解，而部分邪气有入里成实的可能，当遵守表里先后的原则进行治疗。表证未解者，当先解其表，表解后乃可攻里。若先以大下治之，不但病不得愈，反使表邪内陷，阳气郁遏，伤阴损阳，发生一系列变证。邪陷于里，阳郁不伸，则寸脉沉而迟，手足厥冷。热郁于上，灼伤津液，则咽部不利。灼伤肺络，则唾脓血。脾虚寒盛，则泻不止，下部脉不至。此属阳郁不伸，上热下寒，虚实互见之证，关键在于阳郁不伸，故治以麻黄升麻汤发越郁阳为主，兼顾清上温下、滋阴和阳，则泄利等症可止。本方以发越内陷之阳为主，药后可使汗出邪去，阳气得伸而解，故方后曰“汗出愈”。“相去如炊三斗米顷，令尽”，强调药物要在短时间内服完，旨在药力集中、作用持续，以达祛病除邪之目的。

（二）中医护则

发越阳郁，清肺温脾。

（三）护理方法

（1）本证以阳郁为主，肺热脾寒为辅。临床见咽部不利，唾脓血，兼下利不止。护理上应观察病人唾脓血次数、量及其伴随症状，以及下利次数、量、色、质。必要时保留粪便进行化验，并详细记录。

（2）保持病室环境安静、整洁，空气清新，温暖向阳。病人大下、泄利不止，则伤下焦之阴，故极虚，应卧床休息，勿劳累，避风寒。

（3）对于下利频繁者，要加强肛周皮肤护理，可每日睡前用温水坐浴，局部涂抹氧化锌软膏或护臀膏。下利严重者要及时补充水分。饮食欠佳者可通过静脉输液及时补充循环血量。

（4）病人唾脓血，下利不止，因此饮食以软、烂为宜，少量多餐，切忌饱食。呕吐严重者可适当进食流质或半流质饮食，如米汤、面条，用薏苡仁、山药、大枣、莲子等煲汤。

（5）护理人员应关心、体贴病人，帮助其消除紧张、恐惧心理，使其心情舒畅、情绪稳定，心肝之气得以畅和调适，病势得以缓解，则可早日恢复健康。

（6）煎服法。药十四味，加水2000mL，先煮麻黄一二沸，去上沫，纳诸药，煮取600mL，分3次温服，约半日服尽。

（7）服药后观察汗出、呕吐、泄利、手足温度及脉象等病情变化，并予以保暖，服热饮，以助汗出，使邪从汗解。

【当归四逆汤证的用药护理】

（一）条文与释义

351条　手足厥寒，脉细欲绝者，当归四逆汤主之。

当归四逆汤方

当归三两　桂枝三两（去皮）　芍药三两　细辛三两　甘草二两（炙）　通草二两　大枣二十五枚（一法，十二枚）（擘）

上七味，以水八升，煮取三升，去滓。温服一升，日三服。

释义：本条论述血虚寒凝致厥的证治。手足厥寒，当察气血阴阳，辨寒热虚实，本条叙证简略，当以脉测证。本证脉细欲绝，乃脉来如丝，似有似无，血虚则脉道不充，寒凝则脉行不利，血虚感寒，寒凝经脉，故见脉细欲绝。血虚寒凝，气血运行不畅，四肢失于温养，故见手足厥寒。此证为血虚寒凝所致，治用当归四逆汤以养血通脉、温经散寒。

当归四逆汤即桂枝汤去生姜，倍用大枣，加当归、细辛、通草而成。方中芍药、当归补血养血以行血，桂枝、细辛温经散寒以通阳，甘草、大枣补中益气以生血，通草入血分以通行血脉。诸药相合，养血通脉，温经散寒，为治疗血虚寒凝证之首选方剂。

（二）中医护则

养血通脉，温经散寒。

（三）护理方法

（1）本证营血不足，寒凝经脉，见病人手足厥寒，脉细欲绝，或见四肢关节疼痛，身痛腰痛，或见月经延期，量少、色暗、痛经等。本证称手足厥寒，说明肢厥的程度较轻，其辨证依据有以下两点，其一言“手足”而未及“四肢”，其二言“厥寒”而非“厥冷”。观察病情时要与四肢厥冷相鉴别。“脉微欲绝”是因为血虚寒凝，不能荣于脉中，所以脉细欲绝，四肢失于温养，而手足厥寒，护理采用温法。

（2）保持病室安静、整洁，温暖向阳，温度、湿度适宜。嘱病人勿劳累，避风寒，注意保暖。

（3）饮食宜温热软烂、清淡、易消化，可食温中、健脾、补血类食物，如大枣、红糖、山药、花生、桂圆肉、鲫鱼、鳝鱼、牛奶、菠菜等，忌生冷、油腻之品。

（4）煎服法。药七味，加水1600mL，煮取600mL，去滓即成，温服200mL，日三服。药后注意保暖，卧床休息，观察手足温度、脉象变化。

（5）若出现痛经或月经延期者，可对症处理。痛经者加强腹部保暖，可用小茴香、青盐炒热后用布包，热敷于腹部；也可选用艾灸疗法，灸关元、神阙、三阴交、阴陵泉等穴。

【当归四逆汤加吴茱萸生姜汤证的用药护理】

（一）条文与释义

352条 若其人内有久寒者，宜当归四逆加吴茱萸生姜汤。

当归四逆加吴茱萸生姜汤方

当归三两　芍药三两　甘草二两（炙）　通草二两　桂枝三两（去皮）　细辛三两　生姜半斤（切）　吴茱萸二升　大枣二十五枚（擘）

上九味，以水六升，清酒六升，和煮取五升，去滓。温分五服。一方水酒各四升。

释义：本条承上条阐述血虚寒凝兼“内有久寒者”的证治。“内”指内脏，主要指肝、胃等脏器。“久寒”指沉寒痼疾，包括与肝、胃有关的如呕吐、脘痛，以及舌卷囊缩、寒疝痛经、少腹冷痛等病证。此类病人，不仅有血虚寒凝经脉，且寒邪沉积脏腑，故用吴茱萸、生姜暖肝温胃、通阳降浊，并以清酒扶助药力、温经暖脏，以驱在内之久寒。

（二）中医护则

养血温经，暖肝温胃。

（三）护理方法

（1）本证血虚寒凝，兼有肝胃陈寒，临床可见与肝、胃有关的如呕逆、脘痛、舌卷囊缩、寒疝痛经、少腹冷痛等病证。观察记录呕吐物的色、

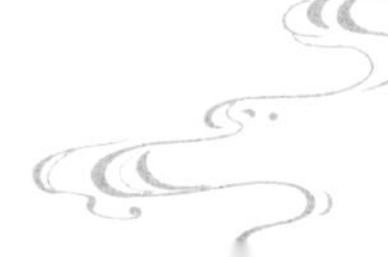

质、量、味，必要时保留呕吐物进行化验。观察胃脘部疼痛的诱因、性质、程度、持续时间、缓解方式等；观察病人面色、睡眠、二便、舌脉等变化。

（2）保持病室空气清新，温暖向阳，温度、湿度适宜。重症病人应卧床休息，呕吐时让其取侧卧位，轻拍其背部。嘱病人吐后用温水漱口。如病人频频呕吐，可予口嚼生姜片，或针刺双侧内关，以减轻呕吐。

（3）饮食宜温热软烂，少量多餐，可食米汤、面条、肉末、薏苡仁、山药、大枣、莲子、饴糖等，切忌生冷之品，忌饱食。

（4）煎服法。上九味，加水和清酒各1200mL，煮取1000mL，去滓，分5次温服。呕不能食者，汤剂宜浓煎，少量多次服用，亦可在药中加姜汁3～5滴，或药后口嚼生姜片少许；亦可针刺双侧内关。

（5）药后注意保暖，安静休息，胃中虚冷者，可予中药热罨包热敷胃脘部，补中益气，健脾和胃，以助药力。

【吴茱萸汤证的用药护理】

（一）条文与释义

378条 干呕，吐涎沫，头痛者，吴茱萸汤主之。

释义：

吴茱萸汤方组方如下：

吴茱萸一升（洗），人参三两，生姜六两（切），大枣十二枚（擘）。

上四味，以水七升，煮取二升，去滓。温服七合，日三服。

本条论述肝寒犯胃，浊阴上逆的证治。干呕，吐涎沫，谓或干呕，或吐涎沫。肝寒犯胃，胃失和降，则干呕，肝寒犯胃，胃寒饮停，泛溢于口，则吐清稀涎沫。肝经与督脉会于巅顶，阴寒循经上扰，故见头痛以巅顶为甚。此证为肝寒犯胃，浊阴上逆所致，故用吴茱萸汤暖肝温胃降浊。

（二）中医护则

暖肝温胃降浊。

（三）护理方法

（1）本证为肝寒犯胃，浊阴上逆，临床常见头痛、呕吐，或干呕、吐涎沫，或少腹冷痛，或腹满寒疝，舌淡、苔白或白腻，脉沉细弦等。观察呕吐物的色、质、量、味，观察头痛的部位、诱因、性质、疼痛持续时间及舌脉之象。呕吐时让病人取侧卧位，轻拍其背部，嘱其呕吐后用温水漱口。

（2）病室保持空气清新，温度、湿度适宜，温暖向阳。重症病人应卧床休息。

（3）饮食宜温热软烂，可食米油、米汤、面条、肉末，少量多餐，切忌饱食。注意饮食卫生。平常可食温热助阳之品，如羊肉、狗肉、鸡肉、鸽肉、桂圆、糯米、韭菜等。忌寒凉生冷之品。

（4）护理人员应关心、体贴病人，帮助其消除紧张、恐惧心理，采取说理开导、释疑解惑、移情易性之法，使病人情志怡悦、心情舒畅，以利于疾病康复。

（5）煎服法。药四味，加水1400mL，煮取400mL，去滓，温服，日三次。服药后应观察病人头痛、腹痛、呕吐的缓解情况，并做好记录。

【白头翁汤证的用药护理】

（一）条文与释义

371条　热利，下重者，白头翁汤主之。

释义：本条叙证甚简，仅言“下重”一证，《巢氏病源》曰：“此谓今赤白滞下也，令人下部疼重。”因此，本条的热利，应作热痢看。痢疾，古称“滞下”，《黄帝内经》谓之“肠澼”，所下赤白黏冻，带有脓血。因为热邪下迫，所以肛部重坠。就病机来看，主要是肝经湿热，所以治用白头翁汤清热燥湿、凉肝解毒。

白头翁汤方组方如下：

白头翁二两，黄柏三两，黄连三两，秦皮三两。

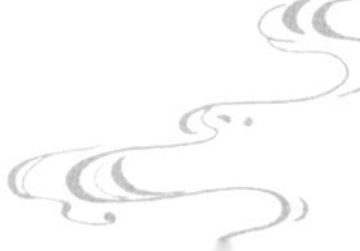

上四味，以水七升，煮取二升，去滓。温服一升，不愈，更服一升。

373条 下利，欲饮水者，以有热故也，白头翁汤主之。

释义：本条承接371条补述热利的证治。厥阴热利，在下利、里急后重的基础上，往往伴有渴欲饮水。渴欲饮水也是厥阴热利的辨证依据之一，乃邪热伤津所致，故用白头翁汤治之。

（二）中医护则

清热燥湿，凉肝止利。

（三）护理方法

（1）本证肝经湿热下迫大肠，大肠传导失司。临床可见病人下利便脓血，血色鲜艳，里急后重，肛门灼热，伴见渴欲饮水、舌红苔黄等热象。要观察大便的色、质、量、味，必要时留取大便标本送检。

（2）保持病室空气清新，温度、湿度适宜，居室宜凉爽，清洁、卫生。及时倾倒排泄物，注意开窗通风。

（3）饮食宜温热软烂，少量多餐，切忌饱食。注意饮食卫生，可食清热生津之品，如银耳、百合、甘蔗、梨等。多饮水，亦可用麦冬、白茅根泡茶饮用。忌食辛辣、煎炸之品。

（4）厥阴受病，肝经湿热，影响肝的疏泄功能，致肝失调达，则病人易出现精神抑郁、烦躁易怒、嗳气叹息等情志变化。护理人员应关心、体贴病人，使其心情舒畅、情绪稳定，心肝之气得以畅和调适，病势得以缓解，以利于早日恢复健康。

（5）煎服法。药四味，加水1400mL，煮取400mL，去滓，温服200mL，不愈，再服200mL。服药后注意观察下利、口渴、里急后重、肛门灼热等症状是否缓解。

四、生活起居护理

（一）条文与释义

335条 伤寒一二日，至四五日，厥者，必发热。前热者，后必厥，厥深者，热亦深，厥微者，热亦微。厥应下之，而反发汗者，必口伤烂赤。

释义：伤寒病，一二日至四五日，如四肢厥冷的，厥冷前必曾发热，如先前发热的，其后必然会出现四肢厥冷。厥冷程度严重的，郁伏的热邪就深重；厥冷程度轻微的，郁伏的热邪也就轻微。这种厥逆，是因为热郁于里，所以治宜泻下法。如果误用汗法，势必导致口舌生疮、红肿糜烂等变证。本条所讨论的厥证，是针对热厥而言，热厥是因热邪郁伏于内，阳不得外达，以致四肢厥冷的证候。

337条 凡厥者，阴阳气不相顺接，便为厥。厥者，手足逆冷者是也。

释义：所有厥证，都是由于阴气和阳气不能顺利地相互交接而产生。厥的主要表现为手足逆冷。厥，泛指许多厥证，不是单指寒厥、热厥，其他如蛔厥、痰厥、厥、冷结关元之厥等都包括在内。许多厥证，成因尽管各别，但其病机总不外乎阴阳之气不相顺接。而阴阳之气不相顺接，必然手足厥冷，因此，手足厥冷又是各种厥证的共同特征。厥冷是逆而不顺的表现，所以又称为手足逆冷。

（二）中医护则

顺应天地，因人制宜。

（三）护理方法

（1）保持病室安静，减少不良刺激，与家属做好沟通，同工作人员共同维护好病室的环境安静，使病人心情愉快，身体舒适，睡眠充足，食欲增加，这样有利于病人的康复。

（2）做好病室通风，保持病室空气新鲜，去除秽气，使病人精神愉快，食欲增进，以促使疾病痊愈。室内空气的流速要适当，避免对流，更不

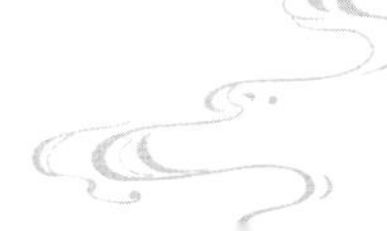

能让空气直接吹到病人身上。对厥热证病人，病室要保持凉爽，但也不能直接吹风，如出汗较多应及时擦干、更换内衣裤，此外病人如出现呕吐等，要及时清理呕吐物，以免秽浊之气引起继续呕吐。

（3）重症病人应卧床休息，不要过多翻身，呕吐时宜取半卧位、侧卧位。

（4）病室温度一般保持在18～22℃为宜。夏季室温可稍高些，可在21～28℃。室温过低会使病人感到寒冷，尤其对寒厥病人，室温应稍高；对存在四肢厥冷症状的病人，需要加强保暖措施；而厥热病人室温宜偏低，室温过高可致身体散热不良而引起体温升高，血管扩张，脉搏增快。病室湿度一般在60%为宜，可根据病情进行调节。

（5）一般病室要光线充足、明亮，适当接受日光照射，使病人感到舒适。但一定注意勿使日光直接照射在病人面部。病人就寝时一般要熄灯，午睡时应拉上窗帘，遮挡阳光。对于畏明怕光的病人，可使室内稍暗，特别对于痉挛、癫痫发作者，病室宜用遮光较好的床帘或窗帘遮挡光线，以防光线刺激而引起发作。

（6）保持病室清洁、整齐，病室内床与床的距离至少1米，床上除被褥及必要治疗用物，不应多放其他物品，物品放置应有固定位置。护理人员巡视病室或护理病人时要及时清理室内的污物及多余物品。病室的门窗和墙边要经常保持清洁，定期刷洗。厕所要做到无臭无味、便池无污垢，水池应经常刷洗，定期消毒。

（7）按护理级别对病人进行护理，对重症及卧床不起的病人，必须按要求做好晨间、晚间护理，定期进行床上擦浴、洗头、剪指甲。擦浴的水温应保持在43～44℃，既能清洁皮肤，又能促进血液循环。对于心脏病人，不宜擦浴，做好皮肤护理措施，以防褥疮。

（8）病人呕吐时可轻拍其背部，呕吐后，用温开水漱口；对于卧床不起的病人，呕吐时可将头转向一侧，以免呕吐物吸入呼吸道；呕吐物污染或汗湿的衣服、床单，也应及时更换；当病人出现口舌生疮时，要保持口腔卫生，用淡盐水漱口。

（9）锻炼可以通经活络、调和气血，动摇则谷气得消，应当视病人的病情轻重嘱其适当锻炼，如打太极拳、八段锦等。对于年老体弱者，待身体恢复到一定程度时，亦可鼓励他们做适当锻炼。

五、情志护理

（一）条文与释义

326条 厥阴之为病，消渴，气上撞心，心中疼热，饥而不欲食，食则吐蛔，下之利不止。

释义：厥阴病所表现的症状，饮水多而渴仍不解，有逆气上冲撞心，心里感到疼热，虽饥饿又不欲食，如勉强进食，会引起呕吐蛔虫。假使误用攻下法，就会引发腹泻不止。

375条 下利后更烦，按之心下濡者，为虚烦也。宜栀子豉汤。

释义：下利后心烦更甚，可见原来就有心烦，提出按之心下濡，乃表明内无有形实邪，而是无形之热内郁，所以断为虚烦，而治宜清郁热的栀子豉汤。

（二）中医护则

清上温下，调畅情志。

（三）护理方法

（1）厥阴属肝，肝主疏泄，调畅气机，参与脾胃运化功能。若邪入厥阴，一方面，气郁化火犯胃而为上热；另一方面，肝气横逆伐脾而为下寒，形成上热下寒之证。因气郁化火，灼伤津液，故而消渴；厥阴之脉挟胃，上贯膈，肝热循经上扰，则气上撞心，心中疼热；胃热消谷，则嘈杂善饥；土被木伐，脾气虚寒，失于运化，则不欲饮食；脾虚肠寒，蛔虫上蹿，故食则吐蛔。

（2）厥阴消渴，病情侵及厥阴，心包亦受影响，病情比较复杂，须做

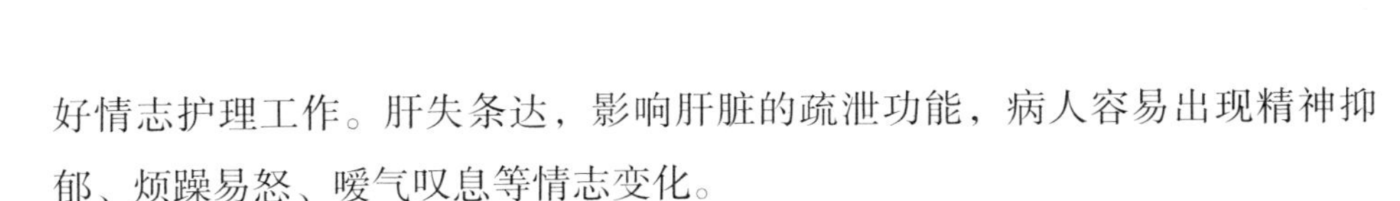

好情志护理工作。肝失条达，影响肝脏的疏泄功能，病人容易出现精神抑郁、烦躁易怒、嗳气叹息等情志变化。

（3）护理人员应关心、体贴病人，帮助其消除紧张、恐惧心理，使病人心情舒畅、情绪稳定，心肝之气得以畅和调适，病势得以缓解，利于早日恢复健康。当病人出现烦闷不安时，医护人员应当避免言语不当或态度冷漠，注意自己的言行对病人的影响，细微观察病人的情志变化，了解其心理状态，有针对性、热情地消除其忧虑，使其情绪经常处于稳定的良好状态，这将有利于治疗，也有利病人于早日恢复健康。

（4）患病后，疾病本身及药物的治疗，常给病人带来肉体及精神上的伤害，经济上给家庭造成负担，对其今后生活、工作均会产生不利影响。环境的陌生、饮食起居的不习惯等，所有这些不良刺激，都会导致病人出现焦虑、忧郁、绝望等消极情绪。防止这些消极情绪的产生，显然十分重要。护理人员应满腔热忱，抱着“待病人如亲人”的态度去关怀、体贴病人，从精神上给予安慰和鼓励。帮助住院病人熟悉病房环境、作息、就餐时间及有关的规章制度，使之安心、愉快地接受治疗。

（5）努力创造一个整齐、清洁、安静、舒适的医疗环境，使病人心情愉快和身体舒适。对病人进行各种护理操作时，应先给病人解释清楚。操作时做到轻、准、稳，尽量减少病人的恐惧和痛苦。

（6）生活不能自理的病人，一般多产生悲观、失望的情绪，必须给予其思想上的鼓励，生活护理上做到“五送到床头”，使之感到温暖。做好保护性医疗，介绍病情时要中肯。对于家属亲属探访，应事前把病情向探视人介绍。对于病重、病危及死亡病人，要做好隔离措施，减少对其他病人的恶性刺激。出院时，对其出院后治疗及生活事项作必要的指导，使之出院后能按治疗要求，妥善安排生活与治疗，以巩固疗效。

（7）了解和掌握病人存在的不良情绪之后，应采取下述方法予以调节。

①移情。移情就是转移病人对疾病的注意力，达到减少乃至消除不良情绪的目的。住院病人在病房中度过时光，整日琢磨自己的病情，所听到、

看到、接触到的也大多是些不良刺激。在病情允许的条件下，可让病人参加一些有益的健康活动和文娱活动，如此种种，皆可调节病人心理，分散其注意力。

②疏导。这是一种调整情志很好的方法，由于病人性格多种多样，病情轻重各有不同，有时单凭“移情”难以消除其不良情绪，因而要配以“疏导”的方法。护理人员要经常地、主动地与病人谈心，做细致的思想工作；给病人讲解情志与疾病的关系，说明保持开朗、乐观、豁达的情绪对疾病康复的重要性。对病人病情的变化，应予以谨慎、中肯的介绍，多讲解一些本病治疗的成功例子与经验，鼓励其树立战胜疾病的勇气和信心，充分调动病人的主观能动性，使他们与医师密切配合，以期尽快得到康复。

③相制。是以一种情绪抑制另一种情绪，达到消除不良情绪目的的一种方法，这是依据中医“五志过极，以其胜治之”的原理制定的。中医认为，情志产生于五脏，五脏之间有着生克关系，故情志之间亦存在此种关系，在生理上，人的情志变化有相互抑制的作用，故在临床上可以用情志的相互制约来达到治疗的目的。如悲为肺志属金，怒为肝志属木，金能克木，所以悲胜怒。恐为肾志属水，喜为心志属火，水能克火，所以恐胜喜。怒为肝志属木，思为脾志属土，木能克土，所以怒胜思。喜为心志属火，忧为肺志属金，火能克金，所以喜胜忧。思为脾志属土，恐为肾志属水，土能克水，所以思胜恐。

六、中医护理技术应用

（一）条文与释义

343条 伤寒六七日，脉微，手足厥冷，烦躁，灸厥阴。厥不还者，死。

释义：外感病六七天时，脉微，手足厥冷，烦躁不安，应当急灸厥阴的经穴。若灸后四肢厥冷仍不转温的，属死症。

349条 伤寒脉促（一作纵），手足厥逆者，可灸之。

释义：伤寒病，见到脉促而手足厥冷的症状，可用灸法来治疗。本证的脉促与手足厥冷同时并见，乍看起来，脉证似乎不相符合。如果脉促属于阳盛火亢，则手足厥冷，当是热厥的证候。既是热厥，则不能采用灸法治疗。

362条 下利，手足厥冷，无脉者，灸之。不温，若脉不还，反微喘者，死。少阴负趺阳者，为顺也。

释义：腹泻，手足厥冷，无脉搏跳动的，急用灸法以回阳复脉。若灸后手足仍不转温，脉搏跳动仍不恢复，反而微微喘息的，属于死证。若足部的太溪脉和趺阳脉仍有搏动，而趺阳脉大于太溪脉的，为胃气尚旺，属可治的顺证。

（二）中医护则

温里助阳，散寒通脉。

（三）护理方法

因灸治需要将艾炷安放在穴位表面，并且施治时间较长，故要特别注意体位的选取，要求体位平正、舒适。待体位调整妥当后，再在上面正确点穴。《千金方》曰："凡点灸法，皆须平直，四肢无使倾倒，灸时孔穴不正，无益于事，徒破皮肉耳。若坐点则坐灸之，卧点而卧灸之，立点则立灸之，反此亦不得其穴矣。"

（1）体位选择。体位自然，肌肉放松，明显暴露施灸部位，艾炷放置平稳，燃烧时火力集中，以热力易于渗透肌肉，便于正确取穴、方便操作，且病人能坚持施灸治疗全过程为准。常用的体位姿势如下：

仰靠坐位，适用于头面、颈前和上胸部的穴位。

俯伏坐位，适用于头顶、后项和背部的穴位。

侧卧位，适用于侧身部以少阳经为主的穴位。

仰卧位，适用于胸腔部以任脉、足三阴经、阳明经为主的穴位。

伏卧位，适用于背腰部以督脉、太阳经为主的穴位。

在坐位和卧位的基础上，根据取穴的要求，四肢可调整至适当的屈伸姿势，如下：

仰掌式，适用于上肢屈（掌）侧（手三阴经）的穴位。

曲肘式，适用于上肢伸（背）侧（手三阳经）的穴位。

屈膝式，适用于下肢内外侧和膝关节处的穴位。

（2）施灸顺序。一般采取先上后下、先背后腹、先少后多、先头部后四肢、先阳经后阴经的顺序。但应用时应灵活掌握，不可拘泥。如对气虚下陷的病证，则宜从下而上施灸。如脱肛，则宜先灸长强以收肛，后灸百会以举陷，这样更能提高临床疗效。

（3）灸法的补泻。灸法产生补泻的机制可归纳为“双重调节”作用，机体虚弱时灸之可补，邪实时灸之可泻。

（4）施灸要点。

①厥阴病，手足厥冷，脉微欲绝或无脉之亡阳证，可灸关元、气海，以培补元气，回阳救逆。阳气衰微，阴邪独盛，更见烦躁，为浮阳已近离。灸阴经腧穴太冲可散阴邪，复阳气，挽危象，以作急救之法。宜采用回旋灸，每个穴位灸15～20min，防止烫伤；灸后宜热饮，以促阳气恢复。

②施灸后，密切观察病人脉象、神志、手足温度等变化情况。注意保暖，必要时予热水袋给四肢保暖，但水温不宜过高，避免烫伤。

③艾灸期间，予中药热服，或口服热饮，以促阳气恢复。

第三节　护理临证案例选录

案例一

颜×，男，12岁。

主诉：反复遗尿数年。

现病史：病人反复睡中遗尿，尿色清白，天冷时明显，脚部怕冷，多汗，怕热明显，汗出后不恶风，平素容易腹痛腹泻，夜晚口干欲饮水；舌淡

红，苔白腻，脉沉细。无遗传史，父母忙于工作，由奶奶照料。

中医诊断：厥阴病。

证型：肝脾不和。

治法：以疏肝固肾健脾为主。

● 2022年7月6日首诊

方剂：

炙甘草、当归、桂枝10g、茯苓、白芍、白术、北柴胡、枳实、猪苓各15g，泽泻20g，首乌藤30g。

煎服法：7剂，每日2剂，温服。

● 2022年7月13日二诊

症状无明显改善

方剂：

炙甘草10g，茯苓30g，白芍15g，北柴胡15g，枳实（蒸）15g，猪苓15g，白术15g，泽泻20g，桂枝10g，首乌藤30g，合欢皮15g，地黄15g，山茱萸15g，山药15g，牡丹皮10g，百合10g。

煎服法：7剂，每日2剂，温服。

【护理评估】

注意了解与本病证相关的因素，详细询问饮食习惯、卫生习惯、发病经过、家庭支持情况、心理情况；询问排尿状况、尿色、尿液性状及其伴随症状等；察舌象、脉象，以辨明证候虚实。

【主要护理问题】

（1）遗尿：与肝郁脾肾两虚有关。

（2）焦虑：与疾病相关知识缺乏、家庭支持缺乏有关。

【护理目标】

（1）患儿情绪平和，无遗尿发生。

（2）家长了解相关知识，给予患儿充分支持。

【护理措施】

1．中医护理技术

予火龙罐治疗。温和灸百会3～5min，在其背部督脉、膀胱经区域涂精油后，选取中号火龙罐，结合揉、碾、推、按、点、摇、闪、震、熨、烫等不同手法，正旋、反旋、摇拨、摇振罐体，作用于督脉、膀胱经区域皮肤肌肉组织，重点穴位为百会、三阴交、肺俞、肝俞、脾俞、肾俞，每部位施灸至皮肤微微发红发热即可，治疗时长25～30min。

治疗过程中严密观察病人反应，注意保暖，保护病人隐私。施治后嘱病人喝淡盐水200mL。

2．慎起居

（1）保持房间整洁、安静，空气清新流通、温暖舒适，避免潮湿。

（2）病人衣被应适温透气，根据天气变化适时增减衣物，避免受凉。

（3）病人汗出较多，应及时更换汗湿衣物，以防受寒。

（4）注意腹部保暖。

3．调饮食

（1）宜进食清淡、营养、易消化的食物，以保护胃肠功能，适当选用山药小米粥、猪腰等健脾和胃固肾之品。

（2）忌食生冷、刺激、油腻的食物；烹饪食物忌采用煎炸的温燥方式。

4．用药护理

（1）做好用药护理，指导家属照顾病人按时服用中药汤剂，每日2剂，早晚温服。

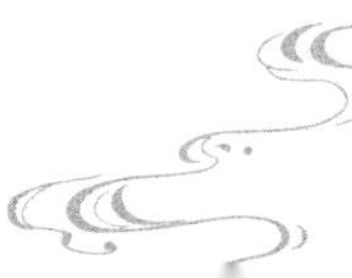

（2）服药后密切观察汗出情况，药后汗出则及时擦干，更换衣裤时切忌汗出当风，同时避免汗出过多而耗伤正气。

5．畅情志

（1）做好心理疏导，使病人保持心情平和，从容而处。

（2）帮助家属和病人克服对疾病的恐惧，为他们讲解疾病相关知识，减少其因对疾病未知造成的恐惧焦虑，增强其战胜疾病的信心。

- 2022年7月26日三诊

平素易腹痛腹泻，夜晚口干欲饮水，脚部怕冷，以上症状减轻，仍有反复遗尿，天冷时明显多汗，怕热明显，汗出后不恶风；舌淡红，苔薄白，脉沉细。

方剂：

炙甘草10g，茯苓30g，白芍15g，北柴胡15g，枳实（蒸）15g，猪苓15g，白术15g，泽泻20g，桂枝10g，首乌藤30g，地黄15g，山茱萸15g，山药15g，牡丹皮10g，百合10g，合欢花10g，甜叶菊2g，炒栀子10g，郁金10g。

煎服法：7剂，每日2剂，温服。

【护理措施】

1．中医护理技术

（1）予火龙罐治疗。病人仰卧，腹部涂抹精油，将腹部分为4个象限，运罐，重点为关元、气海；用火龙罐悬灸神阙，使局部微微发红即可，灸约15min；悬灸双侧太冲、涌泉，每穴约5min，以局部微红为度。

（2）指导家属为病人睡前用艾叶煮水泡脚，水温38～41℃，浸泡深度以没过三阴交以上为宜，至全身微微汗出、局部微红即可。浸泡时勿当风受寒，注意保暖。

（3）沐足后用揉法按揉涌泉及三阴交，局部酸胀、发热即可。

2．病情观察

指导家属在夜间病人容易尿床的时间段，观察病人有无躁动等先兆症状，若有，可提醒病人起床排尿。

3．调饮食

制订饮水计划，晚饭后少饮水，晚8:00以后忌饮水，睡前排空膀胱。

● 2022年8月2日四诊

所有症状基本缓解。方剂同前。

【护理措施】

予火龙罐治疗，先背部后腹部，重点穴位为肝俞、脾俞、肾俞、气海、关元、足三里、太冲、涌泉。注意事项同前。

◉ 临证体会

遗尿在《伤寒论》中也称为小便不利，主要因肾气不足，下焦虚寒，气化功能失调，闭藏失司，同时肺脾气虚，制约无权，不能约束水道而遗尿。其病机为膀胱不能固摄。本病属于中医学“遗溺”“尿床”“夜尿症”等范畴。

本案例病人下焦虚寒，肾阳不足，下元虚冷，不能温养膀胱，膀胱气化功能失调，闭藏失职，不能制约尿液。追问其家庭情况，病人父母忙于工作，后天喂养不足，致脾虚失养，奶奶长期照顾，对其12岁仍尿床不能理解。病人从小遗尿，病程日久，情绪焦躁，母病及子，加之肝之经络环阴器，肝失疏泄，影响三焦水道的正常通利，而为遗尿，与肝、脾、肾、膀、胱相关。《伤寒论》337条云：“凡厥者，阴阳气不相顺接，便为厥。厥者，手足逆冷者是也。”此病人脾肾阳虚，不能达于四肢，而出现四肢末端逆冷。腹痛腹泻皆因脾虚肠寒，运化失司所致，夜晚口干欲饮水，由肝失疏泄，木火上炎所致。此为上热下寒。寒热错杂之象。首灸百会，因其为各经脉气血会聚之处，连贯周身经穴，故能通达阴阳脉络，对于调节机体的阴阳平衡起着重要的作用。三阴交为肝、脾、肾三脉相交之处，与百会配伍，可治遗尿。予督脉及膀胱经火龙罐治疗，利用手法及温热刺激经络，起到气化和有序化的作用。

三诊时病人病情虽好转，然夜晚口渴、遗尿症状未缓解。《伤寒论》328条云："厥阴病，欲解时，从丑至卯上。"病人出现326条描述的消渴，且夜晚口干欲饮水，然欲解时非必解时，也会出现原有症状加重的情况，因而治法上要在清上温下的同时，打通中焦，使气血得以重新开始全身运化。予腹部火龙罐治疗，通过手法进行运罐，可使膈肌下降，提气升陷，最终起到居中归正、全身阴阳气血顺畅充沛的作用。其中，关元、气海可以温中健脾、补虚通阳。病人病程日久，母病及子，又有家人不理解等导致肝气郁结，情志不舒，肝体阴用阳，属阴却藏相火，阴中之阳贵在敷布，贵在条达。太冲、涌泉分别为肝肾二经原穴，灸之可助病人缓解胸中烦闷情绪，补肾壮阳，治疗脾肾两虚之遗尿。

首诊用逍遥散合五苓散加减，可疏肝健脾，通阳化气，利水行水；二诊加入山药、山茱萸等补益肝、脾、肾的药物；三诊加入合欢花、郁金等疏肝理气、解郁安神之品，机理在于舒肝、健脾、益肾、安神，而止遗尿。此乃治病求本之道也。

案例二

曾×，男，34岁。

主诉：反复后背部怕冷2年余，眠差半年余。

现病史：病人反复后背部怕冷2年余，眠差半年余，伴头面部多汗，易紧张，头昏沉、头痛，咽痛，口干，胃脘部胀满不适，易嗳气。近半年入睡困难，易醒，安静时耳鸣；舌尖红，脉弦滑。既往有腹泻病史，能见食物残渣，不耐冷饮，睡觉需覆盖腹部。

既往史：误用发汗解表药后出现胃脘部胀满不适。

中医诊断：不寐。

证型：肝郁脾肾不足。

西医诊断：失眠。

治法：疏肝固肾健脾。

● 2021年11月9日首诊

方剂：

炙甘草5g，当归10g，茯苓10g，白芍10g，白术10g，北柴胡15g，炮姜10g，薄荷5g，合欢花15g，首乌藤30g，牡蛎30g，素馨花5g，桂枝10g，黑枣10g，炒酸枣仁15g。

煎服法：7剂，每日2剂，温服。

【护理评估】

注意了解与本病证相关的因素，详细询问饮食习惯、卫生习惯、居住环境、工作环境、与周围人群的人际关系、睡眠情况、家族史、发病经过、使用安眠药情况，是否做过本病相关的系统检查和治疗，询问失眠的伴随症状，并细察舌象、脉象，以辨明失眠类别和证候虚实。

【主要护理问题】

睡眠形态紊乱：与肝郁化火、脾肾两虚有关。

【护理目标】

消除失眠的诱发因素，恢复正常睡眠。

【护理措施】

1．中医护理技术

虎符铜砭刮痧：（1）头部刮痧，重点为头临泣、百会、四神聪。（2）刮背部督脉、膀胱经，重点在大椎、肝、脾、肾投射区刮透。（3）刮胸部膻中。（4）肝经下肢段，重点在太冲刮透。治疗45～60min。

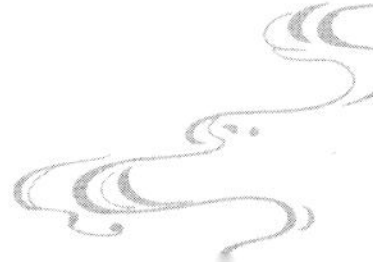

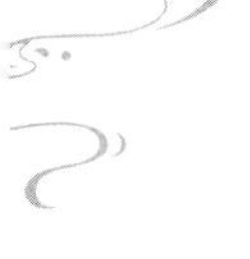

2. 慎起居

（1）保持房间整洁、安静，空气清新流通、温暖舒适，避免潮湿。

（2）病人衣被适温透气，根据天气变化适时添减衣物，避免受凉。

（3）宜动不宜静，宜多参加运动，如五禽戏、跑步、登山、游泳、打球、武术等。

（4）保证足够的休息，避免精神劳累也具有积极的意义。

（5）注意腹部保暖。

3. 调饮食

（1）适当多吃新鲜蔬菜和营养丰富的食物，保证脾胃健运，如山药、薏苡仁、山楂、柠檬、橙子、乳制品、豆制品等。

（2）忌食生冷、刺激、油腻的食物，烹饪食物忌采用煎炸的温燥方式。

（3）刮痧当天清淡饮食，尽量避免吃肉类和腥味重的海鲜等食物。

4. 用药护理

（1）做好用药护理，指导病人按时服用中药汤剂，每日2剂，早晚温服。

（2）服药后密切观察汗出情况，药后汗出则及时擦干，更换衣裤时切忌汗出当风，同时避免汗出过多而耗伤正气。

5. 畅情志

（1）注重精神调养，培养乐观情绪，做到精神愉悦，保证气血通畅。

（2）为病人讲解疾病相关知识，减少其因对疾病的未知造成的恐惧焦虑，增强病人战胜疾病的信心。

- 2021年11月22日二诊

头昏沉，头痛明显缓解，后背部怕冷，伴头面部多汗，易紧张，咽痛，口干，胃脘部胀满不适，易嗳气，以上症状稍减轻。既往有腹泻病史，能见食物残渣，不耐冷饮，睡觉需覆盖腹部。近半年入睡困难，易醒，安静时耳鸣；舌尖红，脉弦滑。

【护理措施】

1．中医护理技术

虎符铜砭刮痧：（1）刮背部督脉、膀胱经，重点在大椎、肝、脾、肾投射区刮透。（2）刮心包经，重点刮大陵、内关。（3）刮肝经、肾经下肢段，重点在太冲、太溪刮透。治疗45～60min。

2．慎起居

指导病人睡前用温水泡脚，水温38～41℃，浸泡深度以没过三阴交以上为宜，至全身微微汗出、局部微红即可。浸泡时勿当风受寒，注意保暖。

3．调饮食

刮痧当天宜清淡饮食，禁肉食腥臭之味。

- **2021年11月29日三诊**

头昏沉，头痛已缓解，睡眠稍好转，后背部怕冷，伴头面部多汗，易紧张，咽痛，口干，胃脘部胀满不适，易嗳气，以上症状稍减轻。既往有腹泻病史，能见食物残渣，不耐冷饮，睡觉需覆盖腹部，安静时耳鸣；舌淡红，脉弦滑。

【护理措施】

1．中医护理技术

虎符铜砭刮痧：（1）开四穴。（2）刮心包经，重点刮大陵、内关。（3）刮心经，重点刮神门、阴郄、通里、灵道。（4）刮肝经、肾经下肢段，重点在太冲、太溪刮透。（4）四井排毒。每周1次，每次45～60min。

2．慎起居

指导病人睡前用温水泡脚，水温38～41℃，浸泡深度以没过三阴交以上为宜，至全身微微汗出、局部微红即可。浸泡时勿当风受寒，注意保暖。

3．调饮食

刮痧当天宜清淡饮食，禁肉食腥臭之味。

四至六诊，措施同上。

● 2021年12月27日七诊

病人无咽痛，口干、耳鸣，眠差基本缓解，后背部怕冷，伴头面部多汗，易紧张，胃脘部胀满不适，易嗳气，以上症状明显减轻，大便调，睡觉需覆盖腹部；舌淡红，脉弦滑。

【护理措施】

1．中医护理技术

虎符铜砭刮痧：（1）开四穴。（2）刮脾经下肢段，公孙至隐白处摩刮出少量黑痧。（3）肝经、肾经下肢段，重点在太冲、太溪刮透。（4）四井排毒。治疗时间45～60min。

2．调饮食

刮痧当天宜清淡饮食，禁肉食腥臭之味。

● 2022年1月12日八诊

病人临床症状基本缓解。

◉ 临证体会

不寐，在古医籍中称为“目不瞑”“不得眠”“不得卧”。《黄帝内经》记载失眠的原因有三：①其他病证影响，如咳喘、呕吐、腹满等，使人不得安卧。②为邪气客于脏腑，卫气不能入阴所致，如《灵枢·邪客》曰：“夫邪气之客人也，或令人目不瞑，不卧出者……今厥气客于五脏六腑，则卫气独卫其外，行于阳而不得入于阴……阴虚，故目不瞑。”③脏腑损伤，阴阳不和，则夜寐不安。

不寐，为由于心神失养或不宁而引起经常不能获得正常睡眠为特征的一类病证。主要表现为睡眠时间、深度不足，以及不能消除疲劳、恢复体力与精力，轻者入睡困难，或寐而不酣，时寐时醒，或醒后不能再寐；重者彻夜不眠。由于睡眠时间不足或睡眠不深，醒后常见神疲乏力，头晕头痛，心悸健忘及心神不宁。

《伤寒论》364条云：“下利清谷，不可攻表，汗出，必胀满。”病人既往有外感病、腹泻完谷不化病史，误用发汗解表药后，出现胃脘部胀满不适。此刻因为全身阳气不足，不能温煦，导致身体机能沉衰，阳气自然向上，阴寒自然往下，而出现舌尖红、眠差、头痛，头面部多汗，情绪易紧张。326条中“气上撞心”致胃脘部胀满不适等上热症状，却“后背部怕冷，不耐冷饮”等阳气不足之寒证。328条云：“厥阴病，欲解时，从丑至卯上。”病人出现眠差，是为阳不入阴，厥阴欲解时并未顺应天时而症状减轻，反而反复眠差，是由于久病郁而化火。

首诊，此案例病人病程长达2年之久，病位主要在心，与肝、脾、肾有关，表现为虚实兼夹。基本病机为阳盛阴衰，阴阳失交。一为阴虚不能纳阳，一为阳盛不得入于阴。病理性质有虚实两面，肝郁化火，痰热内扰，心神不安为实，表现为头痛头晕、咽痛口干、情绪紧张；心肾不交，心神失养，脾肾不足为虚，表现为失眠、腹泻、怕冷，病人上热下寒之证明显。厥阴在脏为肝，肝主疏泄条达，主升发，病人顽疾缠身，病程日久，造成肝气不疏、气机升降失常，肝气郁结日久化火，肝火旺上冲于头。脑为髓之海，脑神被扰、髓海空虚则窍闭神匿、气血逆乱，出现头晕；肝火旺不能输布精血，火热劫伤阴液，脉络空虚，经脉失去荣养，经络气血运行不畅，不通则痛，肝经与督脉交于巅顶百会，故出现头痛。根据急则治其标原则，予虎符铜砭刮痧首刮头部，重点刮头临泣、百会、四神聪，以泻火止痛、定惊安神。刮背部督脉、膀胱经，重点在大椎、肝、脾、肾投射区刮透。督脉主一身之阳气，大椎是督脉的腧穴，又是手足三阳经、督脉的交会穴，膀胱经是脏腑经气输注之处，刮之可振奋阳气，缓解病人后背怕冷症状，扶正方能驱邪。厥阴在脏除了肝，还有心包，心包位于膻中，主布施气化；若失于布施，就会出现紧张的情绪，因此首刮膻中，让其情绪平和。刮肝经下肢段，重点在太冲刮透，使肝郁之邪气外透。

二诊，除刮督脉，膀胱经以继续推动阳气生发之外，重点对厥阴心包经

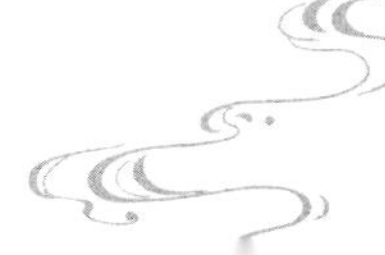

及厥阴肝经进行疏通，让其充分发挥条达布施的功效，使得阴阳交接，寒热互通，达引阴入阳、阳入于阴之效。在太溪刮透，以滋水涵木。

三诊，病人症状明显好转，以维持原方案为基础，根据失眠病位在心的原理，以增加心经的疏通，并随证增减。

3周后，病人大部分症状皆明显缓解，肝胆（木）克脾胃（土），表现为初病在肝（气），后病在脾胃亦为厥阴病。病人肝郁日久化热，也可克制脾土，引起脾胃亏虚，造成“胃不和则卧不安”。予干预脾经，补脾土以健脾和胃。方剂中的首乌藤入心、肝经，补行并兼，可养心安神，治失眠多汗；牡蛎重镇安神，酸枣仁敛肝阴，合欢花疏肝解郁，白术健脾和胃，炮姜、桂枝辛温补阳，共奏疏肝固肾健脾之功。

案例三

田×，女，33岁。

主诉：长期经期第一天腹痛、呕吐。

现病史：经期第一天腹痛，呕吐1天，伴四肢冷，上腹硬；舌红，少苔，脉沉。平素嗜食寒凉之品。

中医诊断：痛经。

证型：寒热错杂，肝脾不和。

西医诊断：原发性痛经。

治法：缓肝调中，清上温下。

● 2021年10月5日就诊

方剂：

乌梅40g，法半夏30g，黄连10g，苏梗10g，枳壳20g，白术20g。

煎服法：2剂，姜汁送服，1剂呕止。

【护理评估】

注意了解与本病证相关的因素，详细询问孕产史、性生活史、饮食习惯、卫生习惯、生活习惯、身体状况、情绪状况、发病经过、有无盆腔炎感染史等；询问阴道出血情况，如色、质、量、有无血块及伴随症状，并仔细观察舌象、脉象、二便等。

【主要护理问题】

（1）疼痛、呕吐：与肝脾不调有关。

（2）病人疾病相关知识缺乏。

【护理目标】

（1）减轻或消除身心不适。

（2）增进本病证相关的饮食调护及行经的自我保健知识。

【护理措施】

1．中医护理技术

予雷火灸治疗。

（1）首日悬灸内关、中脘，火头距离皮肤3～5cm，用小回旋灸法，每旋转10次为1壮，每灸1壮，用手压一下，每穴灸8壮，以局部皮肤微微发红、深部组织发热为度。雀啄灸灸太冲，雷火灸灸条火头对准太冲，作行如鸡啄米、雀啄食的熏灸运动，距离皮肤1～2cm。

（2）第二天，纵行灸小腹（关元、气海、子宫），灸时上下移动火头，距离皮肤3～5cm，横行灸带脉（重点灸神阙）。灸时左右移动火头，距离皮肤3～5cm，纵行灸腰骶部（重点灸脾俞、肾俞、命门、腰阳关、八髎），灸地机、三阴交、足三里，雀啄灸足十趾，以局部皮肤微微发红、深部组织发热为度，均用补法，重点穴位加强灸。治疗30～40min。

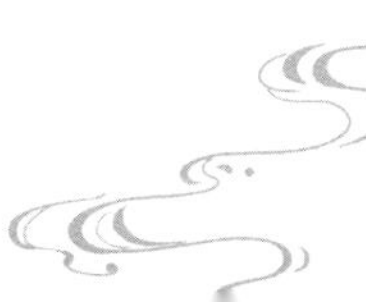

2．慎起居

（1）应该少穿露脐、露腰装，注意腹部保暖。

（2）保持病室环境安静、整洁，空气清新，温度、湿度适宜，光线不宜太强。

（3）病人衣被适温透气，根据天气变化适时添减衣物，避免受凉。

（4）嘱病人晚11:00前休息，早起练习太极拳。

3．调饮食

（1）平时，特别是经期，忌食冰冷的食物，防止痛经的发生。

（2）服药期间，禁食生冷及香味浓烈的食物。

（3）厥阴病病人上热下寒，饥而不欲食，食则呕吐（吐蛔），则饮食应软烂，少量多餐，忌饱食，注意饮食卫生，吃熟食，生食的蔬菜、瓜果要洗净。

4．用药护理

（1）煎服法。

（2）姜汁送服。

5．畅情志

（1）根据具体情况，向病人详细讲解本病的发展转归及治疗方案，通过说理开导法、释疑解惑法对病人进行情志护理，鼓励其增强信心，使之积极配合治疗。

（2）平时也要保持心情舒畅，如果情绪烦躁，可以多出去呼吸新鲜空气，去旅游、散步，多和朋友谈心来排解心中不安的情绪。

◉ 临证体会

痛经也叫“经行腹痛”，是指妇女在经期前、中、后，出现周期性小腹疼痛，或痛到腰骶，甚至剧痛昏厥。中医认为经水出诸肾，也和脾、肝、气血、冲脉、任脉、子宫相关。痛经主要是肾气亏虚、气血不足，加上各方面的压力，令肝气郁结，以致气血运行不顺。因此，调经治疗大法以补肾、健脾、疏肝、调理气血为主。

《伤寒论》337条云：“凡厥者，阴阳气不相顺接，便为厥。厥者，手足逆冷者是也。”经询问，病人每日至少喝一杯水果茶，平时嗜食寒凉冰冷的食物，经期第一天腹痛，究其原因为饮食不当，平时好吃冰冷、寒性食物，以致寒湿客于胞中，气血凝滞，经行不利，发为痛经。又因寒邪客于肝经，肝气挟胃中寒浊上逆而行，犯为呕吐，肝胆（木）克脾胃（土），表现为初病在肝（气），后病在脾胃，此亦为厥阴病的识别要点。上腹硬，舌红少苔，皆为寒盛于下，热在膈上，为厥阴本经上热下寒之证，因此需要缓肝调中、清上温下。根据不通则痛，血得寒则凝，得温则行的原则，予雷火灸治疗，选取内关、中脘、太冲悬灸止呕。内关是手厥阴心包经上的穴位，联络上、中、下三焦。太冲是肝经原穴，中脘为八脉交会穴。三穴联合，可治疗肝逆犯胃之呕吐。本案例病人寒凝本质为脾肾阳虚，温补脾肾之阳，可从根本上给子宫温暖，艾灸关元、气海、肾俞、命门等穴，能起到温阳益气、扶正固本的作用，寒散血行，下焦胞宫气血通畅，自无疼痛之虞。

乌梅丸方中，黄连清膈上已现之热，乌梅归肝、脾、肺经，以其酸补肝体，养肝阴，使肝气条达，病即痊愈。但服药期间务必遵循338条所述的禁生冷、黏滑、有浓烈气味的食品。

案例四

张×，女，22岁。

主诉：经间期出血8月余。

现病史：经间期出血8月余，伴偏头痛，量少、色暗、质稀，神疲体倦，四肢不温，素喜冷饮；舌淡、苔白，脉沉，右关滑。

中医诊断：崩漏。

证型：厥阴寒证。

治法：温阳散寒、补气益血。

- **2021年6月10日就诊**

方剂：吴茱萸理中汤加减

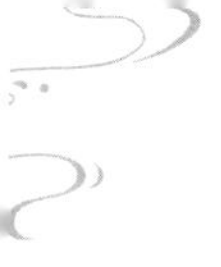

吴茱萸10g，党参10g，白术10g，干姜5g，炙甘草5g，连翘15g，枳壳10g，艾叶15g，阿胶6g。

煎服法：5剂，每日一剂，饭后温服，出血止。

【护理评估】

注意了解与本病证相关的因素，详细询问病人的经孕产史、性生活史、饮食习惯、卫生习惯、生活习惯、既往和目前的身体状况、当前情绪状况、发病经过、有无盆腔炎感染史、配偶的身体状况等；询问阴道出血情况，如色、质、量及有无血块及伴随症状，有效估计出血量，并仔细观察舌象、脉象、二便等。

【主要护理问题】

（1）活动无耐力：与肝胃虚寒、气血亏虚有关。

（2）潜在并发症：血脱。

【护理目标】

（1）身心不适减轻或消除，活动耐力增强。

（2）增加本病证相关的防护保健知识，消除各种与病证有关的因素。

【护理措施】

1．中医适宜技术

首诊艾灸腹部，重点穴位为神阙、关元、气海、天枢、八髎。取温和灸，每穴3～5min，至局部微微发红即可。灸后交代病人严密观察月经量。

第二日，病人月经量较前增多至正常，自觉少许畏寒，予暂停艾灸1天，嘱病人注意腹部保暖，可用热水袋热敷腹部及腰骶部，饮生姜红糖茶，添衣加被。

第三日，病人月经量较前减少，仍觉少许畏寒，继续予艾灸治疗。取脾俞、胃俞、足三里，腰骶部，用艾灸盒摆阵治疗，约15min。灸后嘱病人严密观察月经量。

第四日，病人月经量较前进一步减少，无畏寒，仍觉四肢不温，继续于腹部用艾灸盒摆阵，灸足三里、三阴交，约15min。

第五日，病人月经基本停止，予无烟艾灸机艾灸督脉、膀胱经。之后建议病人定时进行艾灸治疗，以补阳气，增强脾胃功能。

2．慎起居

（1）房间宜温暖、向阳，忌当风直吹病人。切忌劳累耗气，以免加重病情。

（2）注意保暖，可用热敷，以助阳气恢复。

（3）选择适当的体育活动，如散步、跑步、打太极拳等。

3．调饮食

（1）饮食宜富于营养，多摄入血肉有情之食品，如食用桂圆和红枣煮瘦肉汤、鱼汤、鸡汤等。平时可适当炖服吉林参、莲子、芡实、淮山药、北黄芪等健脾益气之品。

（2）冬日可多食生姜羊肉汤以温运脾胃之阳；应尽量少食寒凉生冷之品，以免损伤脾阳。

（3）脾胃运化功能欠佳者，不宜过于滋补，少食辛辣、刺激性之品。

4．畅情志

（1）向病人解释引起崩漏的主要原因及崩漏对机体造成的危害，使病人认识到病后自我调护的重要性。教会病人观察月经的周期、血色、量及性质的变化，如有异常，及时就诊。

（2）平素注意调节情志，避免社会及家庭的不良刺激，否则容易诱发崩漏。

（3）注意生活调摄、起居有常，避免过劳，以免损伤心脾。

（4）经期要注意休息与保暖，不要涉雨，以免着凉，衣裤淋湿后要及时更换。

5. 用药护理

中药汤剂宜用文火久煎，温热服。

◉ 临证体会

崩漏是指以月经周期紊乱，子宫出血如崩似漏为主要表现的月经疾病。阴道突然大量出血，称为“崩中”；淋漓下血不断，称为“经漏”。若经期延长达两周以上，亦属崩漏范畴，称为“经崩”或“经漏”。

有关漏的记载，始见于《金匮要略》，《诸病源候论》对本证的病因病理作了论述：“漏下之病，由劳伤血气，冲任之脉虚损故也……冲任之脉虚损，不能制约其经血，故血非时而下。”后《女科撮要》于病因的记载补充了上述不足，认为：“脾胃虚损，不能撮血归源；或因肝经有火，血得热而下行；或因肝经有风，血得风而妄行；或因怒动肝火，血热而沸腾；或因脾经郁结，血伤而不归经；或因悲哀而崩。”

本案例通过病因锁定肝胃虚寒，病人素喜冷饮，经间期出血8月余，为厥阴病的识别要点之一。病人脾胃虚损，不能撮血归源致漏，肝经寒克，故偏侧头痛，温阳驱寒可达到疗效。腹部属中下焦，分布如神阙、关元、气海等众多穴位，灸之能使清阳上升、浊阴下降，元阳温暖，血液充盈，能培肾固本，补气回阳，通调冲任，理气活血。八髎直接联通胞宫，乃盆腔的气血会聚之处，是调节人一身气血的总开关，灸之能起到补益阳气、调节冲任的作用。足三里可以调理脾胃功能、调理气血。对脾俞、胃俞、气海、天枢等穴位进行艾灸，有温经散寒的效果，对调理脾胃虚寒的效果比较好。一般是灸到病人感觉局部发热，而且有红晕为止。

案例五

谢×，女，40岁。

主诉： 产后头痛5年。

现病史： 病人诉5年前因产后受风寒出现头痛，以巅顶部抽痛为主，每于经前或经期加重，每次持续1～2天，出现恶心、食则呕吐，伴四肢怕冷、小腹冷痛、神疲欲睡、多梦、易惊醒；舌淡，苔白，脉沉细弱。

中医诊断：头痛。

证型：厥阴寒证。

治法：暖肝温胃散寒，泄浊和胃降逆。

● 2021年10月8日首诊

方剂：吴茱萸汤加减

吴茱萸10g，党参20g，葛根10g，白芍10g，防风10g，羌活10g，藁本10g，当归15g，黄芪20g，远志10g，生姜15g，大枣3枚。

煎服法：7剂，每日1剂，水煎温服。

【护理评估】

注意了解与本病证相关的因素，详细询问病史（女性还应询问经孕史）、饮食习惯、卫生习惯、发病经过，疼痛部位、性质、持续时间，以及伴随症状、是否做过器械或实验室检查等；还应仔细观察神志、瞳孔，测量血压，细察舌象、脉象，以辨别疼痛的证型和虚实。

【主要护理问题】

（1）疼痛：与精血不足、脑髓失养有关。

（2）疾病相关知识缺乏。

【护理目标】

（1）病人疼痛消失或缓解。

（2）能增进病人自我护理的能力和保健防病知识。

【护理措施】

1．中医适宜技术

虎符铜砭刮痧：（1）头部刮痧，重点为百会、四神聪。（2）开阳脉，刮督脉、膀胱经，重点在大椎、肝、脾投射区刮透。（3）刮肝经、胃经下肢段，重点在太冲、足三里刮透。治疗45～60min。

2．慎起居

（1）保持病室环境安静、整洁，空气流通，温度、湿度适宜。

（2）月经期发冷时可热敷，以助阳气恢复。

（3）选择适当的体育活动，如散步、跑步、打太极拳等。

（4）经期要注意休息与保暖，不要涉雨，以免着凉；衣裤淋湿后要及时更换。

3．调饮食

（1）饮食宜富于营养，多摄入血肉有情的食品，如用桂圆和红枣煮瘦肉汤、鱼汤、鸡汤等。平时可适当炖服吉林参、莲子、芡实、淮山药、北黄芪等健脾益气之品。

（2）冬日可多食生姜羊肉汤，以温运脾胃之阳；应尽量少食寒凉生冷之品，以免损伤脾阳。

（3）若脾胃运化功能欠佳，不宜过于滋补，少食辛辣、刺激性之品。

4．畅情志

（1）向病人解释引起头痛的主要原因及对机体造成的危害，使病人认识到病后自我调护的重要性。指导病人观察头痛的部位、性质、程度、发作时间及与气候、饮食、情志、劳倦等的关系；如有异常，及时就诊。

（2）平素注意调节情志，避免社会及家庭的不良刺激。

（3）睡前尽量放松，避免不愉快的交谈和情绪激动；卧床时，枕头不宜过高。

5．用药护理

中药汤剂宜温热服，服药后注意观察疗效。

● 2021年10月15日二诊

病人恶心消失，可进食，头痛明显减轻，仍有眠差。故在上方基础上加酸枣仁15g、首乌藤15g。7剂，于经前期1周服用，经期停用。

【护理措施】

虎符铜砭刮痧：（1）开阳脉，重点在大椎、肝、脾投射区刮透。（2）刮心包经，重点为大陵、内关。（3）刮肝经、脾经下肢段，重点在太冲、公孙、太白刮透。治疗45～60min。

◉ 临证体会

头痛是指由于外感与内伤，致使脉络失养，清窍不利所引起的，以病人自觉头部头痛为特征的一种常见病证，也是一个常见的症状。

《素问·风论篇》将头痛称为“脑风”“首风”“头风”。从古至今，各医家对头痛的认识也各有不同，《黄帝内经》认为头痛由风、寒、湿、热之邪侵袭，五脏及六腑功能失调而致。成无己所著《伤寒明理论》注重头痛与经络的关系，认为头痛为邪气留滞于经络，循经上扰所致。对头痛的病因病机、证治的系统阐述，则首见于《伤寒杂病论》。《伤寒论》对于头痛阐述较多，主要包含太阳、阳明、少阳的三阳头痛及厥阴头痛等，其中厥阴头痛由指肝寒横逆犯胃，浊阴之邪上逆巅顶所致。

《伤寒论》378条“干呕，吐涎沫，头痛者，吴茱萸汤主之”，指出厥阴头痛由于脾肾肝胃虚寒，阴寒上乘阳位，清阳不宣，气血不畅所致。头为“诸阳之会”“清阳之府”，手三阳经、足三阳经循行皆上至头面，足厥阴肝经上至巅顶，五脏之精血及六腑之清气终皆上注于头。所以不管外感或内伤，均可导致脑的气血及阴阳逆乱而引发头痛。《黄帝内经》有云：“正气存内，邪不可干；邪之所凑，其气必虚。”风为百病之长，易侵袭人体上部，虚人易受之。

该案例为产后阴阳气血皆虚之时受风寒，肝气与风性相合，皆主动主

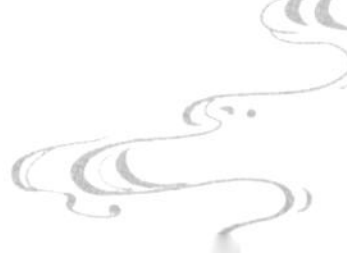

升，风邪惊扰肝经；又因肝主疏泄，调畅气机，邪气留滞经络，清阳受遏，肝经气机逆乱，经络受阻，不通则痛。《伤寒论》378条指出厥阴头痛的病位在肝，外邪循肝经上逆于巅顶，扰乱清空，痹阻经络，发为头痛；肝寒横逆犯胃，肝木克脾土，胃气上逆，失于和降，又因肝胃两寒，饮邪不化，则恶心呕吐。机体阴血虚少，脉道失于充盈，运行不畅，不能载阳气达于四肢而致四肢怕冷，予刮痧调整全身气血阴阳，疏通经脉，使肝阳之气能通达周身。予虎符铜砭刮痧，首刮头部，重点刮百会、四神聪，以泻火止痛、安神助眠。刮背部督脉、膀胱经，重点在大椎、肝、脾、肾投射区刮透。督脉主一身之阳气，大椎是督脉的腧穴，又是手足三阳经、督脉的交会穴，膀胱经是脏腑经气输注之处，刮之可振奋全身阳气。二诊时，病人大部分症状皆明显缓解，除刮督脉、膀胱经以继续推动阳气生发之外，重点对厥阴心包经及厥阴肝经进行疏通，让其充分发挥条达布施的功效，使得阴阳交接、寒热互通，达引阴入阳、阳入于阴之效。肝胆（木）克脾胃（土），表现为初病在肝（气），后病在脾胃，亦为厥阴病，“胃不和则卧不安”，故予干预脾经，补脾土以健脾和胃。

该方主治肝胃虚寒、浊阴上逆证。方中吴茱萸为君药，味辛苦，性大热，辛开苦降，入肝、脾、肾、胃经，具有温肾暖肝祛寒、和胃降逆止呕之功效；重用生姜温中降逆化饮。二者同用，温降之力加倍，使胃阳复而寒饮化。佐党参、大枣之甘缓，补气健脾，调和诸药。全方肝胃同治，温补并行，达温中散寒、降逆止呕之功效。

《伤寒论》在治疗疾病的过程中强调：①治未病；②治病必求于本；③重视调节阴阳的相对平衡关系；④扶正祛邪；⑤区分标本缓急。正如厥阴头痛，探究其本质，在治疗上应暖肝散寒，温补肝肾，祛除浊阴之邪，扶正与祛邪并用，则头痛、恶心欲呕自止。只有准确把握“肝寒”这一基本病机，认识疾病的本质，治疗才能事半功倍。

案例六

张×，男，73岁。

主诉：右手震颤2年余，伴反应迟钝半年。

现病史：就诊时右手不停颤动，如搓丸数票。平时不能持筷拿物，经常打碎碗碟，步态不稳，起步维艰。2年来逐渐加重，饮水稍呛咳，眠差；舌暗淡，苔薄白，脉弦细。

中医诊断：颤证。

证型：寒热错杂。

● 2022年6月15日首诊

方剂：乌梅丸加减

乌梅30g，细辛5g，干姜15g，黄连15g，当归10g，制附片15g，花椒10g，桂枝15g，党参10g，黄柏5g，鸡血藤10g。

煎服法：7剂,每日1剂。中药浸泡30min，制附片先煎1～2h，加入其余药物煎取200mL，每日分2次口服。

【护理评估】

注意了解与本病证相关的因素，详细询问职业、家族史及居住、生活及工作环境。

【主要护理问题】

（1）肢体活动障碍：与疾病引起的肌张力增高、肢体抖动、步态不稳、姿势障碍有关。

（2）自理能力缺陷：与病人肢体僵硬、自理能力下降有关。

（3）有跌倒坠床的风险：与病人疾病引起的肢体活动不便、活动缓慢

有关。

【护理目标】

（1）生活自理能力较前提升。

（2）不发生跌倒。

【护理措施】

1．中医适宜技术

予雷火灸治疗，以督脉、大肠经、胆经等经脉为主，重点用小回旋灸灸治百会与四神聪，温和灸灸风池、大椎、曲池、合谷、阳陵泉、足三里、三阴交、太溪及涌泉。时间30～40min。

2．慎起居

（1）保持病室环境安静、整洁，空气流通，温度、湿度适宜。安排有助于休息和睡眠的环境，避免喧哗，睡眠期间关闭窗帘，使用壁灯。

（2）积极进行体育锻炼，包括打太极拳和八段锦、站桩，打坐调神等。

（3）做好安全防护：①保持环境清洁，病人在慌张步态下转弯，避让较困难，因此在病人必经之路上移开障碍物，同时指导病人有利于移动身体的方法。②行走启动和终止时给予协助，防止跌倒。③尽量不让病人自己倒开水、使用烧水壶等，使用的餐具和洗漱用品尽量选取无锈钢、塑料等材质，避免使用陶瓷、玻璃等用具。④做好健康宣教。体位不稳者不要独自外出，外出需有家属的陪同，以防跌倒、摔伤等意外的发生。

（4）鼓励积极运动。家属应鼓励病人进行力所能及的自我照护和运动，如吃、穿、洗等。

3．调饮食

（1）鼓励病人进食低蛋白、高热量饮食，帕金森病病人应控制蛋白质的摄入，尤其对于中晚期病人，每日蛋白质供应量应控制在0.8g/kg以内，且以优质蛋白为主，如蛋、鱼、虾、豆制品等。为避免影响抗帕金森病药物的吸收效果，最好安排在晚餐时服药，且应注意避免与左旋多巴胺类药物同服。

（2）饮食应清淡，同时烹饪时应注意色香味俱全，以增加病人食欲。

（3）食物应细软、易消化，方便病人咀嚼和吞咽。

（4）足量的蔬菜、水果能提供充足的纤维素，既能够改善帕金森病病人普遍存在的便秘问题，又能补充丰富的维生素。

（5）对于存在不同程度的吞咽功能障碍的病人，应注意：①进食、饮水时尽量使病人保持坐位，使其集中注意力，如手颤剧烈时协助其进食。②让病人每吃一口吞咽2～3次。③每周监测病人体重，动态观察体重的变化，根据情况调整饮食计划。

4．畅情志

（1）指导家属及陪护积极参与到病人的安全及生活中来，并对其进行心理指导，避免加重家属及陪护员不耐烦、沮丧等情绪。

（2）培养病人的兴趣爱好，转移其注意力，细心观察病人心理反应，鼓励其表达自己的情绪和想法。

（3）指导陪护员、家属体贴安慰病人，为病人最大程度地争取社会支持系统。

（4）帮助病人保持良好的个人卫生和自我形象，经常夸赞病人，增加其自信心。

（5）帮助病人增强治疗信心。帕金森病病程较长，随着时间的推移，病情会逐渐恶化，给病人造成很大的心理压力。因此，家属需要帮助病人进行心理护理，帮助病人克服悲观、易怒、急躁等负面情绪，树立正确的生死观和战胜疾病的信心，保持良好的心态。

5．用药护理

（1）中药汤剂宜温热服，服药后注意观察疗效。

（2）耐心向病人介绍各类药物的药理知识、药物常见不良反应、用药相关注意事项等；告知病人严格遵医嘱用药的重要性，指导其配合用药疗程。

（3）用药过程中密切监测病人用药不良反应，积极对症处理，并遵医嘱调整治疗方案，尽可能避免用药不良反应的发生。特别注意剂末现象、开关现象、异动症发作情况等。

◉ 临证体会

颤证，是指以头部或肢体摇动颤抖，而不能自制为主要临床表现的一种病证。轻者表现为头摇动或手足微颤；重者可见头部振摇，肢体颤动不止，甚则肢节拘急，失去生活自理能力。主症大致可分为两大类：一类以肢体和躯干的肌肉僵硬、活动受限为主，可伴有不同程度的震颤；另一类以肢体的震颤、抖动为主，可伴有不同程度的肌肉僵直。前一类症状表现为肌肉和关节僵硬疼痛、动作迟缓、活动减少，为一派寒象。寒性收引，故筋脉拘挛，而经筋拘挛的根本是阳气不足。《素问·生气通天论》曰："阳气者，精则养神，柔则养筋。"后一类症状表现为肢体和头面部及口唇抖动、震颤，乃风动之象。《黄帝内经》云："诸风掉眩，皆属肝木。"木主风，风为阳气，阳主动，此木气太过，而克脾土，脾主四肢，四肢者，诸阳之末，木气鼓之，故动。经谓"风淫末疾"者此也。亦有头动而手足不动者，盖头乃诸阳之首，木气上冲，故头独动而手足不动；散于四末，则手足动而头不动也。故阳气虚，加之肝风扰动，将导致震颤一症。《伤寒论》六经辨证中，厥阴病以肝和心包的脏腑经络气化为基础，主要特点为阴尽阳生、阴中有阳，其核心问题是"一阳"的生发。因此，帕金森病的两类症状均可用厥阴病"一阳初生，阳气不足，肝之疏泄太过，风气内动"来解释。

帕金森病的病位在脑，病变脏腑主要在肝，与督脉、大肠经、胆经、肝经、肾经、膀胱经相关。督脉上行入脑，总督一身阳气，为"阳脉之海"。因此首次灸疗即选取大椎。病人右手震颤，经脉所过，主治所及，且手阳明大肠经多气多血，使阳下潜而交于阴，故取大肠经的合谷。病人为老年人，肝肾亏久，精气不足，肾虚是本病基础，"虚"是本病的关键，选取肾经以补益肾气，同时滋水涵木，重点穴位为太溪及涌泉。太冲为肝经腧穴，是肝经经气流注的穴位，又是肝经原穴，有平肝息风、养心安神的功效。太冲配合谷，称为“四关穴”。两穴合用，一阴一阳，相互依赖，以起到平衡阴阳、通达气血的作用。百会与四神聪均位于巅顶。百会是督脉、肝经、膀胱经交会穴，有益肾充髓、宁神醒脑之功。四神聪是经外奇穴，可以宁心安神、明目聪耳。风池是胆经要穴，肝胆相表，以胆治肝，则肝风息、颤动止。阳陵泉为筋会，灸之以舒筋活络，可减轻筋脉挛急。曲池、足三里都是阳明经穴，有疏通气血之功。三阴交为三阴经之交会穴，具有滋补肝肾、可调气和血的作用。太溪是肾经原穴，滋阴益肾，肾水盛则肝木条达得养。各穴合用，可调和阴阳，肝肾同治，滋阴息风，养血柔筋。

方中重用乌梅，其味酸厚，酸为厥阴之味，为补肝之猛将，养肝以柔筋。厥阴为阴尽阳生，为风木，其性本该生发，此处却以酸敛治之，是因“将欲歙之，必固张之；将欲弱之，必固强之”（《道德经·第三十六章》）。附子、干姜、细辛、桂枝四味，性味皆为辛温。上述温热药在乌梅之厚重酸味的收敛下，能够帮助厥阴之气突破阴之束缚，促使一阳之气生发，从而使阴阳相顺接。党参、干姜、花椒可益气温中、鼓舞胃气，从而充筋脉、止震颤。一阳之气在生发过程中，受到阴气阻遏，难免郁而化热，黄连、黄柏苦寒可清此热，兼制辛热诸药，以杜绝伤阴动火之弊。

本章参考文献

包识生.伤寒论讲义[M].北京：学苑出版社，2011.

鲍艳举，花宝金，侯炜.胡希恕伤寒论讲座[M].北京：学苑出版社，2008.

南京中医药大学.伤寒论译释[M].4版.上海：上海科学技术出版社，2009.

任泓宇，王兴兴，郑禹，等.针灸治疗帕金森病选穴规律的探讨[J].上海针灸杂志，2015，34(1)：70-72.

司国民.李克绍读伤寒[M].北京：人民军医出版社，2009.

田香玲.中医临床护理学[M].沈阳：辽宁科学技术出版社，1992.

汪昂.本草备要[M].郑金生，整理.北京：人民卫生出版社，2005.

王爱荣，刘静，秦凤华.仲景护理学·伤寒卷[M].北京：中国中医药出版社，

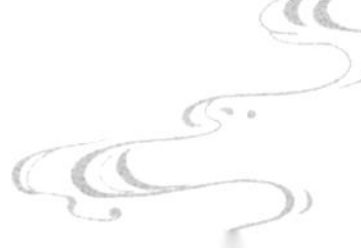

2016.

王富春.灸法医鉴[M].北京：科学技术文献出版社，2009.

谢华民，杨少雄.中医临床护理学[M]，北京：中国中医药出版社，2004.

徐桂华，刘虹.中医护理学基础[M].北京：中国中医药出版社，2012.